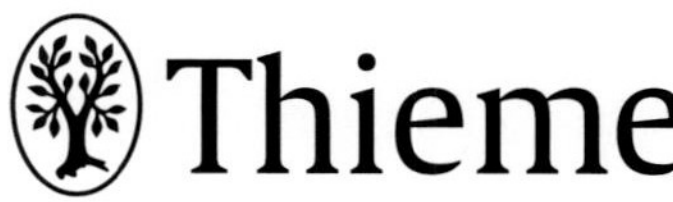
Thieme

Edition Radiopraxis

Magnetresonanztomografie für MTRA/RT

Elisabeth Trzebiatowski

308 Abbildungen

Georg Thieme Verlag
Stuttgart · New York

Elisabeth Trzebiatowski
MVZ Hanserad Radiologie
Alte Holstenstraße 16
21031 Hamburg

Bibliografische Information
der Deutschen Nationalbibliothek

Die Deutsche Nationalbibliothek verzeichnet diese Publikation in der Deutschen Nationalbibliografie; detaillierte bibliografische Daten sind im Internet über http://dnb.d-nb.de abrufbar.

Wichtiger Hinweis: Wie jede Wissenschaft ist die Medizin ständigen Entwicklungen unterworfen. Forschung und klinische Erfahrung erweitern unsere Erkenntnisse, insbesondere was Behandlung und medikamentöse Therapie anbelangt. Soweit in diesem Werk eine Dosierung oder eine Applikation erwähnt wird, darf der Leser zwar darauf vertrauen, dass Autoren, Herausgeber und Verlag große Sorgfalt darauf verwandt haben, dass diese Angabe **dem Wissensstand bei Fertigstellung des Werkes** entspricht.

Für Angaben über Dosierungsanweisungen und Applikationsformen kann vom Verlag jedoch keine Gewähr übernommen werden. **Jeder Benutzer ist angehalten,** durch sorgfältige Prüfung der Beipackzettel der verwendeten Präparate und gegebenenfalls nach Konsultation eines Spezialisten festzustellen, ob die dort gegebene Empfehlung für Dosierungen oder die Beachtung von Kontraindikationen gegenüber der Angabe in diesem Buch abweicht. Eine solche Prüfung ist besonders wichtig bei selten verwendeten Präparaten oder solchen, die neu auf den Markt gebracht worden sind. **Jede Dosierung oder Applikation erfolgt auf eigene Gefahr des Benutzers.** Autoren und Verlag appellieren an jeden Benutzer, ihm etwa auffallende Ungenauigkeiten dem Verlag mitzuteilen.

Rüdigerstraße 14
70469 Stuttgart
Deutschland
Telefon: +49/(0)711/8931-0
Unsere Homepage: www.thieme.de

Printed in Germany

Zeichnungen: Heike Hübner, Berlin
Umschlaggestaltung: Thieme Verlagsgruppe
Umschlagfoto: MEV Verlag, Augsburg
Redaktion: Julia Waldherr, Billigheim
Satz: Ziegler + Müller, Kirchentellinsfurt
gesetzt mit APP/3B2, Version 9 Unicode
Druck: Grafisches Centrum Cuno GmbH & Co. KG, Calbe

ISBN 978-3-13-165331-4 1 2 3 4 5 6
Auch erhältlich als E-Book:
eISBN (PDF) 978-3-1316-7081-6

Vorwort

Dieses Buch richtet sich an alle die medizinisch-technischen Radiologieassistenten (MTRA) und Radiologietechnologen (RT), die noch nicht allzu viel über Magnetresonanztomografie (MRT) wissen. An diejenigen, die in der Schule von MRT gehört, vielleicht einmal ein Gerät gesehen haben, und an alle, die an einen neuen Platz eingearbeitet werden sollen, oder die einfach etwas über das Thema erfahren möchten.

Es gibt einige Bücher über MRT, manche für MTRA hilfreich, andere weniger. Die meisten Bücher wurden von Ärzten oder Technikern verfasst. Dieses Buch wurde von einer MTRA für andere MTRA geschrieben, um Ihnen den Einstieg zu erleichtern. Nach über 15 Jahren Erfahrung glaube ich zu wissen, was unsere Berufsgruppe braucht, um richtig und selbstständig arbeiten zu können.

MRT ist eine sehr interessante Methode, diagnostisch wertvolle Bilder darzustellen. Sie stellt aber an MRTA und RT sehr hohe Anforderungen:

- Kenntnisse der Anatomie
- Kenntnisse der Physik
- Kenntnisse der Physiologie
- Umgang mit dem Patienten
- Lagerung des Patienten
- u. v. m.

Das Buch zeigt – auf einfache Weise erklärt – die Grundlagen der MRT. Mit Sicherheit beantwortet es nicht alle Fragen, das ist auch nicht meine Absicht: Das Buch soll den Einstieg in die Praxis der MRT erleichtern und Sicherheit vermitteln.

Dezember 2011 *Elisabeth Trzebiatowski*

Danksagung

Ich bedanke mich bei „meinen“ Radiologen und Arbeitskollegen, die mir beim Erstellen dieses Buches geholfen haben: Prof. Auffermann, Dr. Dieckmann und Dr. Bonacker für die Unterstützung und die Erlaubnis, die Bilder zu verwenden, und Silke Reiche für ihre Hinweise und Hilfe bei der Korrektur.

Glossar und Abkürzungen

Akquisition
Messung

Aliasing, Wrapping
„Einklappen“: Wenn das Messfeld kleiner ist als das zu untersuchende Objekt, werden die Spins am Rande des FOVs in das Bild projiziert. Ursache dafür ist der Umstand, dass die Spins dieselben Phasen besitzen wie die im Feld.

ASSET
parallele Messung (mit mehreren Teilen der Spule gleichzeitig)

Atem-Gating
Atemsteuerung: Die Messung wird zu einem bestimmten Zeitpunkt des Atemzyklus vorgenommen, um Bewegungsartefakte zu eliminieren, die durch das Atmen entstehen.

Bandbreite, Bandwidth
Breite des Empfangssignals

Chemical Shift
Chemische Verschiebung, unterschiedliche Larmor-Frequenzen der Wasserstoffprotonen in Wasser und Fett; von Magnetfeldstärke abhängig: für 1,5 T 220 kHz.

Diffusion
Freie Bewegung der Moleküle, bis ihre Konzentration ausgeglichen wird.

Echo
gemessenes Signal

Echozeit, TE
Zeit zwischen Anregungspuls und Messung

Echozuglänge, ETL
Echo Train Length. Anzahl der gemessenen Echos in einer TR-Zeit bei FSE-Sequenzen. Auch bezeichnet als Echolänge, ET.

EKG-Gating
Triggerung, Steuerung der Aufnahme über EKG. Die Messung erfolgt nur zu einem bestimmten Zeitpunkt. Die Länge der TR ist dann die Vielfache des RR-Abstandes. Bewegungsartefakte vom Herz werden auf diese Weise eliminiert.

ET, ETL
s. Echozuglänge

Fast-Spin-Echo, FSE
Eine schnelle SE-Sequenz. Statt eines werden mehrere 180°-Umkehrpulse benutzt und das Signal mehrmals gemessen.

Fettsaturation, FAT SAT
Zusätzlicher Puls mit der Frequenz von Fett: wird nur von Wasserstoffprotonen von Fett aufgenommen. Wenn der Anregungspuls abgeschickt wird, besitzen sie eine andere Magnetisierung als Wasserstoffprotone des Wassers, werden also nicht angeregt und tragen zum Signal nicht bei. Das Signal von Fett wird so ausgeschaltet.

FLAIR
FLuid-Attenuated Inversion Recovery: eine Inversion-Recovery-Sequenz, die mittels langer Inversionszeit das Signal von Liquor eliminiert.

Flip
Winkel, um den die Spins ausgelenkt werden.

Field of View, FOV
Messfeld

Fourier-Transformation
Mathematisches Verfahren, mit dessen Hilfe das in der MRT gemessene Signal in Einzelsignale zerlegt werden kann.

FOV
Field of View, Messfeld

Frequenz
Anzahl der Schwingungen in der Zeit

FSE
s. Fast-Spin-Echo

Gradienten
zusätzliche Magnetfelder zur Erzeugung des Signals

Half-Fourier
Option zur Verkürzung der Messzeit: Es wird nur ein Teil der Frequenzen gemessen, sodass der K-Raum nicht ganz aufgefüllt wird. Die fehlenden Daten werden interpoliert.

Inflow-Effekt
Das in die gemessene Schicht einfließende Blut hat eine andere Magnetisierung als die stationären Spins.

Inversionspuls
Zusätzlicher Puls, der vor dem Anregungspuls abgeschickt wird: Dadurch wird die gesamte Magnetisierung um 180° ausgelenkt.

Inversionszeit, TI
Inversion Time: Zeit zwischen dem 180°-Inversionspuls und 90°-Anregungspuls. Die Inversionszeit bestimmt die Gewebeart, die unterdrückt wird, und ist von der Magnetfeldstärke abhängig: Für 1,5 T beträgt die IT für Fett 150 ms.

KM
Kontrastmittel (s. positive und negative Kontrastmittel)

Kontrast
allgemein: der Unterschied zwischen Weiß- und Graustufen auf einem Bild

K-Raum
Virtueller Raum, in den die Messdaten gespeichert werden.

Landmark
Punkt 0: die Mitte des Messfeldes FOV

Liquor
Hirn- und Rückenmarkflüssigkeit

longitudinale Magnetisierung
die in der Z-Ebene vorhandene Magnetisierung

Magnetfeld
Feld/Bereich, in dem die Magnetfeldkräfte wirken.

Magnetisierung
Naturphänomen, bei dem bestimmte Stoffe durch andere angezogen werden.

negative Kontrastmittel
Substanzen, die das Signal zerstören: In der Regel supramagnetische Mittel, wie z. B. Eisen in Resovist.

NEX, NSA
Zahl der Mitteilungen, wie oft die Messung wiederholt wird; mit der steigenden NEX wird die SNR verbessert.

No Phase Wrap, NWP
Verfahren zur Unterdrückung des „Einklappens“. s. Aliasing

NWP
s. No Phase Wrap

Overlap
Überlappung, aus 2 benachbarten Schichten rechnet das System eine zusätzliche Schicht.

paramagnetische Eigenschaften
Fähigkeit, die Magnetfeldstärke zu verstärken.

Perfusion
Durchblutung

Phase oder Phasenwinkel
Bei sich im Kreis drehendem System der Winkel, der zu einem bestimmten Zeitpunkt erreicht wird.

Phasenkontrast
Angiografie-Sequenz, die zur Bildgebung den Phasenunterschied zwischen den beweglichen Spins des einfließenden Blutes und den stationären Spins nutzt.

positive Kontrastmittel
Substanzen, die die T1-Relaxation verkürzen: Das Signal wird verstärkt, das angereicherte Gewebe erscheint hell. Zur Herstellung wird meist Gadolinum, ein Metall aus der Gruppe Seltene Erden, benutzt.

Protonendichte
Kontrast bestimmt nur die Zahl der Protonen im Gewebe, nicht die Relaxationszeit: kurze Echozeit TE und lange Repetitionszeit TR.

Real Time
Messung in Echtzeit; bei manchen Systemen eine sehr kurze Messung, um die Daten mit schlechterer Auflösung, dafür mit gleichzeitiger Rekonstruktion zu aktivieren.

Relaxation
Rückkehr des Systems in seinen ursprünglichen Zustand

Repetitionszeit, TR
Zeit zwischen zwei Anregungspulsen

Resonanz
Mitschwingen: Ein System kann Energie in elektromagnetischer Form von einem anderen aufnehmen, wenn die Frequenzen der beiden Systeme übereinstimmen.

Region of Interest, ROI
Bereich, in dem die Signalintensität gemessen wird.

RR
Abstand zwischen zwei R-Zacken bei einer EKG-Kurve.

Saturation
Sättigung: Ausschaltung des Signals von bestimmten Bereichen oder Spins

SE
s. Spin-Echo

Sequential, sequenziell
fortlaufend: Messung der Schichten nacheinander

Signal Noise Ratio, SNR
Signal-Rauschen-Verhältnis: SNR ist ein Maß für die Bildqualität

spezifische Absorptionsrate, SAR
Maß für die Aufnahme von Energie in elektromagnetischen Feldern. In der MRT: Energie, die vom Körper des Patienten absorbiert wird.

Spin
drehen, kreisen: Größe der Elementarteilchen, die bezeichnet, wie ein Teilchen rotiert. In der Kernspintomografie werden die Wasserstoffprotonen als Spin bezeichnet.

Spin-Echo, SE
einfachste und am häufigsten in MRT verwendete Sequenz. Eine SE-Sequenz besteht aus 90°-Anregungs- und 180°-Umkehrpulsen.

Supraleitung
Eigenschaft von einigen Stoffen, ihre Resistenz (elektrischer Widerstand) bei sehr niedrigen Temperaturen (unter −270 °C) zu verlieren.

T1
Zeitkonstante, die bestimmt, wie schnell die Spins nach dem Abstellen des Anregungspulses in ihren ursprünglichen Zustand zurückkehren.

T1-Kontrast
Wichtung: MRT-Bilder, die T1-Relaxation wiedergeben. Für eine T1-Wichtung benötigt man kurze TE- und kurze TR-Zeit.

T1-Relaxation
Zurückkehren der Spins in ihre longitudinale Magnetisierung, Abgabe von Energie an die Umgebung, Spin-Gitter-Relaxation

T2
Zeitkonstante, die bestimmt, wie schnell die Spins nach dem Abstellen des Anregungspulses ihre transversale Magnetisierung verlieren.

T2-Kontrast
Wichtung: MRT-Bilder, die T2-Relaxation wiedergeben. Für eine T2-Wichtung benötigt man lange TE- und lange TR-Zeit.

T2-Relaxation
Dephasierung der Spins in der Transversalebene: Austausch der Energie untereinander, Spin-Spin-Relaxation

T2*-Kontrast
T2*-Wichtung: MRT-Bilder, vor allem durch die Inhomogenität des Magnetfelds verursachte Dephasierung der Spins in der Transversalebene. T2*-Bilder entstehen bei Gradienten-Echo-Sequenzen, also fehlt hier der Umkehrpuls, der in Spin-Echo-Sequenzen die Inhomogenität ausgleicht.

TE
s. Echozeit

TI
s. Inversionszeit

TOF
s. Time of Flight

TR
s. Repetitionszeit

Time of Flight, TOF
MR-Angiografie, die auf den Inflow-Effekten basiert. Der Effekt wird noch verstärkt, indem die gemessene Schicht zusätzlich gesättigt wird.

transversale Magnetisierung
in der X-Y-Ebene vorhandene Magnetisierung

Turbo-Spin-Echo, TSE
s. Fast-Spin-Echo

Wrapping, Aliasing
„Einklappen“: Wenn das Messfeld kleiner ist als das zu untersuchende Objekt, werden die Spins am Rande des FOVs in das Bild projiziert. Ursache dafür ist der Umstand, dass die Spins dieselben Phasen besitzen wie die im Feld.

Inhaltsverzeichnis

1 Vor der Untersuchung ... 1

Allgemeines ... 1
Kontraindikationen beim Patienten ... 1
Kontraindizierte Gegenstände ... 1
Platzangst ... 1

Lagerung allgemein ... 3

2 Physikalische Grundlagen ... 7

Wasserstoffkern und Resonanz ... 7

Relaxation ... 9

Kontrast ... 11
Bildkontrast – die Zeiten ... 11

Sequenzen ... 13
Spin-Echo (SE) ... 13
Fast-Spin-Echo (FSE) ... 13
Inversion Recovery (IR) ... 13
Gradienten-Echo-Sequenzen (GE) ... 15

3 Angiografie ... 17

Inflow-Angiografie (TOF) ... 17

Phasenkontrast-Angiografie (PC) ... 18

Angiografie mit Kontrastmittel ... 19

4 Die Messung ... 21

Der Anfang: ein Bildschirm ... 21

Lagerung ... 22

Ebenen ... 22

Spulen ... 24

Sequenzen ... 24

Bildoptionen (Imaging Option) ... 24
Image Intensity Correction (IIR) – Homogenity Correlation ... 24
No Phase Wrap (NPW) ... 25
Square Pixel ... 25
Rectangular FOV ... 25
Magnetization Transfer ... 25
Respiratory Trigger ... 26
EKG-Trigger ... 26
Fat Sat ... 26
Flow Compensation (Flow Comp) ... 26
Respiratory Compensation ... 27
Bandbreite (Bandwidth) ... 27
Parallele Messung ... 28
Welche Sequenz? ... 28

Zeiten: TE, TR, ET, IT ... 28

Grafik oder Messbereich ... 28

Matrix ... 29

K-Raum ... 29
Bewegung ... 31
Einfaltung (Wrapping) ... 32
Chemical Shift ... 32
Suszeptibilität ... 33

5 Die MRT-Anlage . . . 34

Das MRT-Gerät von innen . . . 34

Gefahren einer MRT-Untersuchung . . . 35
Magnetfeld . . . 35
Gradienten-Magnetfelder . . . 35
Hochfrequenzpuls . . . 36

6 Parameterplanung . . . 37

Allgemeines . . . 37

Für die T1-Serie . . . 37

Für die T2-Serie . . . 37

Für die Protonendichte . . . 37

Für T2* . . . 38

Für T1-Gradient . . . 38

Was beeinflusst die Bildqualität? . . . 38

7 Untersuchungen in den einzelnen anatomischen Regionen . . . 39

Kopf/Hals . . . 39
Kopf Standard . . . 39
Kopf KHBW . . . 41
Hypophyse . . . 41
Orbita . . . 42
Epilepsie . . . 42
Blutung . . . 42
Kiefergelenke . . . 44

Wirbelsäule . . . 45
HWS . . . 45
Brustwirbelsäule . . . 46
Lendenwirbelsäule . . . 46
Iliosakralgelenk . . . 47

Abdomen . . . 48
Erste Messung . . . 49
Zweite Messung . . . 49
MRCP . . . 50

Thorax . . . 51
Mammografie . . . 51
Herzuntersuchung . . . 53

Extremitäten . . . 56
Gelenke . . . 56
Schulter . . . 56
Sternum und Sternoklavikulargelenk . . . 56
Ellenbogen . . . 59
Unterarm und Handgelenk . . . 61
Hand und Finger . . . 63
Hüfte . . . 67
Knie . . . 69
Sprunggelenk . . . 70
Fuß . . . 72

8 Auswahl der Befunde . . . 74

Kopf . . . 75
Astrozytom . . . 75
Glioblastom . . . 76
Akustikusneurinom . . . 77
Angiom (Kavenom) . . . 78
Meningeom . . . 79
Adenom der Hypophyse . . . 80
Metastasen . . . 81
Multiple Sklerose . . . 82
Blutung subdural . . . 83
Blutung intrazerebral . . . 84
Hirninfarkt . . . 85
Stenose carotis interna . . . 86
Sinusthrombose . . . 87

Wirbelsäule . . . 88
Myelitis . . . 88
Multiple Sklerose . . . 89
Fraktur des BWK XXII und LWK IV . . . 91
Hämatom im Spinalkanal . . . 93
Bandscheiben-Operation . . . 95

Abdomen . . . 97
Leberhämangiom . . . 97
Lebermetastasen . . . 98

Tumor der Nebennieren ... 101
Nierenkarzinom ... 103
Cholestase ... 104
Cholezystolithiasis ... 104

Obere Extremität ... 105
Arthrose der Schulter ... 105
Degeneration des Os lunatum, Arthrose des Handgelenks ... 106
Malazie des Os lunatum, Arthrose des Handgelenks ... 107
Strecksehnenruptur Dig. V ... 108

Untere Extremität ... 110
Femurkopfarthrose ... 110
Tibiafraktur ... 111
Meniskusriss ... 113
Osteochondrosis dissecans ... 114
Ruptur der Achillessehne ... 115
Kalkaneusfraktur ... 116
Tumor des Mittelfußknochens V ... 117
Arthrose des Großzehengrundgelenkes ... 118

Begriffe ... 119

Sequenzen und Parameter unterschiedlicher Hersteller ... 119

Literatur ... 120

Sachverzeichnis ... 120

1 Vor der Untersuchung

Allgemeines

Bevor wir die Untersuchung anfangen, müssen wir den Patienten über den Vorgang aufklären.

CAVE

Nicht jeder darf im MR untersucht werden, in vielen Fällen ist Vorsicht geboten!

Kontraindikationen beim Patienten

Absolute Kontraindikationen für eine MR-Untersuchung sind:

- Herzschrittmacher
- magnetische Zahnimplantate
- die alten Aneurysmaclips
- Metallsplitter im Auge
- Stimulatoren

In folgenden Fällen ist besondere Vorsicht geboten:

- **Metallsplitter:** Sind kein Hindernis, können sich jedoch erwärmen und plötzlich bewegen (hängt davon ab, wo diese sich befinden).
- **Tätowierung:** Im Prinzip kein Problem, manche Pigmente enthalten jedoch Eisen oder Blei, die sich erwärmen und schwerste Verbrennungen verursachen können.
- **Zahnspange:** Bei Kopf- und HWS-Untersuchung verursachen sie Artefakte; stark magnetisches Material kann beschädigt werden.
- **ältere Herzklappen**
- **Metallplatten:** Die älteren Modelle sind meist nicht aus Titan, sie können magnetisch sein, was für den Patienten gefährlich sein kann.
- **Piercing:** Da nicht alle Modelle aus Titan oder Edelmetall bestehen, sollten diese besser herausgenommen werden.

In diesen Fällen müssen wir die Unklarheiten erst genau abklären, bevor wir den Patienten in den Untersuchungsraum führen.

Kontraindizierte Gegenstände

Im Prinzip stört die Kleidung nicht, jedoch sollten Hosen oder Jacken mit Reißverschluss ausgezogen werden.

Folgende Gegenstände dürfen auf gar keinen Fall mit in den Untersuchungsraum genommen werden:

- Armbanduhr
- MP3-Player, iPod
- Mobiltelefon
- Magnetkarten
- Schmuck

Schmuck, auch der aus Edelmetallen, kann sich während der Untersuchung erwärmen, Teile aus magnetischen Metallen können angezogen werden. Besonders gefährlich sind Haarspangen (die oft von den Patientinnen vergessen werden).

MERKE

Unbedingt Extremitäten-Prothese ablegen lassen!

Auch Zahnprothesen muss der Patient herausnehmen: Oft enthalten sie Metall, was bei HWS- oder Kopfuntersuchungen zur Bildung von Artefakten führt. Besonders wichtig: wenn wir Kontrastmittel geben, muss der Patient die Prothese herausnehmen. Es kommt sehr selten zu allergischen Reaktionen auf das Kontrastmittel, aber es kommt vor, dass Übelkeit auftritt.

Schwangere Patientinnen dürfen nur nach Konsultation mit dem Arzt untersucht werden.

Platzangst

Eine der schwierigsten Aufgaben, besonders für unerfahrene MTRA, ist die Untersuchung eines Patienten mit Platzangst. Dabei wird man jedoch sofort feststellen: Nicht in jedem Fall handelt es sich um eine „echte", von einem Trauma verursachte Klaustrophobie.

Meistens handelt es sich eher um die Angst vor etwas Unbekanntem; die Patienten wissen nicht so recht, was sie erwartet. Viele haben Schauergeschichten über dunkle, abgeschlossene Tunnelröhren gehört. Manche glauben, dass sie in einem engen Raum ohne Kontakt mit der Außenwelt eingeschlossen werden. Das Gefühl, auf eine fremde Person angewiesen zu sein, ist für die meisten Menschen schwer zu ertragen. Sie sollten den Patienten überzeugen, dass nur er entscheidet, wie lange die Untersuchung dauert und er diese jeder Zeit beenden kann. Die Patienten haben meist Angst vor der Untersuchung, sind unsicher und verwirrt.

MERKE

Auch wenn Patienten keine „echte“ Platzangst haben: Die Ängste sollten sehr ernst genommen werden – und da hilft nur eines: Reden Sie mit dem Patienten!

Überzeugen Sie ihn, dass seine Befürchtungen und Ängste zwar unbegründet sind, Sie dafür aber volles Verständnis haben. Zeigen Sie ihm das Gerät und erklären Sie ihm, dass Sie während der Untersuchung mit ihm im Kontakt bleiben und die verbleibende Zeit immer wieder durchsagen werden. Bieten Sie ihm an, sich zur Probe auf den Tisch zu legen.

MERKE

Sprechen Sie mit den Patienten während der Untersuchung – besonders mit ängstlichen Patienten. Sagen Sie nach jeder Akquisition die verbleibende Zeit durch.

Sie müssen zeigen, dass Sie Verständnis haben. Das verlangt viel Zeit und Geduld, aber die müssen Sie haben. Wenn Sie den Patient unter Druck setzen, verlängert das die Dauer der Untersuchung nur unnötig. Floskeln wie: „Sie brauchen doch keine Angst zu haben!“, helfen dabei überhaupt nicht. Die Patienten wissen das selbst, oft ist es ihnen sogar peinlich. Sie müssen dem Patienten versichern, dass viele Menschen Angst vor dieser Art der Untersuchung haben, und es trotzdem möglich ist, sie zu untersuchen. Sie dürfen auf keinen Fall Ungeduld zeigen oder ungeduldig wirken.

Besonders ängstliche Patienten kommen oft nicht allein. Lassen Sie die Begleitperson bei der Untersuchung dabei sein. In vielen Fällen kann das sehr hilfreich sein.

MERKE

- Es kann sehr hilfreich sein, wenn im Raum eine Begleitperson während der Untersuchung bleibt. Das „Händchenhalten“ kann Wunder wirken.
- Für die Begleitperson gelten dieselben Kontraindikationen wie für den Patienten.
- Fragen Sie die Begleitperson unbedingt nach Metallimplantaten und Herzschrittmachern!
- Überprüfen Sie, ob die Begleitperson alle Metallgegenstände in der Kabine gelassen hat.

Leider ist es nicht immer möglich, die Patienten ohne (starke) Beruhigungsmittel zu untersuchen. In solchen Fällen müssen Sie den Patienten aufklären, dass seine Konzentrationsfähigkeit nach der Einnahme herabgesetzt ist – möglicherweise noch am Folgetag. Vergewissern Sie sich, dass der Patient keine kontraindizierten Medikamente eingenommen hat.

MERKE

Bevor Sie sich für ein Beruhigungsmittel entscheiden, vergewissern Sie sich, dass der Patient in Begleitung nach Hause kommen kann. Klären Sie ihn über die Wirkung der Medikamente und deren Wirkdauer auf.

Sie müssen auch die Möglichkeit haben, den Patienten zu überwachen: Auf keinem Fall dürfen Sie die Notfallklingel und den Pulsoxymeter vergessen!

MERKE

Der Patient muss an ein Pulsoxymeter angeschlossen werden!

Nach der Untersuchung lassen Sie den Patienten langsam aufstehen. Er kann zuerst noch leicht desorientiert sein, es kann auch zu Schwindelanfällen kommen. Bieten Sie dem Patienten etwas zu trinken an.

Erst wenn Sie ganz sicher sind, dass es dem Patienten gut geht, darf er mit einer Begleitperson die Praxis verlassen.

CAVE

Patienten. die ein Beruhigungsmittel bekommen haben, dürfen nicht allein auf die Straße! Notfalls sollten Sie einen Krankentransport bestellen.

Lagerung allgemein

Bei der MRT-Untersuchung ist es auch sehr wichtig, wie der Patient während der Untersuchung gelagert wird – nicht so entscheidend wie in der konventionellen Radiologie, jedoch sollten ein paar Regeln beachtet werden. Sehr wichtig: Die nackte Haut darf keinen direkten Kontakt mit der Röhre oder Spule haben. Direkter Kontakt kann zu schwersten Verbrennungen führen.

CAVE

Nie einen direkten Kontakt der nackten Haut mit der Spule oder Wand zulassen! Immer eine Polsterung dazwischen legen.

Auch der direkte Kontakt der Haut mit Haut kann verheerende Auswirkungen haben: Der Patient darf die Hände nicht falten, die Beine überkreuzen oder die Hände auf nackte Beine legen. Die Berührungsstellen müssen von Ihnen immer mit kleinen Kissen unterpolstert werden.

CAVE

Auch Haut-Haut-Kontakt ist unzulässig! Der Patient darf nicht die Hände falten oder die Beine überkreuzen!

In den meisten Fällen liegt der Patient auf dem Rücken. Die Lage muss einigermaßen bequem sein, sodass er die 20 – 30 Minuten Untersuchungsdauer ohne Probleme aushalten kann.

Nicht vergessen: Die Ursache der meisten Artefakte ist eine Bewegung, oft unwillkürlich. Die Lage muss angenehm und bequem sein, am besten ist es, wenn der Patient ruhig und entspannt ist. Wenn irgendetwas drückt oder weh tut, fängt der Patient meist schon nach kurzer Zeit an, sich zu bewegen.

Bei jeder Untersuchung in der Rückenlage sollten wir dem Patienten eine Knierolle anbieten, besonders bei Beschwerden der Wirbelsäule. Hier kann auch ein kleines Kissen unter dem Rücken hilfreich sein.

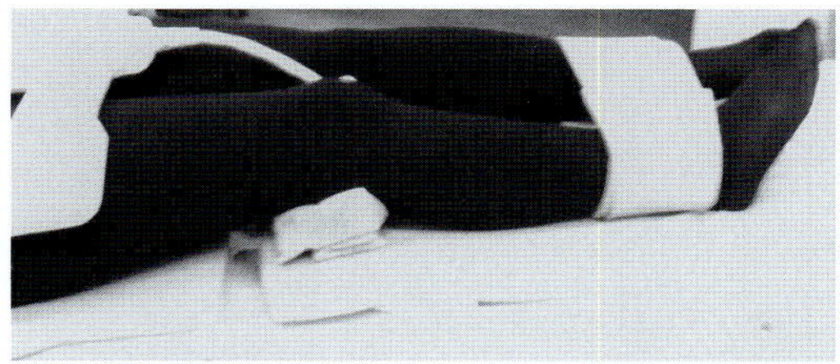

Abb. 1.1 Lagerung des Patienten bei der Hüftuntersuchung.

MERKE

Mit einer Knierolle wird die Untersuchungslagerung entspannter und gleichzeitig sicher.

Leider ist so eine entspannte Lage nicht immer möglich. Wenn die Hüfte untersucht werden soll, ist es am besten, wenn die Beine ausgestreckt und in leichter Innenrotation liegen. In dieser Lage kann der Patient jedoch 20 – 30 Minuten nicht aushalten. Ein kleines Kissen unter den Knien und zusammengebundene Fußgelenke können Abhilfe schaffen (**Abb. 1.1**).

Je kleiner der Abstand zwischen dem untersuchten Körperteil und der Spule, umso besser ist das Signal. Deswegen ist es nicht ratsam, ein Kissen direkt unter den Kopf bei HWS- oder Kopfuntersuchungen zu legen. Was aber tun, wenn der Patient Morbus Bechterew oder starke Schwindelanfälle hat? Dann ist besser, ein Kissen unter die Spule zu legen, sodass die Kopfteile etwas höher liegen (**Abb. 1.2** und **1.3**).

MERKE

Wenn der Patient über Schwindelanfälle klagt, muss der Kopf höher gelagert werden. Statt unter den Kopf ein Kissen zu legen, ist es besser, die Spule auf eine harte Unterlage zu legen.

Leider ist nicht jede Untersuchung in Rückenlage möglich. Manchmal ist die Bauch- oder Seitenlage nötig. Wenn wir die Hand oder den Unterarm untersuchen, ist es vorteilhaft, den Patienten auf den Bauch zu legen: An den Seiten gibt es nicht genügend Platz für die Spule, dazu kommen noch massive Ghost-Artefakte. Daher sollte der Patient auf dem Bauch mit nach oben ausgestrecktem Arm gelagert werden (**Abb. 1.4**).

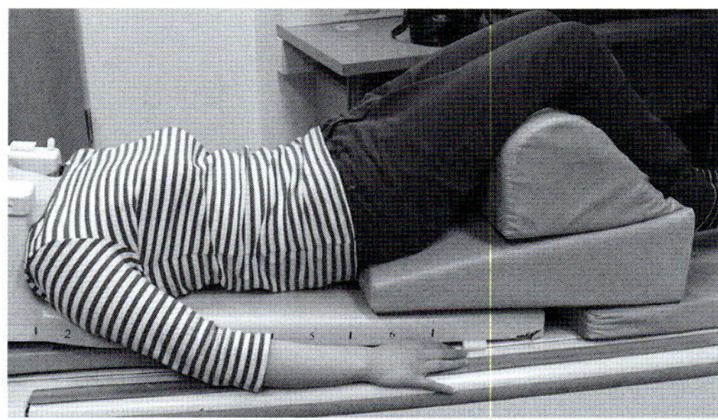

Abb. 1.2 Lagerung des Patienten bei Morbus Bechterew.

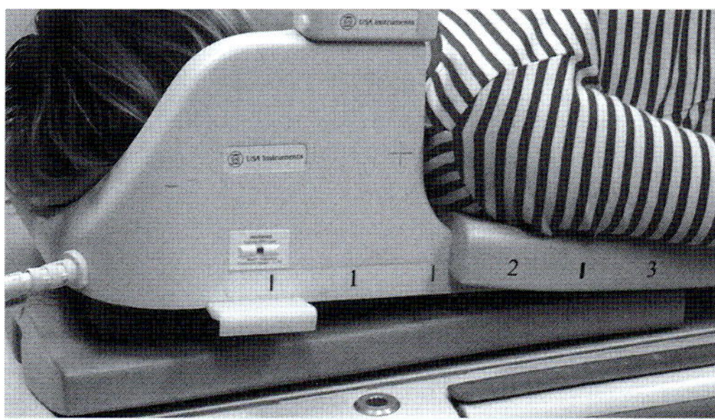

Abb. 1.3 Lagerung des Patienten bei Vertigo.

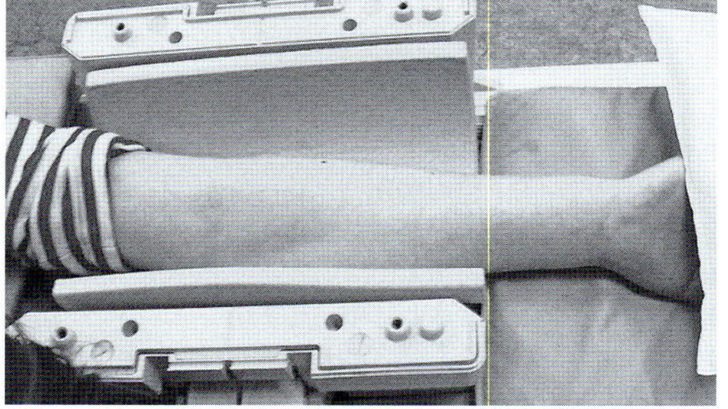

Abb. 1.4 Lagerung für die Untersuchung des Unterarmes.

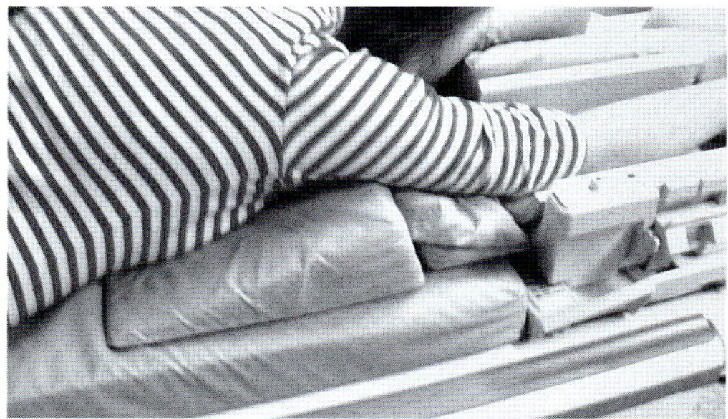

Abb. 1.5 Auch die Achselhöhle muss gut unterpolstert sein.

Damit die Finger bei der Untersuchung der Hand die ganze Zeit ausgestreckt bleiben, ist es ratsam, die Hand auf eine harte Unterlage zu legen und gleichzeitig mit einem Sandsack zu fixieren.

Manchmal muss der Fuß in Bauchlage untersucht werden.

MERKE

Wenn keine speziellen Spulen für die Fußuntersuchung vorhanden sind und der Patient den Fuß nicht ausstrecken kann, sollte man ihn in Bauchlage mit einer Kopfspule untersuchen.

Diese Lagerung kann für die Patienten eine Qual sein, besonders wenn sie zusätzlich Probleme mit HWS und Schulter haben. Der Kopf und der Arm müssen richtig gelagert und unterpolstert sein, sodass der Arm in einer Ebene liegt (**Abb. 1.5**). Wenn der Patient sich anstrengen muss, um die Ausgangslage zu behalten, bekommt er garantiert Verspannungen und Schmerzen. Als Ergebnis bekommen wir unscharfe Bilder voller Artefakte, weil der Patient sich während der Aufnahme bewegt hat.

Die scheinbar einfache Untersuchung des Armes oder der Schulter kann sich in der Lagerung als sehr schwer erweisen, besonders wenn der Patient breite Schultern hat. Optimal ist es natürlich, wenn das untersuchte Objekt im Isozentrum, also in der Mitte der Röhre liegt, was natürlich nicht immer möglich ist. Um den Arm näher an das Isozentrum zu bringen, können wir versuchen, etwas unter die Gegenseite zu legen, sodass der Patient schräg in der Röhre und die untersuchte Seite nicht direkt an der Wand liegen (**Abb. 1.6** u. **1.7**).

MERKE

Versuchen Sie das zu untersuchende Objekt in der Mitte des Tisches zu lagern. Der Patient sollte in der Längsachse des Tisches liegen, sodass die Hauptrichtungen superior-inferior übereinstimmen.
Nur so lassen sich manche Mess- und Bildoptionen aktivieren.

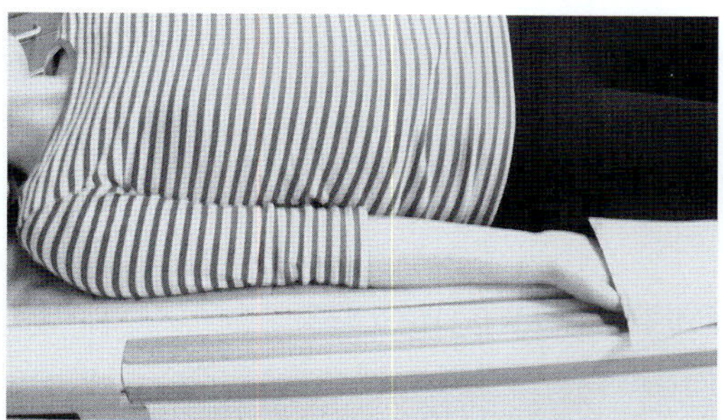

Abb. 1.6 Untersuchung des Armes.

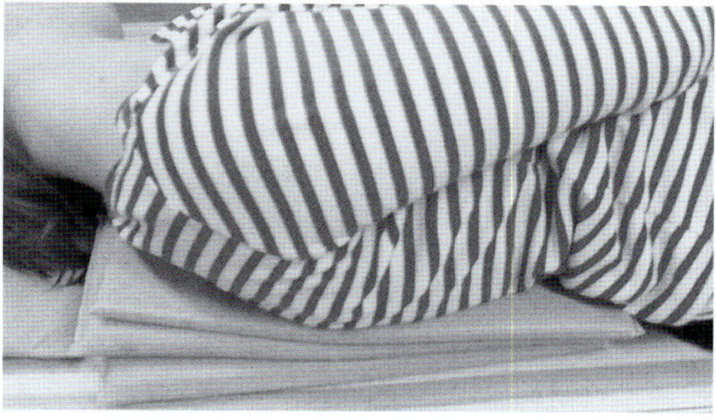

Abb. 1.7 Unterpolstern der Gegenseite.

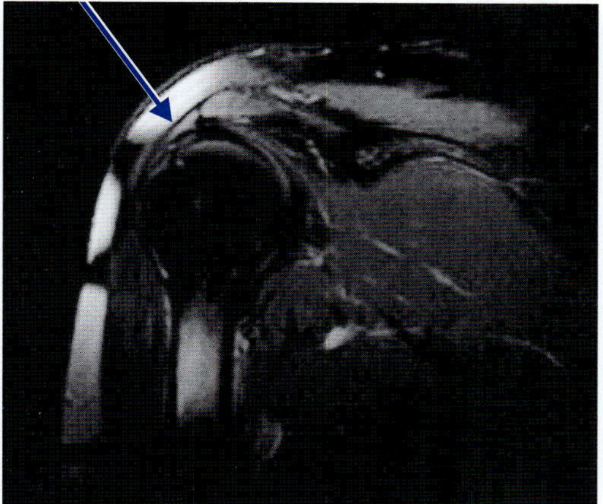

Abb. 1.8 Falsche Fettunterdrückung.

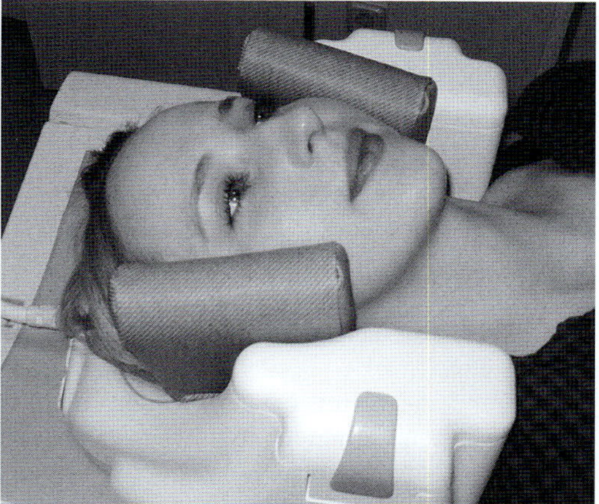

Abb. 1.9 Kleine Kissen fixieren den Kopf und schützen vor Lärm.

MERKE

Es ist ungünstig, die Schulterspule mit einem Gurt zu fixieren, weil die Atembewegung auf die Spule übertragen wird. Wenn Sie einen Gurt benutzen müssen, legen Sie ein Kissen zwischen die Spule und den Fixiergurt.

Wenn die Spule oder der Arm die Röhre berührt, bekommen wir Bilder mit Artefakten, besonders die Sequenzen mit Fettunterdrückung (**Abb. 1.8**).

Es ist natürlich äußerst wichtig, dass sich das zu untersuchende Objekt während der Aufnahme nicht bewegen kann. Der Hersteller liefert mit dem Gerät eine Menge diesbezüglicher Hilfsmaterialien: Kissen, Rollen und Gurte. Schrecken Sie nicht vor deren Benutzung zurück (**Abb. 1.9**). Auf diese Weise vermeiden wir unwillkürliche Bewegungen.

MERKE

Ein kleines Kissen an beiden Ohren fixiert den Kopf und ist ein guter Lärmschutz.

Ein anderes Problem ist die richtige Wahl der Spule. Allgemein gilt: Die Tiefe, aus der die Spule das Signal empfangen kann, hängt auch von der Größe der Spule ab. Große Spulen empfangen mehr Signal, aber auch mehr Rauschen. Für kleine oberflächliche Felder ist es also nicht ratsam, die großen Phased Array-Spulen zu benutzen.

MERKE

Ein kleines Objekt untersuchen wir in einer oberflächlichen Spule.

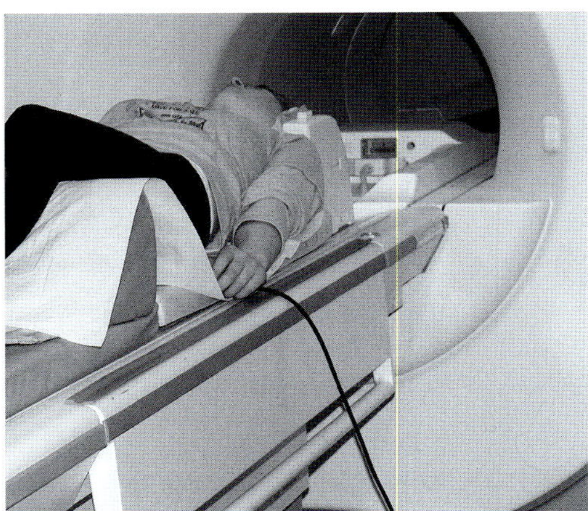

Abb. 1.10 Knierolle, Ohrschutz und Notfallklingel.

An dieser Stelle soll nochmals daran erinnert werden, dass die nackte Haut keinen direkten Kontakt mit der Wand der Röhre oder Spule haben darf – das kann zu schweren Verbrennungen führen. Man muss an die Berührungsstellen immer kleine Kissen legen.

Während der Untersuchung entsteht Wärme, was allerdings nicht bedeuten muss, dass dem Patienten zu warm sein muss. Ein laufender Ventilator sorgt für frische Luft in der Röhre, es wäre also gut, dem Patienten eine leichte Decke anzubieten. Auf keinen Fall dürfen wir den Ohrenschutz vergessen: Ohropax oder Kopfhörer. Manchmal ist es auch möglich, während der Untersuchung Musik zu hören – fragen Sie den Patienten nach seinen musikalischen Vorlieben. Eine Notfallklingel ist unentbehrlich, auch wenn der Kopf die ganze Zeit draußen bleibt und der Patient keine Platzangst hat (**Abb. 1.10**).

MERKE

Wenn Sie die Möglichkeit haben, dem Patienten einen Kopfhörer mit Musik anzubieten, fragen Sie ihn vorher nach seinen Musikwünschen.

KURZTIPPS FÜR ÜBERFLIEGER

1. Der Patient muss so gelagert werden, dass die nackte Haut keinen Kontakt mit der Röhre oder Spule hat.
2. Für eine bequeme und entspannte Lagerung muss gesorgt sein.
3. Das zu untersuchende Objekt darf sich nicht bewegen.
4. Der Patient bekommt einen Ohrschutz und eine Notfallklingel.

2 Physikalische Grundlagen

Wasserstoffkern und Resonanz

Um die Kernspintomografie zu verstehen, sind einige physikalische Grundkenntnisse nötig. In aller Kürze:

MERKE

Die Materie ist aus Atomen aufgebaut. Die Atome selbst setzen sich zusammen aus dem Kern in der Mitte und der Elektronenhülle außen. Der Kern besteht aus Protonen und Neutronen.

Für uns sind die Wasserstoffatome von größter Bedeutung. Jeder Kern enthält zwar nur ein Proton, aber unser Körper besitzt davon sehr viele: Wir bestehen hauptsächlich aus Wasser.

Jedes Elementarteilchen ist in ständiger Bewegung, auch ein Proton rotiert um seine eigene Achse, ähnlich wie ein Kreisel. Das Proton besitzt Masse und Ladung, besitzt also einen Drehimpuls und ein magnetisches Moment.

Daraus resultieren 2 wichtige Eigenschaften:

1. Ein Proton ist bestrebt, seine Lage und die Drehrichtung beizubehalten.
2. Im äußeren Magnetfeld wirkt ein Proton wie ein kleiner Magnet.

Die Eigenschaft, um die eigene Achse zu rotieren, nennt man Spin (**Abb. 2.1**). Die Richtung, in die die Protonen rotieren, ist unter normalen Bedingungen rein zufällig. Das Magnetfeld der Erde ist zu schwach, um sie zu beeinflussen (**Abb. 2.2**).

MERKE

Das gemessene Signal bei der MRT kommt von Wasserstoffprotonen.

Im Magnetfeld der Röhre rotieren die Protonen (Spins) entlang der Kräfte des äußeren Magnetfeldes, d.h. sie rotieren so, wie das Magnetfeld verläuft.

Die Frequenz, mit der die Spins rotieren, ist von der Stärke des äußeren Magnetfeldes abhängig, der sog. **Larmorfrequenz**:

$$\omega = \gamma B \quad (1)$$

(ω – Frequenz; γ – gyromagnetische Konstante; B – Kraft des äußeren Magnetfeldes)

MERKE

Die Frequenz der Spins ist von der Stärke des äußeren Magnetfeldes abhängig.

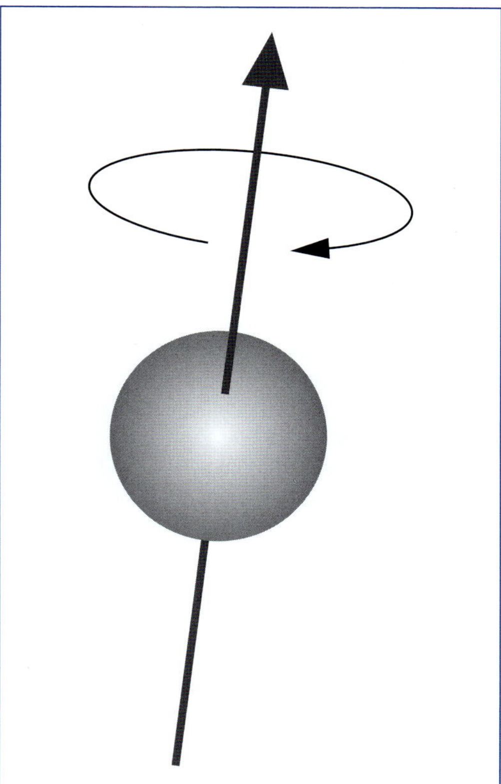

Abb. 2.1 Die Spins rotieren um die eigene Achse.

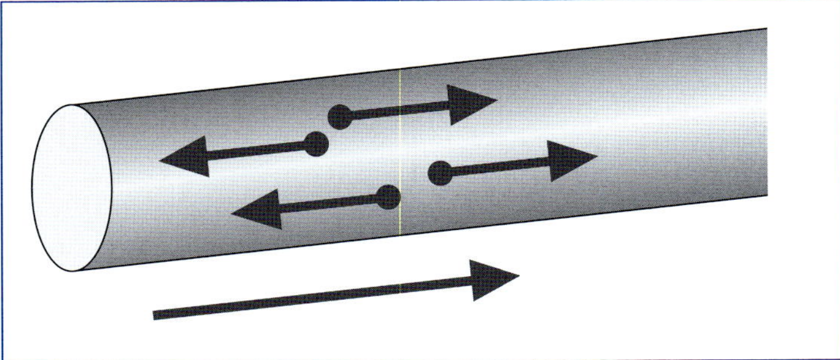

Abb. 2.2 Im äußeren Magnetfeld richten sich die Spins entlang des Feldes aus.

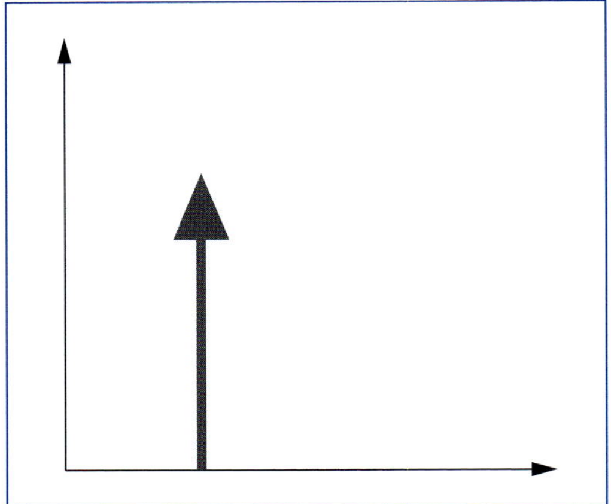

Abb. 2.3 Die Magnetisierung der Spins liegt entlang des äußeren Magnetfeldes.

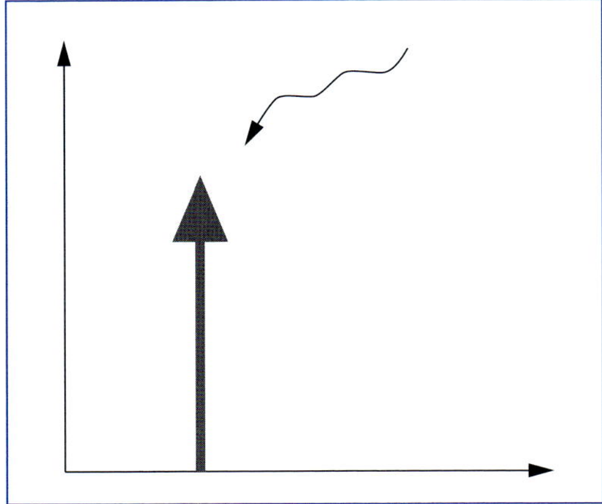

Abb. 2.4 Ein Hochfrequenzpuls wird abgeschickt.

Wir können die Magnetisierung der Spins nicht messen. Sie ist zu schwach und hat dieselbe Richtung wie das Magnetfeld der Röhre (mit den Kräften oder entgegengesetzt; **Abb. 2.3**).

Um die Magnetisierung der Spins messen zu können, müssen wir eine Möglichkeit finden, die Richtung ihres Magnetfeldes zu ändern. Um das zu erreichen, schicken wir einen RF-Puls, dessen Frequenz identisch mit der Larmorfrequenz der Spins ist (**Abb. 2.4**). Für 1,5 Tesla (T) beträgt die Larmorfrequenz 63,8 MHz (zum Vergleich: das Magnetfeld der Erde besitzt eine Frequenz von 1 kHz, Strom 50 Hz).

MERKE

Die Aufnahme von Energie nennt man **Resonanz**.

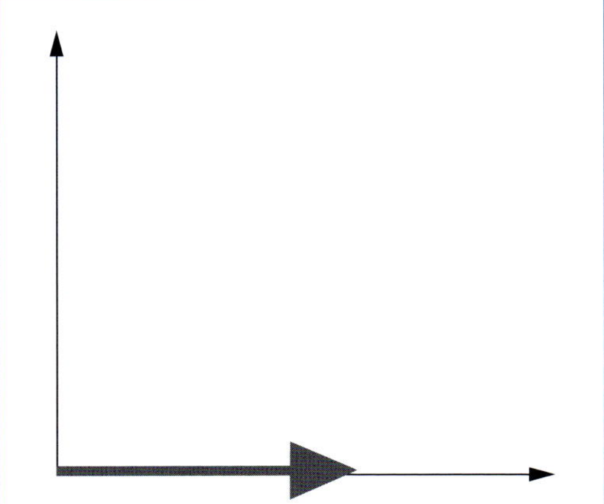

Abb. 2.5 Alle Spins, die den Puls aufgenommen haben, kippen um.

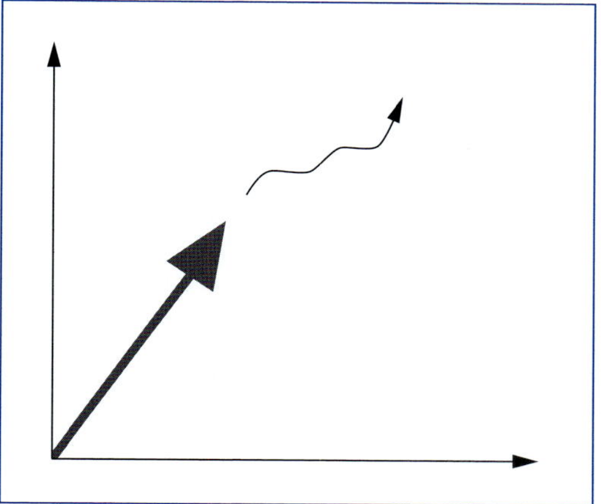

Abb. 2.6 Die aufgenommene Energie wird abgestrahlt.

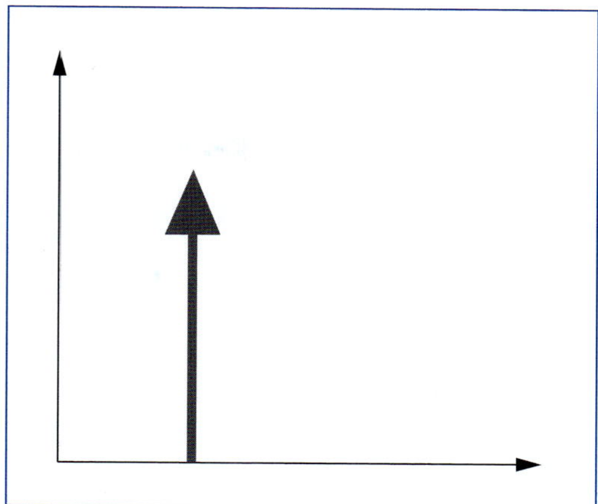

Abb. 2.7 Die Spins kehren in ihre Ausgangsposition zurück.

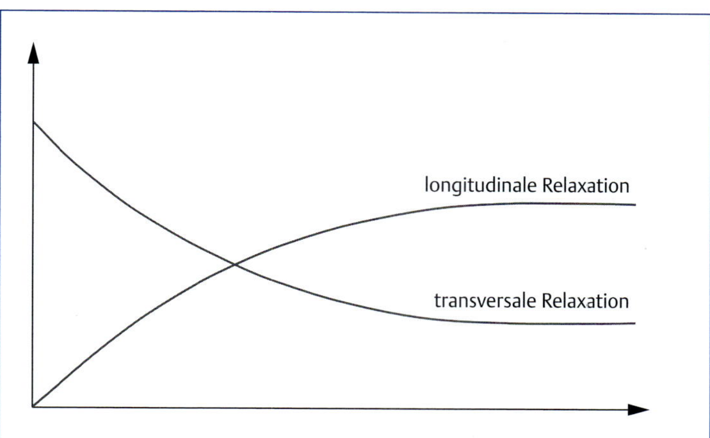

Abb. 2.8 Zwei Arten der Magnetisierung.

Nach der Aufnahme der Energie ändern die Spins ihre Rotationsrichtung: Sie kippen um 90° (**Abb. 2.5**). Die aufgenommene Energie wird dabei abgestrahlt (**Abb. 2.6**). Nach Abstellen des Pulses kehren die Spins in ihre ursprüngliche Richtung zurück (**Abb. 2.7**).

Relaxation

Sofort nach Abstellen des Pulses kehren die Protonen (Spins) in ihren ursprünglichen Zustand zurück. Diesen Vorgang nennt man Relaxation.

Die aufgenommene Energie wird dabei abgestrahlt.

Bevor die Spins ihre Ausgangsposition erreichen, besitzen sie 2 Arten der Magnetisierung (**Abb. 2.8**):

- transversal (T2)
- longitudinal (T1)

MERKE

Es gibt 2 Arten von Magnetisierung: die transversale (T2 genannt) und die longitudinale (T1 genannt). Mit der Zeit nimmt die transversale Magnetisierung ab, die longitudinale zu.

Wie schnell sich die Spins erholen, gibt die Relaxationskonstante an. Da es 2 Relaxationsarten gibt, haben wir also die T1-Konstante und die T2-Konstante.

Mit der Zeit nimmt die Längsmagnetisierung zu, die Quermagnetisierung ab.

MERKE

- Die T1-Konstante gibt an, wie schnell die Spins sich erholen.
- Die T2-Konstante gibt an, wie schnell das Signal zerfällt.

Wie und wann messen wir das Signal (**Abb. 2.9**)?

1. 90°-Puls wird abgeschickt und von den Protonen aufgenommen. Sofort nach dem Abstellen kehren die Protonen mit unterschiedlicher Geschwindigkeit zurück.
2. Um die unterschiedliche Geschwindigkeit auszugleichen, wird ein 180°-Puls geschickt.
3. Messung.

Sofort nach Abstellen des Pulses haben alle Spins dieselbe Phase – man sagt, sie sind „In Phase".

Das äußere Magnetfeld ist inhomogen, und die Protonen beeinflussen sich gegenseitig. Das führt dazu, dass die Protonen mit einer unterschiedlichen Geschwindigkeit rotieren und ihre aufgenommene Energie unterschiedlich zurückgeben (**Abb. 2.10**).

Hierzu sagt man: „Die Spins geraten außer Phase." Das gemessene Signal wird schwach. Um das auszugleichen, verwendet man einen zusätzlichen Puls, einen 180°-Puls, der die Reihenfolge der Spins ändert: Die schnellsten haben jetzt den längsten Weg, die langsamsten den kürzesten (**Abb. 2.11**). Am Ziel, also im Moment der Messung, kommen sie gemeinsam an.

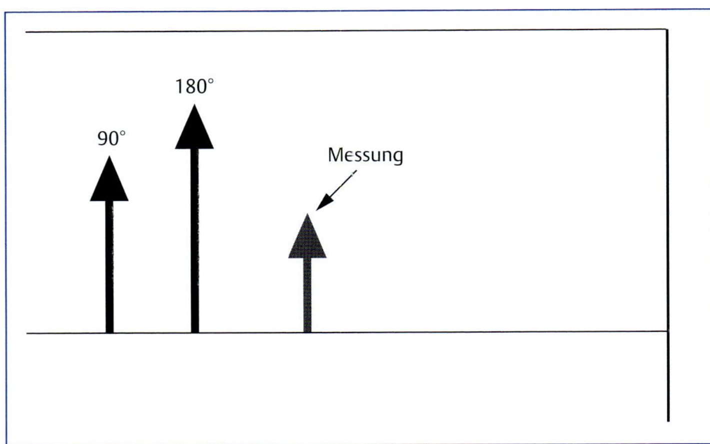

Abb. 2.9 Messung des Signals.

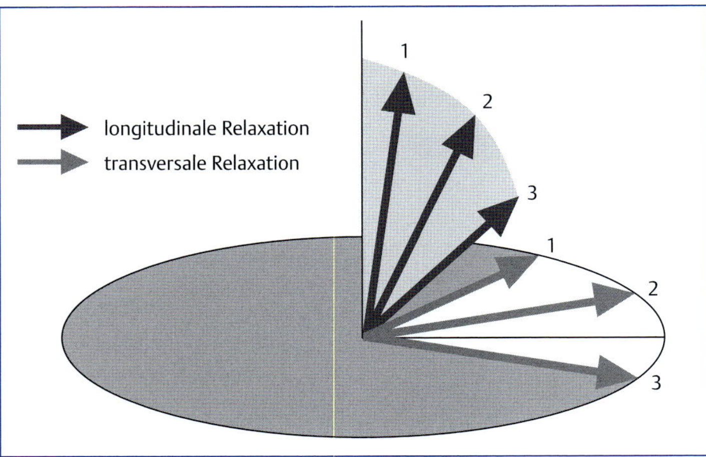

Abb. 2.10 Die Spins bewegen sich mit unterschiedlicher Geschwindigkeit.

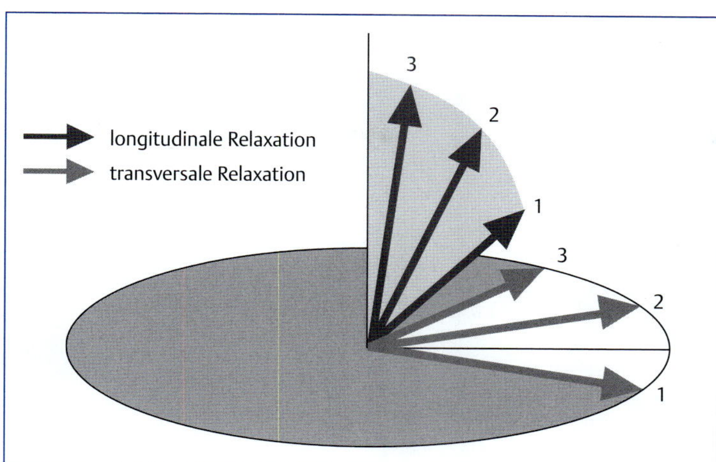

Abb. 2.11 Durch einen 180°-Puls vertauschen die Spins ihre Reihenfolge.

MERKE

Die Spins bewegen sich mit unterschiedlicher Geschwindigkeit, sie „dephasieren". Ein 180°-Puls bringt sie zurück in dieselbe Phase.

KURZTIPPS FÜR ÜBERFLIEGER

1. Die Spins rotieren um die eigene Achse entlang des äußeren Magnetfeldes.
2. Ein 90°-Puls, dessen Frequenz von der Stärke des Magnetfelds abhängig ist, wird von den Spins aufgenommen (Resonanz).
3. Nach Abstellen des Pulses kehren die Spins mit unterschiedlicher Geschwindigkeit zurück.
4. Ein 180°-Puls ändert die Reihenfolge der Spins.
5. Es gibt 2 Arten der Magnetisierung: die transversale und die longitudinale.

Kontrast

Bildkontrast – die Zeiten

Wenn wir das Signal messen, messen wir die Magnetisierung. Unsere Akquisition besteht aus einem Anregungspuls, einem Umkehrpuls und der Messung des Signals. Nach einer bestimmten Zeit, der sog. Repetitionszeit, wird der nächste Anregungspuls abgeschickt.

Je nachdem, wie lange wir warten, haben wir unterschiedliche Werte:

- Die Zeit, die zwischen dem Anregungspuls und der Messung vergeht, nennt man **Echozeit TE**.
- Die Zeit, die zwischen 2 folgenden Anregungspulsen vergeht, nennt man **Repetitionszeit TR**.

Die Länge der beiden Zeiten bestimmt, welche Magnetisierung – man spricht auch von „Gewichtung" – gemessen wird.

MERKE

- Lange warten = wir messen Magnetisierung T2
- Kurz warten = wir messen Magnetisierung T1

In diesem Fall bedeutet
- lang: TE über 80 ms; TR über 2000 ms
- kurz: TE bis ca. 20 ms; TR unter 800 ms

Es gibt also 2 Gewichtungen: T1 und T2. Im Allgemeinen spricht man von **Kontrast**.

MERKE

Es gibt 2 Kontraste: T1 und T2.

- T1 bestimmt die longitudinale Magnetisierung, d. h. wie schnell sich die Protonen nach dem 90°-Anregungspuls wieder erholen.
- T2 bestimmt die transversale Magnetisierung, also wie schnell das Signal abfällt.
- Die dritte Gewichtung, die sog. Protonengewichtung, ist von der Anzahl der angeregten Spins (Protonen) abhängig.

MERKE

Über Kontrast (Gewichtung) bestimmen die TE- und TR-Zeiten. Die Magnetfeldstärke entscheidet über die TR-Länge.

MERKE

Die Gewichtung erkennt man am besten am Signal der Flüssigkeit: In T1 ist die Flüssigkeit dunkel, in T2 hell (**Abb. 2.12** u. **Abb. 2.13**).

Wie welches Gewebe auf einem MR-Bild erscheint, hängt davon ab, wie lange seine T1- und T2-Relaxation ist (**Tab. 2.1**).

Auf **T1**-gewichteten Bildern erscheinen Gewebe mit **langen T1 dunkel** (sie erholen sich langsam, geben also weniger Signal ab). Gewebe mit **kurzem T1 hell** (sie erholen sich schnell, geben also deswegen mehr Signal ab).

Auf **T2**-gewichteten Bildern erscheinen Gewebe mit **langen T2 hell** (das Signal fällt langsam ab, sie geben also mehr Signal ab, da viel noch vorhanden ist), Gewebe mit **kurzem T2 dunkel** (das Signal fällt schnell ab; **Tab. 2.2**).

Tabelle 2.1 Zusammenhänge zwischen TE, TR und dem Bildkontrast.

	TE kurz	TE lang
TR kurz	T1	keine Anwendung
TR lang	Protonendichte	T2

Tabelle 2.2 Signalintensität unterschiedlicher Gewebe in T1 und T2.

	T1	T2
Blutung	hell	hell
Entzündung	dunkel	hell
Fett	hell	hell
Flüssigkeit	dunkel	hell
Muskel	dunkel	hell
Tumor	dunkel	hell
Knochen	hell	hell
Knorpel (fibrös)	dunkel	dunkel
fließendes Blut	kein Signal	kein Signal
Luft	kein Signal	kein Signal

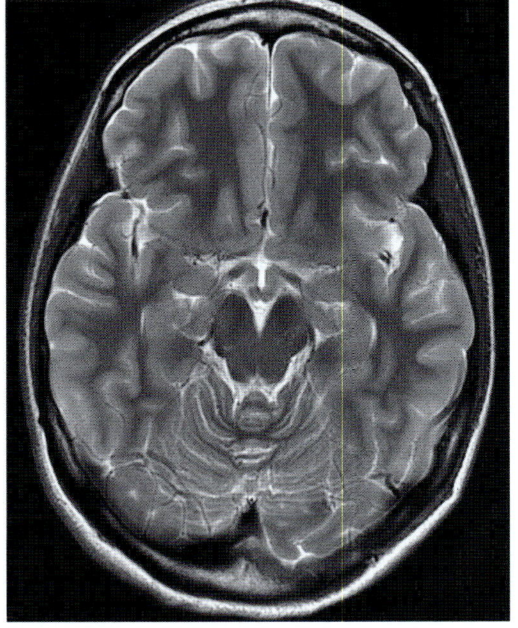

Abb. 2.12 Eine typische T2-Aufnahme: Flüssigkeit (Liquor) weiß.

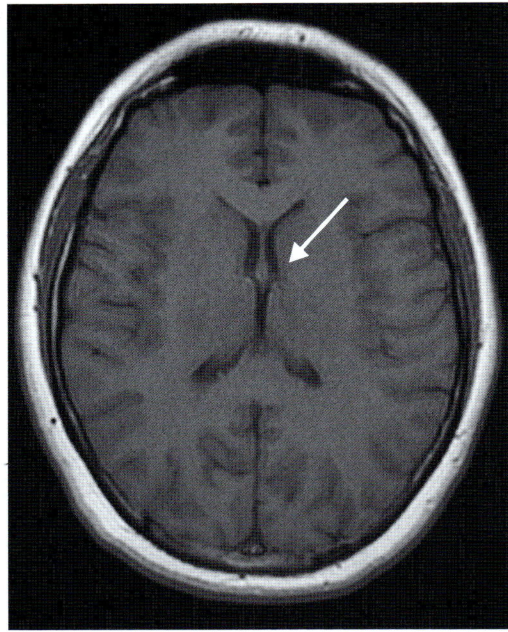

Abb. 2.13 T1-gewichtetes Bild: Flüssigkeit (Liquor) dunkel.

MERKE

- Hell bedeutet viel (kräftiges) Signal.
- Dunkel bedeutet wenig (schwaches) Signal.

KURZTIPPS FÜR ÜBERFLIEGER

1. Es gibt 2 Arten von Kontrast:
   - T1
   - T2
2. T1: Flüssigkeit ist dunkel
3. T2: Flüssigkeit ist hell

Sequenzen

Spin-Echo (SE)

Spin-Echo ist die meist verwendete Sequenz bei der MR – vor allem im Skelett-Muskel-System und bei Schädel-Untersuchungen (**Abb. 2.14**). Es werden T1- und T2-Bilder erstellt.

MERKE

Über den Kontrast in den SE-Sequenzen entscheidet die Länge der TE und TR.

1. 90°-Anregungspuls wird abgeschickt
2. 180°-Puls, um die Richtung der Protonen um 180° zu ändern.
3. Nach einer bestimmten TE-Zeit wird das Signal gemessen.
4. Nach der TR-Zeit wird der nächste Anregungspuls abgeschickt.

Fast-Spin-Echo (FSE)

Funktioniert ähnlich wie SE, allerdings werden innerhalb einer TR-Zeit mehrere TE untergebracht, also mehrere Echos aufgelesen und Signale gemessen (**Abb. 2.15**).

Die Anzahl der Messungen innerhalb einer TR nennt man Echolänge, Echozüge (ET).

1. 90°-Anregungspuls wird abgeschickt.
2. 180°-Puls.
3. Nach einer bestimmten TE-Zeit wird das Signal gemessen – im Gegensatz zur SE-Sequenz geschieht der zweite und der dritte Vorgang mehrere Male innerhalb einer TR-Zeit.
4. Nach der TR-Zeit wird der nächste Anregungspuls abgeschickt.

Inversion Recovery (IR)

Bei dieser Sequenz kann man das Signal von bestimmten Geweben quasi verschwinden lassen.

Vor dem eigentlichen 90°-Anregungspuls wird ein 180°-Puls abgeschickt. Die Längsmagnetisierung kippt um 180°, nach einer bestimmten Inversionszeit (TI), die von der Magnetfeldstärke abhängig und für jede Gewebeart charakteristisch ist, wird ein 90°-Anregungspuls geschickt. Nach der

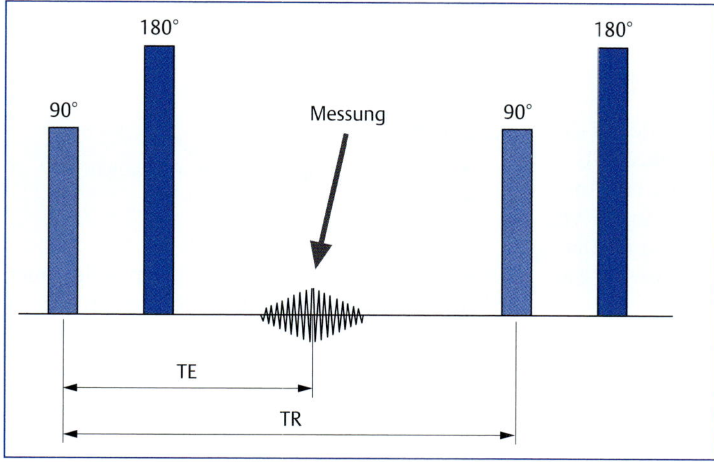

Abb. 2.14 Eine Spin-Echo-Sequenz.

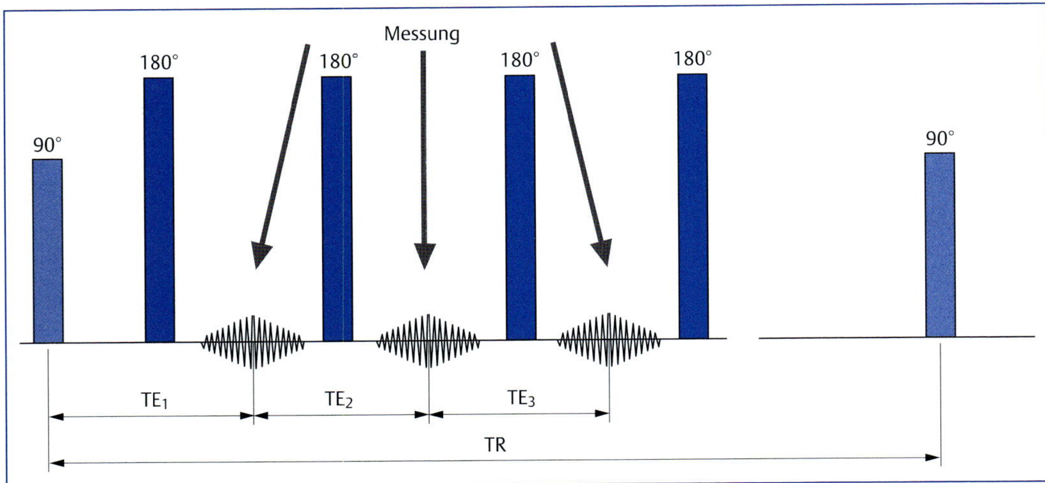

Abb. 2.15 Eine Fast-Spin-Echo-Sequenz (Turbo-Spin-Echo).

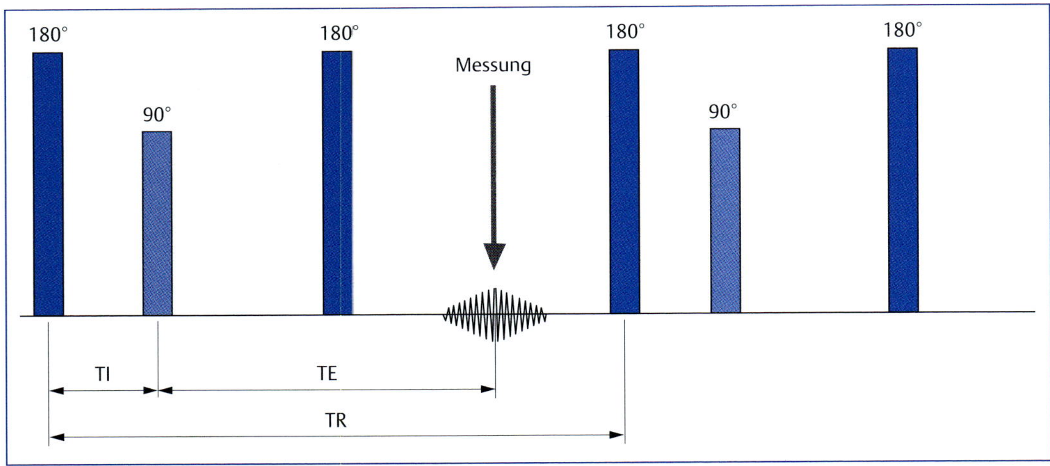

Abb. 2.16 Eine Inversion-Recovery-Sequenz.

TE-Zeit wird ein Signal gemessen; nach der TR-Zeit wieder ein 180°-Puls und so weiter (**Abb. 2.16**).

Die TI-Zeit wird so gewählt, dass der 90°-Anregungspuls geschickt wird, wenn das Signal von dem betroffenen Gewebe bei 0 angelangt ist. Diese Spins werden nicht angeregt, tragen also zur Entstehung des Bildes nicht bei.

MERKE

Die Inversionszeit (TI) bestimmt, von welchem Gewebe das Signal unterdrückt wird.

Diese Sequenz wird oft benutzt, um Aufnahmen mit Unterdrückung des Signals von Fett zu bekommen, sog. **Short Time Inversion Recovery** (STIR).

Bei 1,5 T beträgt für Fett die TI 150 ms.

Eine andere Sequenz, die auf dem Prinzip IR basiert, ist die **Fluid Attenuated Inversion Recovery** (FLAIR). Diese Sequenz unterdrückt das Signal von Flüssigkeit. Auf einer FLAIR-Aufnahme des Hirns kann man die signalreichen Läsionen vom Liquor unterscheiden.

Die TI beträgt bei 1,5 T ca. 2000 ms.

Da Kontrastmittel die Relaxationszeiten verändert, sollte man eine STIR-Aufnahme nicht nach Kontrastmittel-Injektion machen.

MERKE

Nach Kontrastmittelgabe keine STIR-Aufnahmen!

Gradienten-Echo-Sequenzen (GE)

Man verwendet keinen 180°-Umkehrpuls, sondern schaltet die Polarität des Gradienten um – dadurch sind die Messzeiten viel kürzer.

Die Spins können dann um kleinere Winkel ausgelenkt werden. Dadurch sind sie schneller und weniger anfällig für Bewegungsartefakte. Sie werden vor allem im Thorax- und Abdomenbereich verwendet.

Die Gradienten-Sequenzen haben einen Nachteil gegenüber den Spin-Echo-Sequenzen: Das Fehlen des 180°-Umkehrpulses ist die Ursache dafür, dass die innere Inhomogenität des Magnetfeldes nicht ausgeglichen wird. Dadurch zerfällt das Signal nicht mit der T2-Konstante, sondern mit der T2*. Es ist also vom Magnetfeld abhängig. Das ist die Ursache für den sog. Opposed Phase-Effekt (Chemical Shift).

In Abhängigkeit von TE besitzen die Protonen von Wasser und Fett dieselben oder eine um 180° verschobene Phase: In Phase und Out Phase (**Abb. 2.17** u. **Abb. 2.18**).

MERKE

Die Gradienten-Echo-Sequenzen sind für die durch innere Inhomogenität verursachten Artefakte anfälliger als die Spin-Echo-Sequenzen.

Auf den Aufnahmen mit der TE-Zeit Out Phase haben alle Organe eine dunkle Umrandung. Das kann Artefakte bilden, was bei der Abgrenzung bestimmter Organe (z. B. den Nebennieren) hilfreich sein kann.

Der Kontrast ist in erster Linie vom Flipp-Winkel (Flip angle) abhängig, also von dem Winkel, um welchen die Spins ausgelenkt werden.

Als Faustregel gilt: Bei einem Winkel unter 50° entstehen T2-gewichtete Bilder, bei einem Winkel über 50° entstehen T1-gewichtete Bilder.

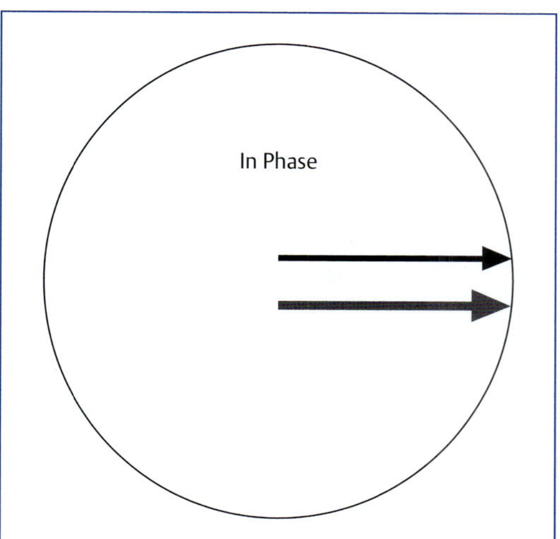

Abb. 2.17 Für 1,5 T: In Phase 4,6.

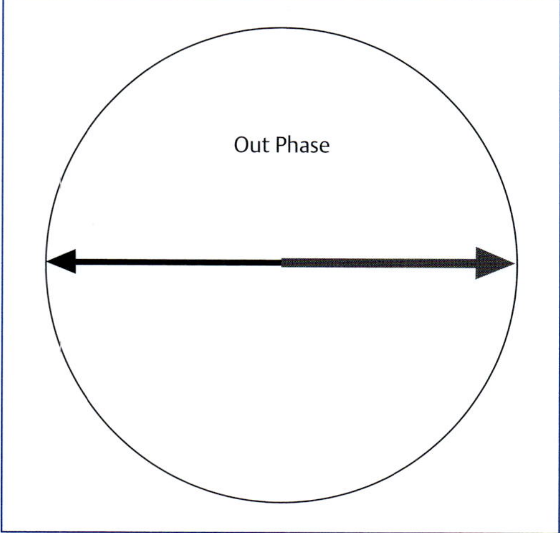

Abb. 2.18 Out Phase 2,3.

MERKE

Bei Gradienten-Echo-Sequenzen ist der Kontrast vom Flipp-Winkel abhängig:

- kleiner Winkel (bis 45°): T2-Kontrast
- großer Winkel (ab 60°): T1-Kontrast

Bei manchen sehr schnellen Gradienten-Echo-Sequenzen kann es dazu kommen, dass von der vorherigen Messung noch die transversale Magnetisierung geblieben ist (z.B. SPGR, Spoiled Gradient Echo).

Dieses Signal würde die Messung negativ beeinflussen. Deshalb schaltet man einen speziellen Gradienten, dessen Aufgabe es ist, diese Magnetisierung zu zerstören („Spoiling"), bevor man den nächsten Anregungspuls aktiviert.

Andere sog. Steady-State-Sequenzen verwenden die verbleibende transversale Magnetisierung, um T2*-Bilder zu erstellen: FISP (Fast Imaging with steady Precession), GRASS (Gradient Recalled Acquisition Steady-State), FFE (Fast Field Echo).

Die dritte Gruppe nutzt beide Magnetisierungen. Die Bilder haben keinen bestimmten Kontrast, sie werden eher zur Darstellung der Anatomie und Funktion der Organe verwendet: FIESTA (Fast Imaging Employing Steady-State Acquisition) oder True FISP zur Herzuntersuchung.

KURZTIPPS FÜR ÜBERFLIEGER

1. Die meist benutzten Sequenzen sind Spin- (SE) und Fast-Spin-Echo-Sequenzen (FSE).
2. SE: Der 90°-Anregungspuls und der 180°-Umkehrpuls werden abgeschickt. Nach der TE-Zeit wird das Signal gemessen. Nach der TR-Zeit erfolgt die Wiederholung.
3. FSE: Die 90°-Anregungspulse und mehrere 180°-Umkehrpulse werden abgeschickt. Nach der TE-Zeit (nach jedem 180°-Puls) wird das Signal gemessen. Nach der TR-Zeit erfolgt die Wiederholung.
4. Gradienten-Echo-Sequenzen (GE): Kein 180°-Umkehrpuls, sondern die Polarität der Gradienten wird umgekehrt. Dadurch können kleinere Kippwinkel verwenden werden.

3 Angiografie

In einer MR-Untersuchung können wir sämtliche Gefäße ohne Kontrastmittel darstellen, was mit anderen Methoden nicht möglich ist.

Es gibt 2 Arten der MR-Angiografie:

- Inflow-Angiografie (Time-of-flight-Angiografie, TOF)
- Phasenkontrast-Angiografie (PC)

Inflow-Angiografie (TOF)

Die Inflow-Angiografie wird auch Time-of-flight-Angiografie genannt (TOF). Diese Methode nutzt den sog. Inflow-Effekt (**Abb. 3.1 a**).

Auf den Spin-Echo-Bildern ist das Blut unsichtbar, weil im Moment der Messung die angeregten Spins die untersuchte Schicht verlassen haben (**Abb. 3.1 b**). Das Blut, das in der Schicht ankommt, hat keinen Anregungspuls bekommen, gibt also überhaupt kein Signal ab.

Diese Methode basiert auf dem Prinzip, dass die statischen Spins vorgesättigt werden. Das Gewebe erscheint auf dem Bild dunkel und wirkt wie ein Hintergrund.

Die Spins, die in die Schicht einfließen, bekommen diese Sättigung nicht. Sie geben daher viel Signal ab und erscheinen auf dem Bild hell (**Abb. 3.2**).

Die Nachteile dieser Methode sind:

- Gefäße, die über eine längere Strecke in einer Schicht verlaufen, bekommen genauso wie die statischen Spins die Sättigung und geben weniger Signal ab.
- Langsames Blut wird nicht schnell genug durch einfließendes frisches Blut ersetzt, wird gesättigt und ist daher auf dem Bild nicht sichtbar.
- Frische Thromben können auf dem Bild hell erscheinen und sich vom Blut nicht unterscheiden, sodass sie bei der Diagnostik nicht erkannt werden.

Die zusätzlich gewählte Vorsättigung führt dazu, dass nur bestimmte Gefäße dargestellt werden:

- Ein Sättiger von inferior sättigt alle Gefäße, die von inferior ankommen – bei einer Kopfuntersuchung werden die Venen dargestellt.

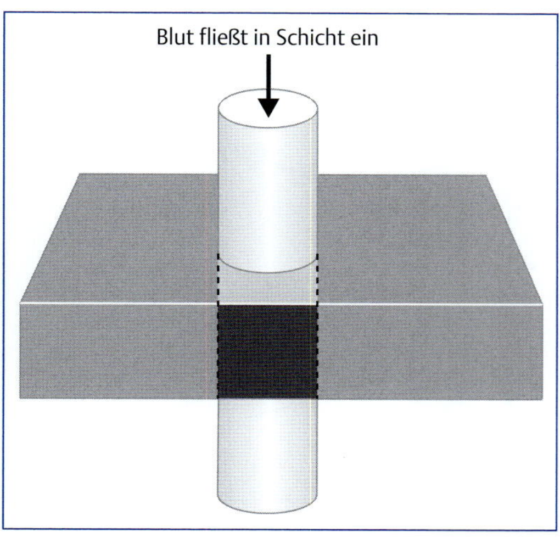

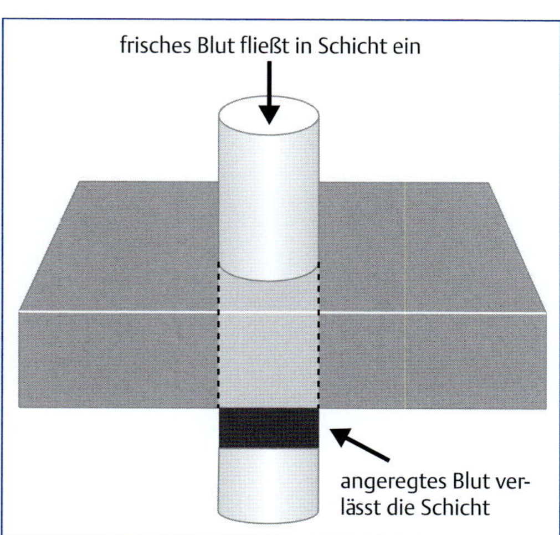

Abb. 3.1 Inflow-Angiografie.
a Das Blut fließt in die untersuchte Schicht ein.
b Das Blut bekommt einen Anregungspuls.

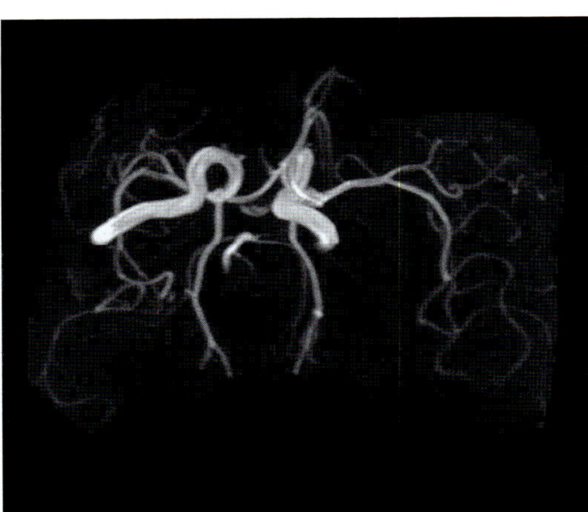

Abb. 3.2 3-D-TOF-Angiografie – Circulus Willisi.

- Ein Sättiger von superior sättigt alle Gefäße, die von superior ankommen – bei einer Kopfuntersuchung werden die Arterien dargestellt.

Bei der Untersuchung der unteren Extremitäten ist es umgekehrt.

MERKE

Es ist sehr wichtig, den richtigen Sättiger zu legen! Immer die Richtung angeben, aus dem die Gefäße kommen, die gesättigt werden sollen!

Phasenkontrast-Angiografie (PC)

Zwei Akquisitionen werden durchgeführt, sodass die Spins eine Phasenverschiebung erhalten (Abb. 3.3). In der Praxis schaltet man als **erste Akquisition** einen zusätzlichen Gradienten ein, durch den die Spins eine Phasenverschiebung erhalten. Bei der **zweiten Akquisition** schaltet man den Gradienten so, dass diese Phasenverschiebung rückgängig gemacht wird. Die zweite Verschiebung erreicht nur die Spins, die sich nicht bewegen. Die Spins, die sich bewegen (Blut; Abb. 3.4) bekommen diese zweite Phasenverschiebung nicht. Beide Bilder werden voneinander subtrahiert. Da die stationären Spins 2-mal exakt dieselbe Phasenverschiebung bekommen, heben sie sich auf dem Bild auf. Die sich bewegenden Spins besitzen eine Phasenverschiebung, die von ihrer Geschwindigkeit abhängig ist.

Diese Methode hat einige Nachteile:

- Sie benötigt lange Untersuchungszeiten.
- Sie funktioniert nur in Richtung der Geschwindigkeit.
- Um die Gefäße richtig darstellen zu können, muss man die Geschwindigkeit (Velocity encoding) exakt einstellen.

MERKE

Bei der Phasenkontrast-Angiografie werden nur die Spins erfasst, die in die Schicht einfließen.

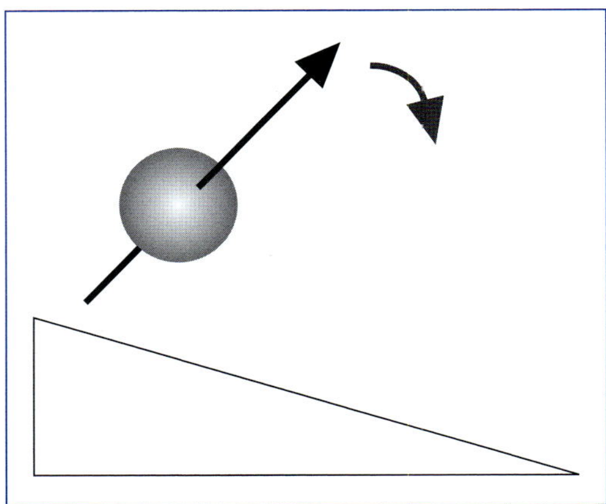

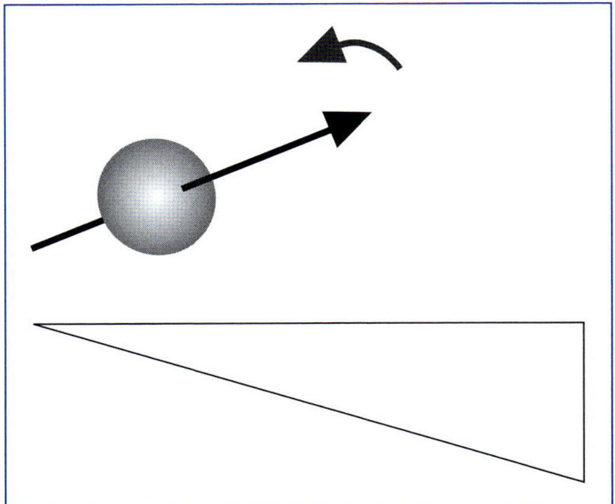

Abb. 3.3 Die stationären Spins.
a Erste Messung: Ein Gradient verschiebt die Phasen.
b Zweite Messung: Die Verschiebung wird rückgängig gemacht.

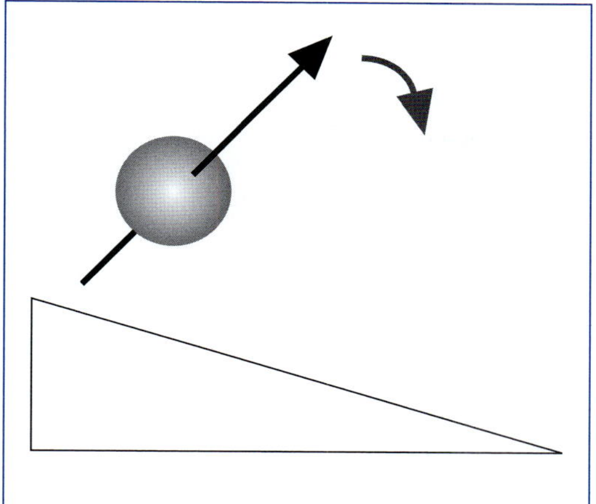

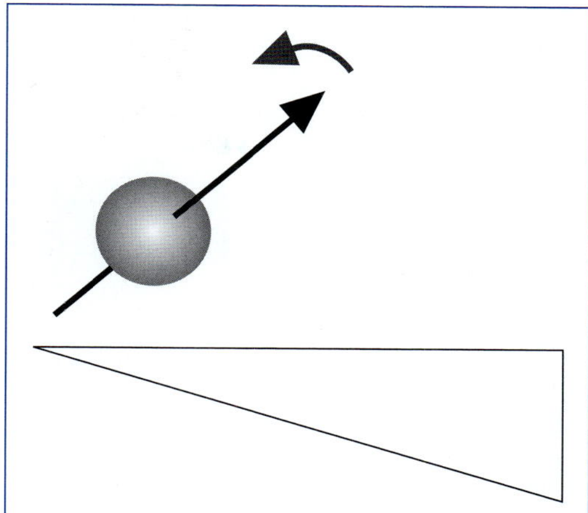

Abb. 3.4 Die beweglichen Spins – Blut.
a Erste Messung: Ein Gradient verschiebt die Phasen.
b Zweite Messung: Die Spins mit der Phasenverschiebung haben die Schicht verlassen. Die einfließenden haben eine andere Phase.

Velocity encoding für ausgewählte Gefäße:

- Karotis 60
- Hirnarterien 50 – 60
- Hirnvenen (z. B. Sinus sagittales) 20 – 30 (**Abb. 3.5**)

MERKE

Welche Gefäße dargestellt werden, hängt von der Geschwindigkeit des Blutes ab.

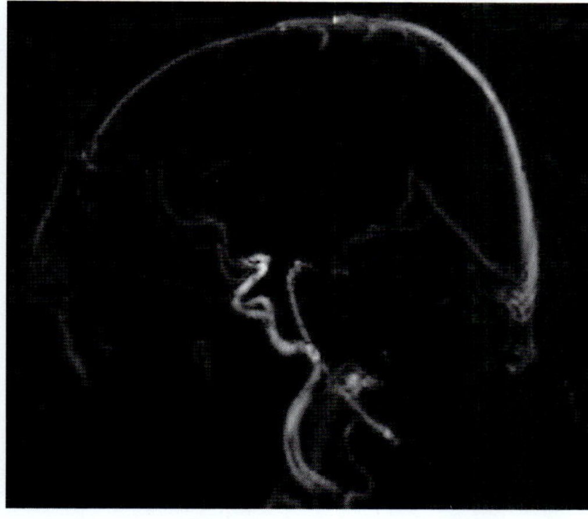

Abb. 3.5 Phasenkontrast-Angiografie – Sinus sagittales.

Angiografie mit Kontrastmittel

MERKE

Ein Kontrastmittel (KM) verbessert wesentlich die Qualität der Aufnahme.

Um die Gefäße darzustellen, benutzt man Mittel, die die T1-Relaxation verkürzen. In der Praxis nutzt man Gadolinium, ein Metall aus der Gruppe der seltenen Erden. Das sind Elemente der dritten Nebengruppe im Periodensystem. Seltene Erden sind paramagnetische Metalle, d. h. im Magnetfeld besitzen sie magnetische Eigenschaften.

Substanzen, die das Kontrastmittel angereichert haben, besitzen kürzere T1, deshalb erscheinen sie auf dem Bild heller.

Zu den meist benutzten Kontrastmittel gehört Magnevist in der Konzentration von 0,5 mmol. Magnevist wird intravenös in der Dosis von 0,1 – 0,2 mmol/kg appliziert. Ein anderes Mittel ist Gadovist in der Konzentration von 1,0 mmol (**Abb. 3.6**). Beide Substanzen sind ionisch. Zu den nicht ionischen Mitteln gehört Dotarem.

Kontrastmittel, die in der MRT benutzt werden, können auch allergische Reaktionen verursachen. Zu den meisten Nebenwirkungen gehören Übelkeit, Erbrechen und Juckreiz, es kann auch Schwellung der Schleimhaut, Quaddelbildung, Atembeschwerden und anaphylaktischer Schock auftreten.

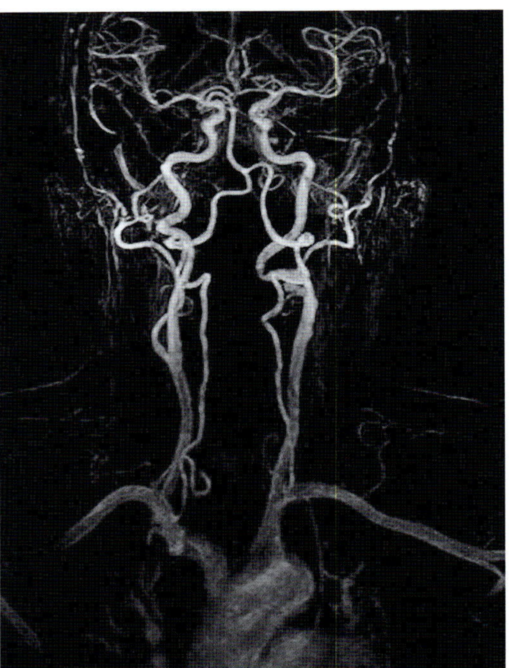

Abb. 3.6 Angiografie der Arteriae carotis und vertebralis mit Kontrastmittel Gadovist 15 ml; 1,5 ml/s.

CAVE

Die Patienten reagieren seltener allergisch als z. B. auf jodhaltige Kontrastmittel, dennoch muss man besonders vorsichtig vorgehen. Niemals Kontrastmittel ohne den Arzt spritzen und immer entsprechende Medikamente griffbereit halten!

KURZTIPPS FÜR ÜBERFLIEGER

1. Es gibt 3 Arten der Angiografie: Inflow-Angiografie (TOF), Phasenkontrast-Angiografie (PC) und Angiografie mit Kontrastmittel.
2. TOF: Das in die untersuchte Schicht einfließende Blut hat eine andere Magnetisierung als die stationären Spins.
3. PC: Bei der ersten Messung gibt ein zusätzlicher Gradient den Spins eine Phasenverschiebung. Bei der zweiten Messung wird die Phasenverschiebung annulliert. Die einfließenden Spins haben eine andere Phase. Eine Subtraktion ergibt das Bild von Blutgefäßen.
4. Angiografie mit Kontrastmittel: Gadolinium verkürzt die T1-Relaxation. Cave: Es kann zu allergischen Reaktionen kommen.

4 Die Messung

Der Patient liegt auf dem Tisch, wir können mit der Untersuchung beginnen. Bevor wir aber den Patienten in die Röhre fahren, müssen wir markieren, wo die Messung stattfinden soll. Unsere Messung findet nicht in der gesamten Röhre statt, sondern nur in dem Bereich, wo die Spins die Larmorfrequenz besitzen.

Nehmen wir an, wir wollen eine Messung in der koronaren Ebene, wie auf **Abb. 4.1** zu sehen, durchführen. Unser Field of View (FOV ist 24 cm groß. Das bedeutet, vom Punkt 0 messen wir 12 cm nach rechts und nach links und 12 cm nach superior und inferior. Den Punkt 0, den sog. **Landmark**, müssen wir markieren (**Abb. 4.1**).

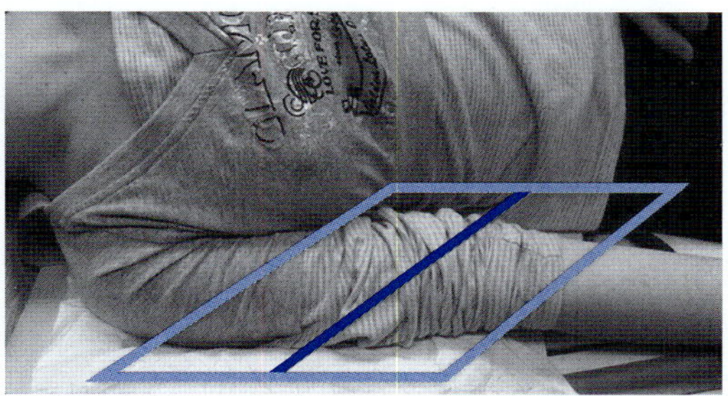

Abb. 4.1 Landmark.

CAVE

Meist ist der Landmark mit einem Laserstrahl markiert. Um eventuellen Schaden zu vermeiden, muss der Patient angewiesen werden, die Augen zu schließen, wenn der Tisch sich unter dem Strahl bewegt. Ein Laserstrahl kann das Auge beschädigen!

Der Anfang: ein Bildschirm

Der erste Blick auf den Bildschirm kann für Verwirrung sorgen (**Abb. 4.2**): Die vielen Informationen sind für Unerfahrene kompliziert zu verstehen.

Um ein wenig Ordnung in das Chaos zu bringen, muss man folgende Fragen beantworten:

- Was braucht das Gerät, um die Messung starten zu können?

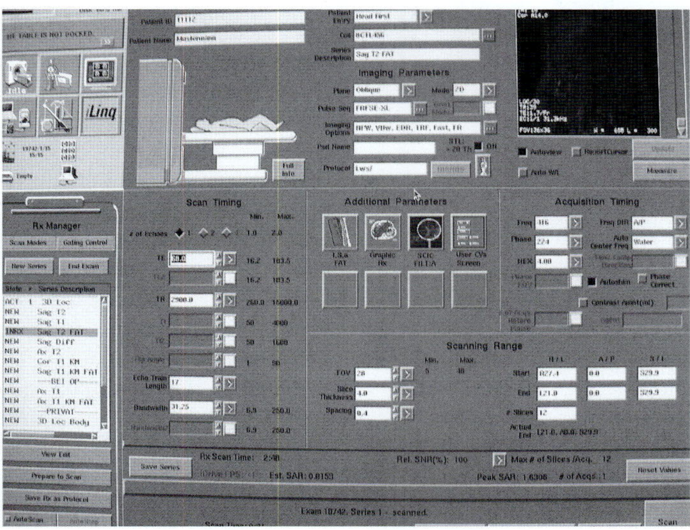

Abb. 4.2 Der Bildschirm: GE Signa HDx.

- Lagerung: Auf dem Rücken, auf dem Bauch? Was zuerst: Kopf oder Füße?
- In welcher Ebene: Sagittal, koronar, axial? 2-D- oder 3-D-Bilder?
- Welche Spule?
- Welche Sequenz?
- Zusätzliche Optionen, um die Bildqualität zu verbessern?
- Zeiten: TE, TR, evtl. ET, TI?
- Grafik, also wo liegt unser Feld, welche Schichten?
- Zusätzliche Sättigungspulse?
- Matrix, Richtung der Phase und Frequenz, wie oft soll die Messung durchgeführt werden?

Wenn wir alles richtig geplant haben, bekommen wir unsere Untersuchungszeit automatisch (es sei denn, unsere Untersuchung soll mehrere Stunden dauern ...).

Lagerung

Es kommt darauf an, welches Organ untersucht wird. Prinzipiell kann man annehmen:

- Für Untersuchungen vom Kopf bis zum Becken lagern wir den Patienten mit dem Kopf zuerst.
- Für Untersuchungen vom Becken abwärts mit den Füßen zuerst.

Die meisten Patienten empfinden die Lage „Füße zuerst" als angenehmer.

Die Rückenlage ist entspannter und angenehmer, leider nicht immer möglich. Für die Untersuchung der Hände oder Ellenbogen ist es besser, den Patienten auf dem Bauch mit über den Kopf ausgestrecktem Arm zu lagern.

Ebenen (Abb. 4.3 – 4.6)

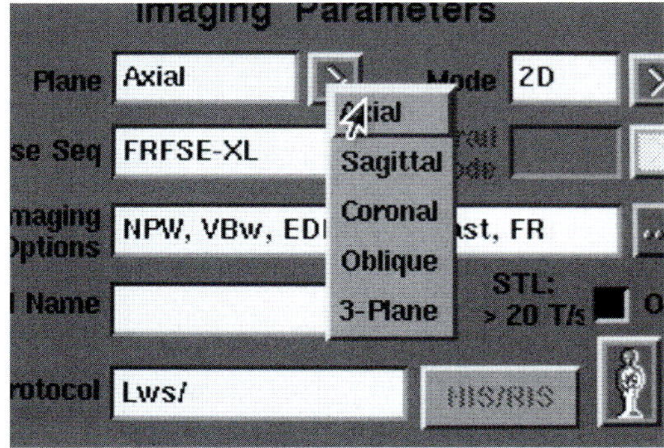

Abb. 4.3 Die Ebenen auf dem Bildschirm.

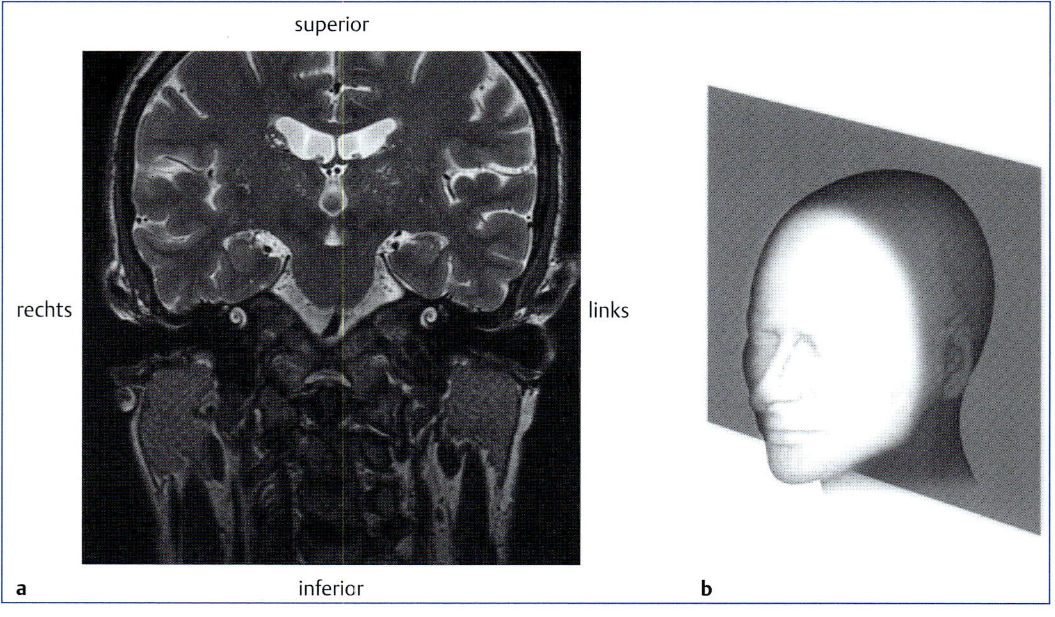

Abb. 4.4 Die koronaren Schichten.

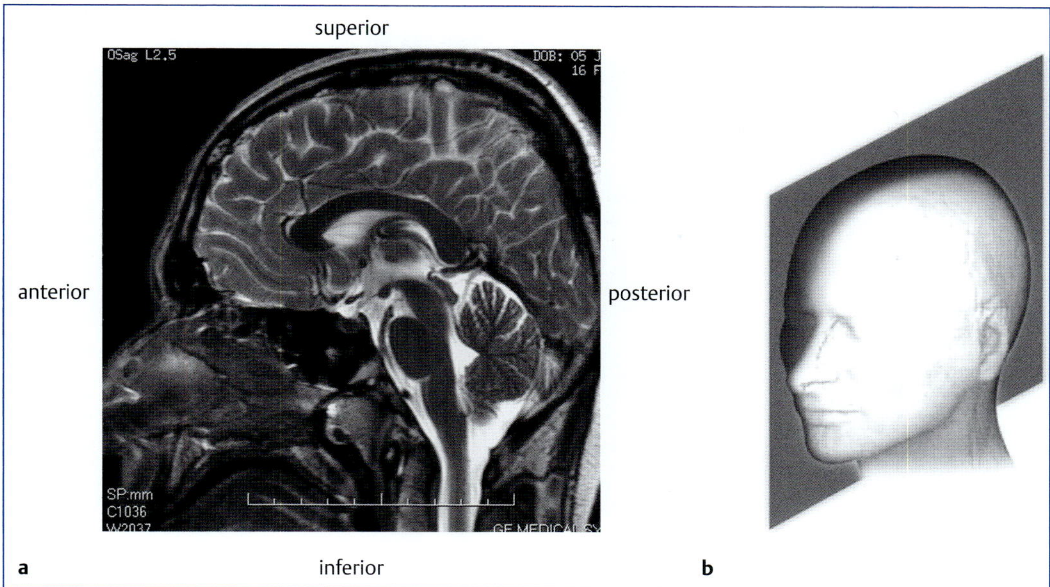

Abb. 4.5 Die sagittalen Schichten.

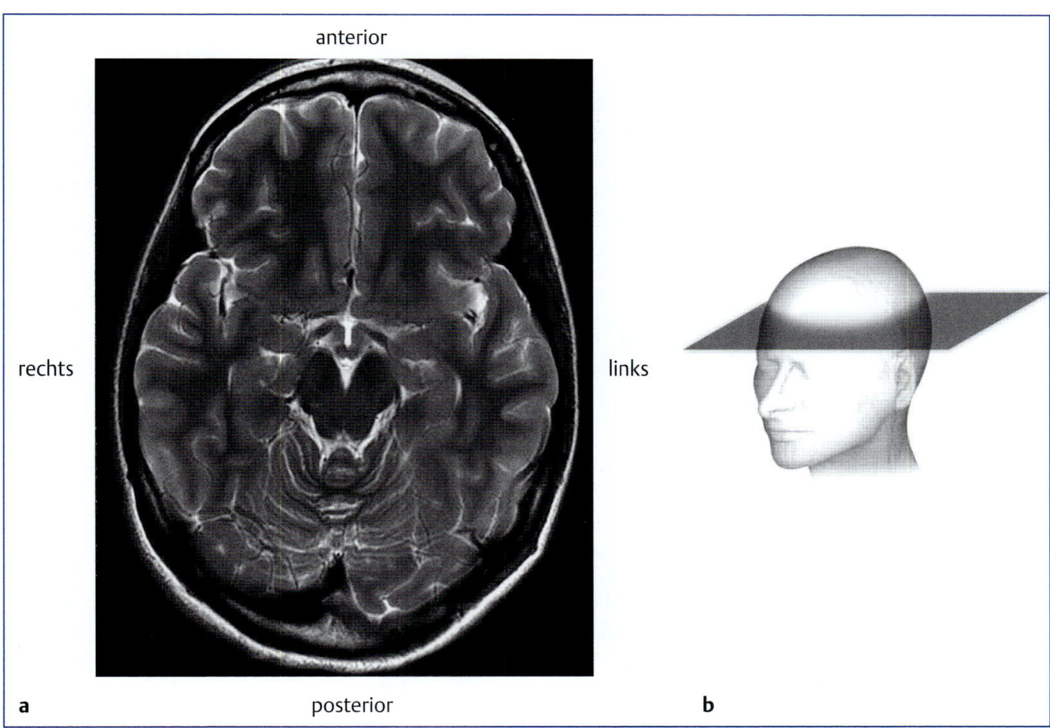

Abb. 4.6 Die axialen Schichten.

MERKE

Außer den 3 Hauptrichtungen koronar, sagittal und transversal sind schräge Ebenen in jeder Richtung möglich.

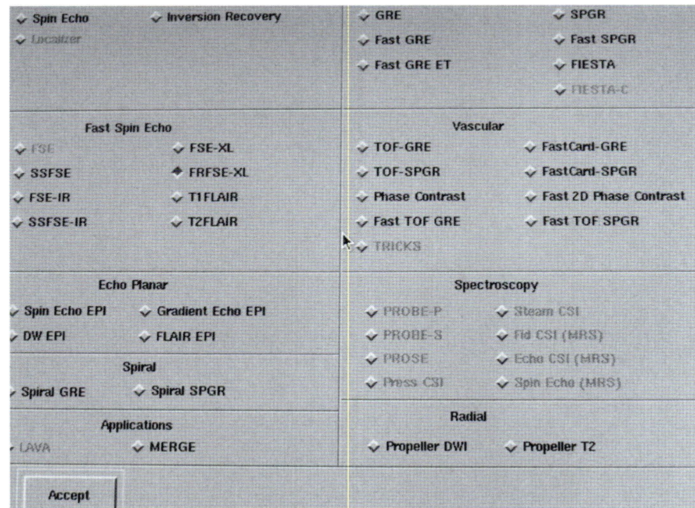

Abb. 4.7 Die Sequenzen.

Spulen (Abb. 4.7)

Die Spule (Coil) empfängt das Signal. Sie funktioniert wie jede elektromagnetische Spule und verbessert deutlich die Stärke des Signals, also letztens die Bildqualität.

Die Spule des Geräts (Body) funktioniert genauso. Wir können mit ihr ein Signal empfangen, leider entsteht dabei auch viel Rauschen. Aus diesem Grund benutzen wir sie nicht bei der Untersuchung kleiner Objekte.

MERKE

Es ist besser, ein kleines Objekt in einer oberflächlichen Spule als in einer großen Phased Array-Spule zu untersuchen.

Sequenzen

Es gibt viele Sequenzen, die auf dem Prinzip Spin-Echo oder Gradienten-Echo basieren. Welche wann benutzt wird, hängt natürlich davon ab, welches Organ untersucht wird:

- Für die Gelenke oder Wirbelsäule benutzen wir Spin-Echos.
- Für das Abdomen benutzen wir eher schnellere Gradienten-Echos, atemgetriggert oder mit angehaltenem Atem.

Bildoptionen (Imaging Option)

Das Bild entsteht auf dem Bildschirm nicht direkt, wie z. B. bei einer Röntgenaufnahme.

Alle Messdaten ergeben erst ein Signal, das zum Bild umgerechnet wird. Folglich ist das ganze System sehr empfindlich. Es gibt viele Quellen für Artefakte: Der Patient kann sich bewegen und atmen; das Herz und die Gefäße pulsieren, der Darm bewegt sich. Auch andere Fehler, wie Ghost-Artefakte, unregelmäßiges Signal oder falsche Suppression können die Bildqualität negativ beeinflussen. Um den Einfluss zu rekompensieren, benutzt man zusätzliche Pulse und Programme, sog. Bildoptionen (Imaging Options; Abb. 4.8). Jeder Hersteller entwickelt und bietet eigene an.

Image Intensity Correction (IIR) – Homogenity Correlation

Die Intensität des Signals hängt auch vom Abstand von der Spule ab, d. h. Bereiche, die direkt auf der Spule liegen, erscheinen heller. IIR schwächt das Signal von diesen Bereichen ab. Dadurch erreichen wir den Effekt regelmäßiger Ausleuchtung. Leider erscheinen die Aufnahmen dadurch etwas grau.

Die GE-Apparatur verfügt über die Option SCIC und PURE. Sie verursachen denselben Effekt, verlangen aber zusätzliche Kalibrierungsaufnahmen. Man kann sie auch erst nach der Messung einschalten.

Imaging Options

None	Navigator
ASSET	No Phase Wrap
Calibration	Phase Sensitive
Blood Suppression	Real Time
Cardiac Gating/Triggering	Respiratory Compensation
CCOMP	Respiratory Gating/Triggering
Classic	Sequential
DE Prepared	Smart Prep
Extended Dynamic Range	Spectral Spatial RF
Flow Compensation	Square Pixel
Fluoro Trigger	Tailored RF
fMRI	T2 Prep
Full Echo Train	Variable Bandwidth
IR Prepared	ZIP x 2
Magnetization Transfer	ZIP x 4
Multi-Phase	ZIP 512
Multi Station	ZIP 1024

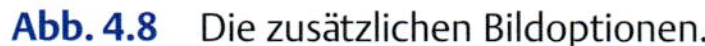

Abb. 4.8 Die zusätzlichen Bildoptionen.

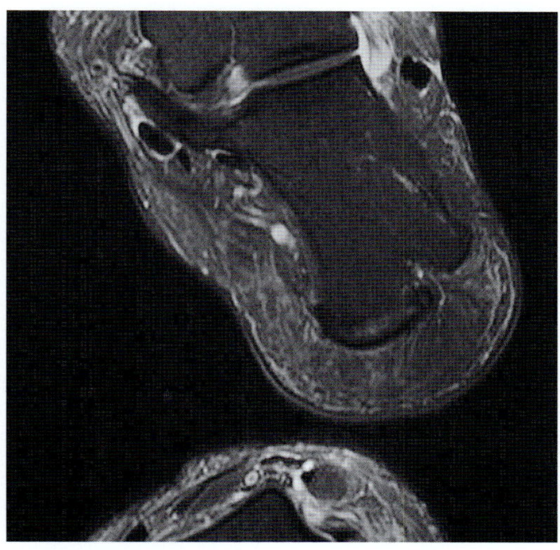

Abb. 4.9 Einfaltung.

MERKE

Das MRT-Bild ist kein einmaliges Ereignis wie eine Röntgenaufnahme. Für eine Aufnahme sind viele Messungen nötig: Das Bild wird aus den Messdaten konstruiert.

No Phase Wrap (NPW)

Wenn das Sichtfeld (Field of View, FOV) kleiner ist als das Objekt, kommt es zu Einfaltungen (Wrapping; **Abb. 4.9**) in Phasenrichtung. Die Ursache wird in Kapitel **4.10** erklärt. Die Option „No Phase Wrap" verhindert diesen Effekt.

Square Pixel

Normalerweise besitzen die Bilder rechteckige Pixel. Das liegt daran, dass die Matrix im virtuellen K-Raum (s. S. 29) meist rechteckig ist, unsere Bilder jedoch quadratisch.

Die Option „Square Pixel" ermöglicht eine quadratische Rekonstruktion, z. B. wird die Matrix 256 × 192 in die Matrix 256 × 256 umgerechnet.

Rectangular FOV

Diese Funktion erlaubt es, die Größe des Feldes in der Richtung, in der die Phase verläuft zu reduzieren. Wir benutzen sie bei der Untersuchung rechteckiger Objekte, wenn das Signal-Rausch-Verhältnis (SNR) ausreichend groß ist. Unser Feld ist also an beiden Seiten kleiner, folglich ist die Untersuchungszeit kleiner. Als Nachteil resultiert daraus weniger Signal.

MERKE

Mann muss auch überprüfen, ob es nicht zu Einfaltungen kommt!

Magnetization Transfer

Dies ist ein zusätzlicher Puls, der die Frequenz von Proteinen besitzt. Dieser Puls wird von Protonen (z. B. Blut oder Liquor) nicht aufgenommen. Die Proteine bekommen also einen Saturierungspuls, bevor der Anregungspuls abgeschickt wird. Auf dem Bild sind diese Stellen dunkler, wodurch das Signal z. B. von Blut besser ankommt.

Der Magnetization Transfer wird bei der Angiografie oder T1 mit Kontrastmittel (KM) bei Kopfuntersuchungen im Fall von *Multipler Sklerose* aktiviert. Ein frischer MS-Schub nimmt KM auf und ist so auf dem dunklen Hintergrund bei vorsaturierten Proteinen besser sichtbar.

Respiratory Trigger

Bei Untersuchungen im Thorax-Abdomen-Bereich müssen wir die Bewegung der inneren Organe beim Atmen berücksichtigen. Eine Möglichkeit ist, den Atem anzuhalten. Die andere Möglichkeit, die Aufnahme nur dann zu starten, wenn die Bewegung minimal ist, also mit dem Atmen zu steuern.

Das System registriert die Atemfrequenz des Patienten und startet die Aufnahme nur zur definierten Zeit. Die TR-Zeit können wir mit der Anzahl der Atemzüge regulieren.

EKG-Trigger

Funktioniert ähnlich wie Respiratory Trigger, wird aber mit dem EKG gesteuert. Die Anzahl der RR-Zacken-Abschnitte reguliert die TR-Zeit.

Fat Sat

Hier handelt es sich um die Fettsuppression. Das Signal vom Fett wird gesättigt bzw. unterdrückt. Die Fett- und Wasserprotonen haben unterschiedliche Larmorfrequenzen, die natürlich von der Feldstärke abhängig sind. Für die meist benutzte (1,5 T) beträgt diese Differenz 220 kHz.

Bevor der Anregungspuls aktiviert wird, schickt man einen Puls, der die Frequenz von Fett besitzt und folglich nur von Fettprotonen aufgenommen wird. Der Anregungspuls erreicht also die Fettprotonen nicht, sie werden nicht angeregt und besitzen im Moment des Messens keine Magnetisierung. Das Fett erscheint auf dem Bild also dunkel.

Diese Differenz der Frequenzen kann sich aber auf den Bildern auch als sog. chemische Verschiebung (Chemical Shift; **Abb. 4.10**) bemerkbar machen.

Flow Compensation (Flow Comp)

Flow Compensation minimiert die Artefakte der Gefäßpulsierung. Um die Option richtig nutzen zu können, muss man auf jeden Fall die Richtung, in die das Blut fließt, berücksichtigen.

Bei Aufnahmen sagittal und koronar stellen wir die Flow Compensation in Richtung der Frequenz (**Abb. 4.11**).

Bei axialen Aufnahmen stellen wir die Flow Compensation in Richtung Slice (**Abb. 4.12**).

MERKE

Es ist sehr wichtig, die Richtung zu beachten, aus der das Blut einfließt. Bei falsch eingegebener Richtung funktioniert die Option nicht richtig.

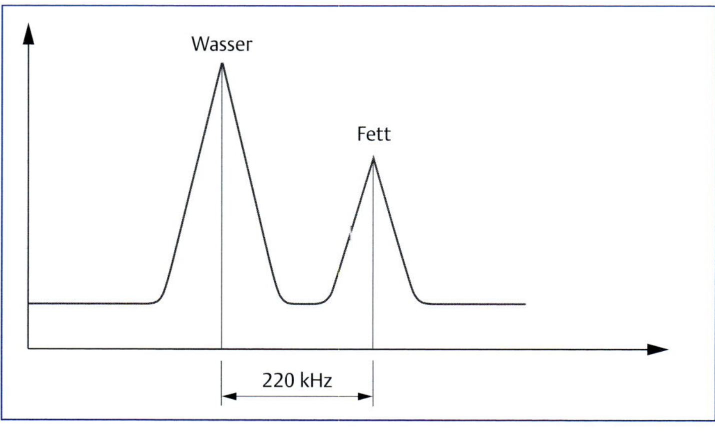

Abb. 4.10 Chemical Shift.

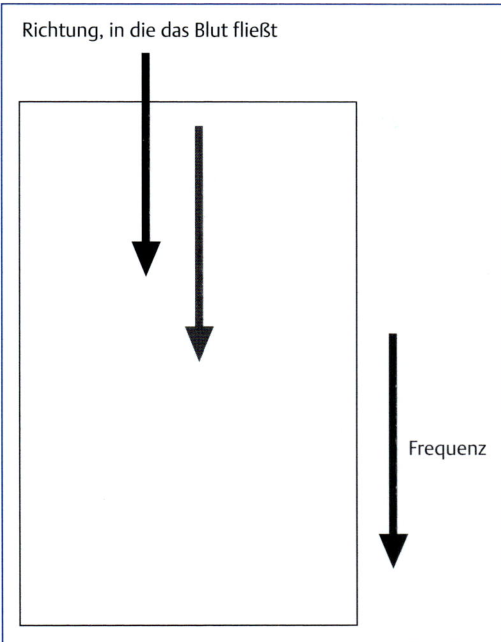

Abb. 4.11 Flow Compensation: sagittal und koronar.

Respiratory Compensation

Diese berücksichtigt die Bewegung der Organe beim Atmen. Dadurch werden Artefakte minimiert, aber nicht vollständig reduziert.

Bandbreite (Bandwidth)

Hier handelt es sich um die Bandbreite, also den Bereich der Frequenz, in dem unsere Messung stattfindet.

Vereinfacht dargestellt, kann man es mit einem Radiosender vergleichen: Je breiter der Frequenzbereich, die der Sender sendet, umso stärker das Signal – gleichzeitig jedoch auch ein größerer Anteil an Rauschen. Ähnlich funktioniert die Änderung der Bandbreite in MR: größere Bandbreite ermöglicht, mehr Signal zu empfangen, ergibt aber auch mehr Rauschen.

Bei Untersuchungen kleinerer Objekte mit kleinem Untersuchungsfeld und dünnen Schichten sollte man kleinere Bandbreiten benutzen. Schnelle Sequenzen, aber auch Messungen mit langer TE und TR, wie MRCP oder Myelografie, verlangen größere Bandbreiten.

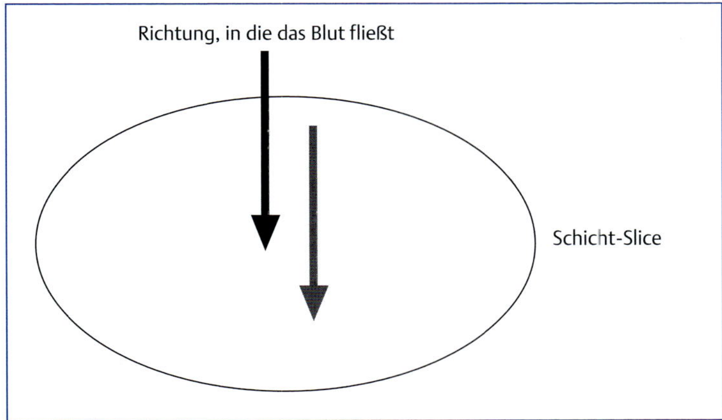

Abb. 4.12 Flow Compensation: Axial.

Aus der Erhöhung der Bandbreiten resultiert also:

- mehr Signal, aber auch Rauschen, also schlechtere Bildqualität
- ermöglicht kürzere TE, also besseren T1-Kontrast
- mehr Schichten möglich
- kleinere chemische Verschiebung
- weniger Flussartefakte

Parallele Messung

Mit dieser Option kann man die Messzeit verkürzen. Manche Sequenzen dauern mit dieser Technik ca. 20 s. Jeder Gerätehersteller benutzt seine eigenen (also heißen sie auch unterschiedlich), jedoch haben alle dieselbe Aufgabe:

- Philips: SENSE (Sensitivity Encoding)
- Siemens: GRAPPA (GeneRalized Auto-calibration Partially Parallel Acquisition)
- GE: ASSET (Array Spatial Sensitivity Encoding Technique)

Eine parallele Messung benötigt eine spezielle Spule, die das Signal aus mehreren Richtungen gleichzeitig messen kann. Bevor die richtige Messung gestartet wird, ist eine Kalibrierung notwendig. Während der Messung wird das ganze FOV gemessen, aber die Spule wird in Bereiche geteilt und jedes Teil getrennt akquiriert. Das Bild wird zusammengesetzt, enthält aber Wrapping-Artefakte, da das Signal in Richtung Phase eingefaltet wird. Das Bild wird jetzt mit dem Profil der Spule verglichen und neu berechnet. Am Ende haben wir das Bild der ganzen Schicht ohne Einfaltungen.

Die Verkürzung der Messzeit erlaubt Untersuchungen mit angehaltenem Atem, z. B. Abdomen, Herz oder mehrphasige Angiografien. Die Methode verursacht jedoch auch erhebliche Nachteile:

- verringert das Signal
- kleinste Änderung der Lage nach der Kalibrierungsmessung verursacht Artefakte
- Untersuchungsfeld muss genügend groß sein, um Einfaltungen zu vermeiden – diese würden in die Mitte des Feldes projiziert
- spezielle Spulen sind notwendig
- angehaltener Atem bei Untersuchungen des Abdomens

Welche Sequenz?

Die Wahl der Sequenz hängt natürlich davon ab, welches Organ untersucht wird.

Die am häufigsten benutzte Sequenz ist natürlich die SE. Mit dieser Sequenz können wir T1- und T2-Aufnahmen herstellen, T2 benötigt jedoch lange TR, dadurch ist die Untersuchungszeit lang. Um T2-Bilder zu bekommen, benutzen wir die FSE. Genauer besprechen wir das in Kapitel 7.

MERKE

Im Allgemeinen stellt eine T1-Aufnahme die Anatomie, eine T2-Aufnahme die Pathologie dar.

Wir müssen immer beide Kontraste herstellen.

Zeiten: TE, TR, ET, IT

Wir müssen die TE (Echozeit), TR (Repetitionszeit), evtl. die ET (Echolänge) oder TI (Inversionszeit) angeben.

TE ist die Zeit zwischen Anregungspuls und der Messung. Je kurzer die TE, umso größer der T1-Kontrast. Uns stehen mehrere Möglichkeiten zur Verfügung:

- direkte Angabe, z. B. 12 ms, 80 ms o. a.
- TE min – das ist die minimale Zeit, die kleinste mögliche Zeit
- TE min full – die kürzeste Zeit, die uns das Auflesen von dem ganzen Signal ermöglicht
- In Phase/Out Phase

TR für T1 bis 700 ms, PD 1500 – 2000 ms, T2 über 2000 ms.

ET: Kontrast T1 2 – 3; Kontrast T2 über 8.

TI ist die Zeit zwischen den 180°- und 90°-Anregungspuls für die Inversion Recovery-Sequenz. Sie hängt davon ab, welches Gewebe wir unterdrücken wollen, und von der Feldstärke. Für 1,5 T beträgt die TI 150 ms für Fett, für Liquor in der FLAIR 2000 ms.

Grafik oder Messbereich

Die erste Messung ist kurz und dient lediglich dazu, sich kurz zu orientieren. Es ist der sog. Locolizer, der uns Schichten in 3 Ebenen darstellt: axial, sagittal und koronar (**Abb. 4.13**).

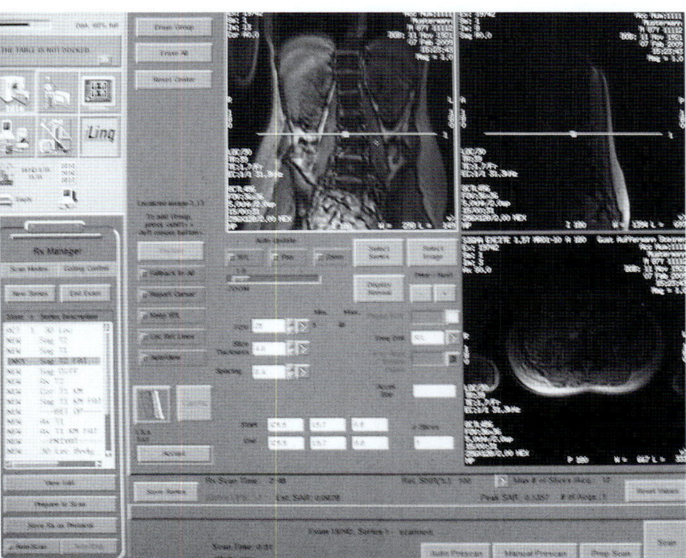

Abb. 4.13 Die Planung der Schichten.

Bei der Planung müssen wir immer daran denken: Die Schicht auf der wir planen, ist die Mitte unseres Feldes FOV (STAC). Es kann passieren, dass unser Bild ganz anders aussieht als geplant, weil wir die Messung auf der falschen Schicht eingezeichnet haben.

Zusätzlich können wir auf dieser Stelle die Sättigungspulse aktivieren. Das sind zusätzliche Pulse, die das Signal vor bestimmten Bereichen zerstören, z. B. zerstört der Sat-Puls von anterior bei LWS-Untersuchungen das Signal vom Darm, was die Qualität der Messung wesentlich verbessert.

Matrix

Matrix meint die Anzahl der Pixel, in diesem Fall jedoch nicht auf dem Bild, sondern die Anzahl der Messpunkte. Die Phasen-Frequenz-Matrix beziffert die Kodierungsschritte in beiden Richtungen. Unser Bild entsteht nämlich nicht direkt, sondern wird rechnerisch konstruiert.

NEX steht für die Anzahl der Messungen, wie oft die Messung durchgeführt werden soll. Da unsere Bilder nicht direkt, sondern nach komplizierten Berechnungen und Rekonstruktionen entstehen, ist das ganze System sehr empfindlich und auf Fehler anfällig. Wenn die Messung mehrere Male durchgeführt und ein Mittelwert berechnet wird, erhöht sich die Genauigkeit, die Messzeit wird aber länger.

K-Raum

Die Ergebnisse unserer Messung kommen erst in einen virtuellen Raum, den K-Raum. Die Matrix in diesem Raum besteht aus Phase und Frequenz.

Wir wissen schon, wie ein Signal entsteht: Ein Anregungspuls wird abgeschickt, die Spins absorbieren die Energie, kippen um, kehren zurück, senden die aufgenommene Energie und diese wird in ein Bild umgerechnet.

Das Problem besteht darin, zu unterscheiden, woher und aus welchem Bereich das Signal kommt, welche Spins also das Signal senden.

Tomografie bedeutet, dass die Bilder schichtweise entstehen. Wir müssen eine Möglichkeit finden, nur die Schicht anzuregen, die wir untersuchen wollen.

Nehmen wir an, wir wollen die axialen Schichten vom Oberarm darstellen, wie auf dem Bild. Die Spins können nur die Pulse aufnehmen, die ihre Larmorfrequenz besitzen, die vom äußeren Magnetfeld abhängig ist. Um selektiv die Feldstärke nur innerhalb der gemessen Schicht zu ändern, schaltet man einen zusätzlichen Magneten, den sog. **Gradienten** – seine Stärke ändert sich, was dazu führt, dass die Spins eine unterschiedliche Larmorfrequenz besitzen (**Abb. 4.14**). Auf diese Weise wird nur eine Schicht angeregt und wir wissen dann auch, wann und welche.

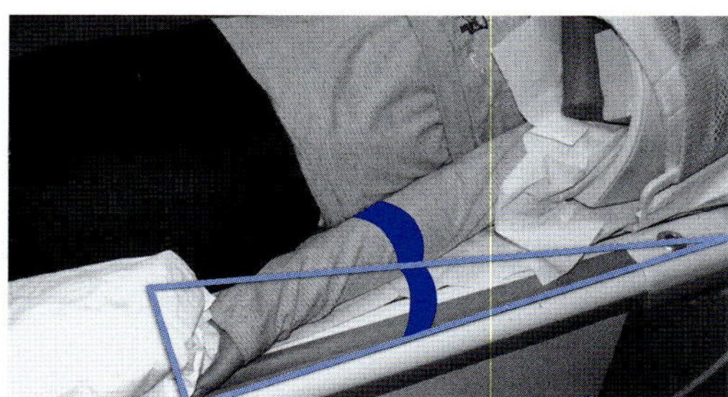

Abb. 4.14 Kodierung der Schicht. Nur die Protonen innerhalb der gemessen Schicht werden angeregt, weil sie genau in dem Bereich liegen, der die Stärke der Larmorfrequenz besitzt.

Das löst das Problem noch nicht ganz. Wir wollen noch wissen, von wo in der Schicht das Signal kommt, also eine Art Ortsanalyse durchführen. Zu diesem Zweck schaltet man zusätzliche Gradienten in die beiden anderen Richtungen, in Phase und Frequenz. Die Y-Ebene kodiert die Phase (**Abb. 4.15**), ein zusätzlicher Gradient gibt den Spins eine Phasenverschiebung.

Ähnlich kodiert man die dritte Richtung, die Frequenz: Ein zusätzlicher Gradient ändert kontinuierlich die Feldstärke. Dadurch bekommen die Spins unterschiedliche Frequenzen. Während der Messung entsteht ein Signal, das ein Summationssignal von allen Frequenzen und Phasen ist. Da das System weiß, wann welcher Gradient eingeschaltet wurde, weiß man, aus welchem Bereich das Signal kommt.

Alle Messwerte werden erst in den K-Raum gepackt (**Abb. 4.16**).

MERKE

Wir haben 2 Richtungen zu belegen: Phase und Frequenz.

Die Messung wird so oft durchgeführt, bis alle Spalten und Zeilen gefüllt sind.

Beispiel: Nehmen wir an, wir haben eine Matrix 256 × 256. Wenn eine Messung eine Spalte füllt, dann müssen wir 256-mal die Messung durchführen. Wir haben 256 unterschiedliche Frequenzen

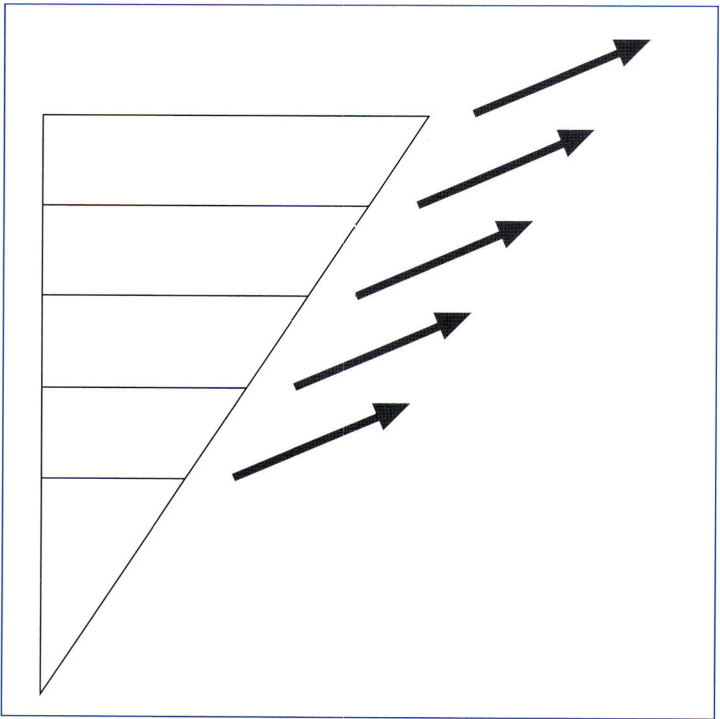

Abb. 4.15 Phasenkodierung: Die Phase der Spins ist in jeder Zeile um einen bestimmten Wert verschoben.

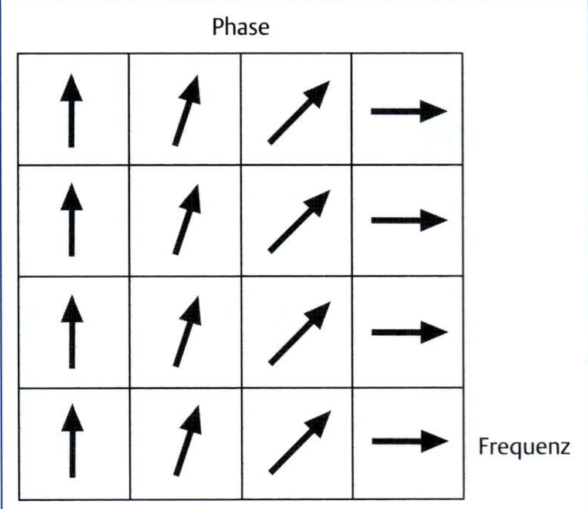

Abb. 4.16 K-Raum: Spalten zeigen die Phasenkodierung, Zeilen die Frequenzkodierung.

und für jede Frequenz alle Phasen. Die Daten kann man mit einer Gleichung von 256 Unbekannten vergleichen. Es bleibt uns also, diese Gleichung zu lösen: Das macht die Fourier-Transformation.

Wir müssen nur entscheiden, welche Richtung wir mit der Frequenz und welche mit der Phase belegen. Um das zu entscheiden, müssen wir daran denken, dass die Artefakte vor allem in Phasenrichtung entstehen.

> **MERKE**
>
> Die Anzahl der Kodierungsschritte in der Phaserichtung ist einer der Parameter, die die Dauer der Messung direkt bestimmen.

Wir planen dreidimensional, aber unsere Bilder haben natürlich nur 2 Ebene; die dritte Ebene ist die Schicht selbst. Uns stehen folgende Richtungen zur Verfügung:

- auf den koronaren Bildern: rechts–links und inferior–superior
  → die dritte Dimension anterior–posterior kodiert die Schicht
- auf den axialen Bildern: rechts–links und anterior–posterior
  → die dritte Dimension superior–inferior kodiert die Schicht
- auf den sagittalen Bildern: superior–inferior und anterior–posterior
  → die dritte Dimension rechts–links kodiert die Schicht

Wenn das möglich ist, belegen wir die Richtung, in der wir die Artefakte erwarten, mit der Frequenz.

> **MERKE**
>
> Die meisten Artefakte entstehen in der Richtung der Phase.

Das Wort „Artefakt" kommt aus dem Lateinischen (*Arte* – Kunst, *facere* – tun) und meint einen künstlich entwickelten Gegenstand. Artefakte sind unerwünschte Erscheinungen/Schatten, die die Qualität der Bilder negativ beeinflussen. Sie können aber benutzt werden, um zusätzliche Informationen zu gewinnen.

> **KURZTIPPS FÜR ÜBERFLIEGER**
>
> 1. Das MR-Bild entsteht nicht direkt, sondern wird aus den Messdaten errechnet. Jede Messung enthält Daten für das gesamte Bild.
> 2. Die gemessenen Daten werden erst in einem virtuellen Raum gespeichert, dem sog. K-Raum.
> 3. Der K-Raum besteht aus 2 Ebenen: Phase und Frequenz.
> 4. Die Messung wird so lange durchgeführt, bis alle Zeilen und Spalten aufgefüllt sind.
> 5. Die Fourier-Transformation rechnet das Summationssignal in Signale der einzelnen Pixel um.

Bewegung

Bewegung ist die Ursache der meisten Artefakte. Wir können diese Artefakte leider nur bedingt minimieren, denn nicht auf jede Bewegung haben wir Einfluss.

Eine MR-Messung dauert ziemlich lang: die SE- und FSE-Sequenzen dauern 4–5 min. Wenn der Patient sich in dieser Zeit bewegt, bekommen wir unscharfe Bilder. Es ist also wichtig, für eine bequeme Lagerung zu sorgen.

> **MERKE**
>
> Eine bequeme und entspannte Lage des Patienten hilft, die meisten Bewegungsartefakte zu vermeiden.

Auf andere Bewegungen, wie z. B. Peristaltik der inneren Organe oder das Pulsieren der Gefäße, haben wir kaum Einfluss. Eine Möglichkeit ist die Triggerung oder die Option Respiratory und Flow Compensation. Andere Möglichkeiten sind Saturationspulse, z. B. bei der Untersuchung des Abdomens in der Richtung superior–inferior. Medikamente wie Buscopan, die die Peristaltik verlangsamen, wirken leider nicht immer und nur für kurze Zeit.

In vielen Fällen ist eine Änderung der Phase-Frequenz-Richtung hilfreich. Die Bewegungsartefakte erscheinen in der Phasenrichtung; wir sollten also lieber die Richtung, in der die Bewegungsartefakte entstehen, mit der Frequenz belegen, z. B. belegen wir die Matrix bei der sagittalen Aufnahme der Wirbelsäule wie folgt:

- Phase: superior–inferior
- Frequenz: anterior–posterior

Auch eine falsche Fixierung der Spule kann zur Bildung von Bewegungsartefakten führen: eine wackelige Unterlage oder die Befestigung der Schulterspule mit einem Gurt, der sich während der Aufnahme im Takt des Atems bewegt, sind die besten Beispiele.

MERKE

Es ist ungünstig, eine Schulterspule mit einem Gurt zu fixieren, weil die Atembewegung auf die Spule übertragen wird. Es hilft, ein Kissen zwischen den Gurt und die Spule zu legen.

Manche schnelle Sequenzen ermöglichen die Messung bei angehaltenem Atem. Wenn die Messung zu lange dauert, können wir dazwischen eine kurze Pause einplanen, sodass der Patient Zeit hat, sich zu erholen.

Einfaltung (Wrapping)

Wrapping (**Abb. 4.17**) kommt immer dann vor, wenn das Messfeld in Phasenrichtung kleiner ist als das untersuchte Objekt. Die Anatomie, die außerhalb des Feldes liegt, wird teilweise in das Bild projiziert.

Beispiel: Nehmen wir an, wir wollen eine Messung axial im Abdomen machen. Unser Feld ist viel kleiner als die ganze angeregte Schicht. Die Protonen, die außerhalb des Feldes rechts liegen, haben dieselbe Phase wie die Protonen innerhalb des Feldes links. Der Effekt: Bei der Rekonstruktion werden sie in das Bild hineinprojiziert.

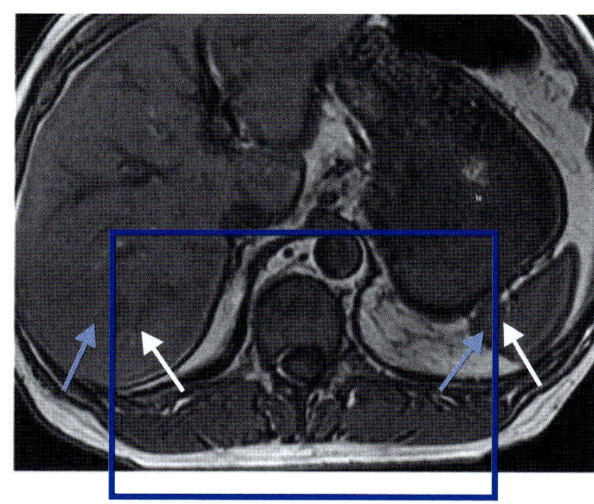

Abb. 4.17 Einfaltung (Wrapping).

Eine Möglichkeit, die Einfaltung zu vermeiden, ist die Option „No Phase Wrap“. Leider ist diese nicht immer möglich. Andere Lösungen können daher sein:

- größeres Feld (leider kann man auch nicht jedes Objekt mit einem großen Feld darstellen: je größer das Feld, umso schlechter die Auflösung)
- Änderung der Phasen- und Frequenzrichtung, z. B. ist auf axialen Bildern des Abdomens das Objekt in den meisten Fällen in der Richtung rechts–links größer als in Richtung anterior–posterior. Es ist also günstiger, die Phase in die Richtung anterior–posterior und die Frequenz in die Richtung rechts–links zu legen.
- Saturationspulse

Chemical Shift (Abb. 4.18)

Wir wissen schon, wie es dazu kommt, dass manchmal die Organe auf dem Bild schwarz umrandet sind. Die Ursache dafür ist die Verschiebung der Phasen von Wasser und Fett. Wie schon bekannt, beträgt die Differenz in 1,5 Tesla 220 kHz (**Abb. 4.19** u. **Abb. 4.20**).

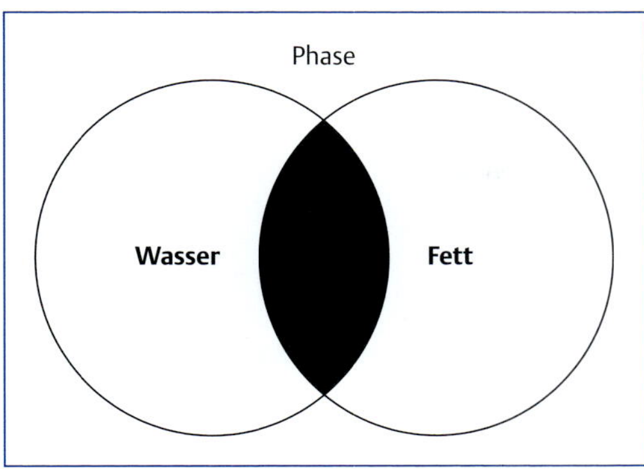

Abb. 4.18 Chemische Verschiebung (Chemical Shift).

Suszeptibilität

Susceptibilitas (lateinisch für „Übernahmefähigkeit") meint in diesem Fall die unterschiedliche Magnetisierung unterschiedlicher Gewebearten. Die Suszeptibilitäts-Artefakte treten überwiegend an den Grenzen auf, z. B. Luft–Gewebe. Besonders bei Metallimplantaten kommt es zu starken Verzerrungen (**Abb. 4.21**). Aus diesem Grund sollte man bei bekannten Metallimplantaten keine Gradienten-Echo-Sequenzen anwenden, da diese empfindlicher an Feldinhomogenität sind.

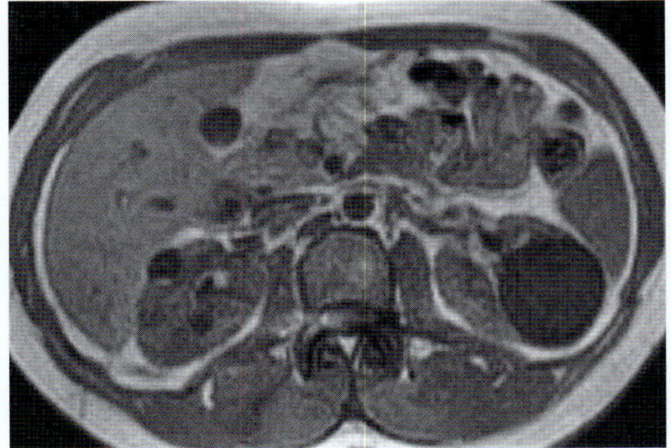

Abb. 4.19 Aufnahme In Phase.

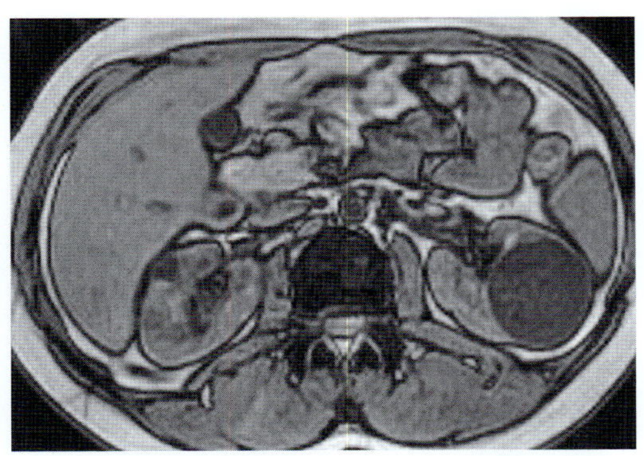

Abb. 4.20 Aufnahme Out Phase.

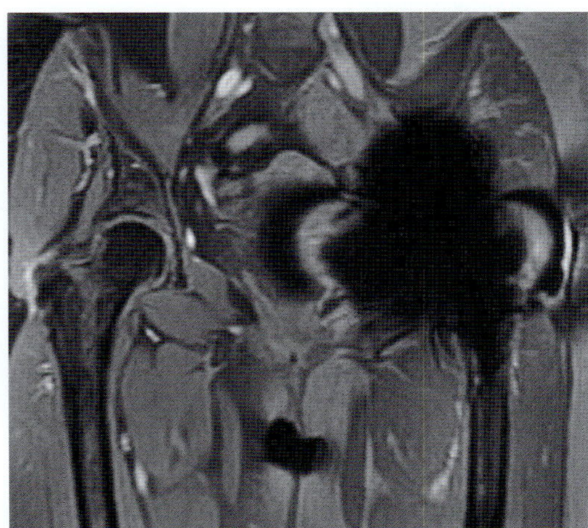

Abb. 4.21 Suszeptibilitäts-Artefakte.

MERKE

Bei Metallimplantaten ist es besser, Spin-Echo-Sequenzen statt Gradienten-Echo anzuwenden.

KURZTIPPS FÜR ÜBERFLIEGER

1. Die meisten Artefakte entstehen in der Richtung der Phase.
2. Um Bewegungsartefakte zu minimieren, müssen wir für eine bequeme Lage des Patienten sorgen.
3. Wenn die Artefakte sich nicht vermeiden lassen, müssen wir die Bildoptionen wie z. B. FLOW COMP, NPW oder Sättigungspulse benutzen.

5 Die MRT-Anlage

Wenn wir von MRT-Geräten reden, so denken wir an das Gerät im Untersuchungsraum. Dies ist jedoch nur ein Teil des Systems; genauer ist von einer MRT-Anlage zu sprechen. Eine MRT-Anlage besteht aus mehreren Teilen:

- Das Gerät selbst mit Untersuchungstisch und Empfangsspulen
  - Magnet
  - Kühlungssystem
  - Hochfrequenzsender
  - Gradienten
- Stromversorgungssysteme, Elektronik, Computer
- Bedienungskonsole und Bildverarbeitungssysteme

Die MRT-Geräte teilt man in mehrere Gruppen, je nach Magnetfeldstärke:

- niedrig bis ca. 0,5 T
- mittel bis 1,5 T
- hoch bis 2,0 T
- ultrahoch ca. 3 T

Die Stärke des Magnetfeldes ist u. a. davon abhängig, welche Magneten (**Abb. 5.1**) verwendet werden. Heutzutage benutzt man 3 Arten von Magneten:

- Permanentmagneten
- Elektromagneten
- supraleitende Elektromagneten

Mit **Permanentmagneten** lässt sich eine Magnetfeldstärke bis ca. 0,2 – 0,3 T herstellen, sie sind also für viele Routineuntersuchungen nicht geeignet.

Die **Elektromagneten** erzeugen Magnetfelder bis 0,7 T, benötigen aber viel Strom.

Die heute meistens verwendeten Systeme besitzen **supraleitende Magnete.** Supraleitung ist ein physikalisches Phänomen der extremen Abnahme des elektrischen Widerstands in niedrigen Temperaturen um 0°K (– 273,15 °C). Um so niedrige Temperaturen zu erreichen, benötigt man ein Kühlmittel; in der Regel wird flüssiges Helium verwendet (Schmelztemperatur – 272,2 °C).

Das MRT-Gerät von innen

Ein Hochfrequenzpuls wird verwendet, um die Spins anzuregen. Um den Puls zu erzeugen und später das Signal zu messen, sind spezielle **Sende- und Empfangssysteme** mit Verstärker nötig, da die MRT-Signale sehr schwach sind, lediglich wenige Mikrovolt. Um das Signal örtlich zu kodieren, werden zusätzliche Magnetfelder in 3 Achsen x, y, z eingeschaltet, sog. **Gradientenmagnetfelder**. Die Gradienten werden für sehr kurze Zeit eingeschaltet (von ein paar Hundert µs bis ein paar ms). Die maximale Stärke der Gradientenfelder ist ein wesentliches Merkmal der Leistung des Gerätes und wird als Änderungsrate der Magnetfeldstärke pro Sekunde angegeben. Die meisten Systeme besitzen die Magnetfeldstärke von 20 T/s bis 30 T/s.

Spulen wirken wie eine TV-Antenne: Sie sollen das Signal aus dem untersuchten Objekt messen und weiterleiten.

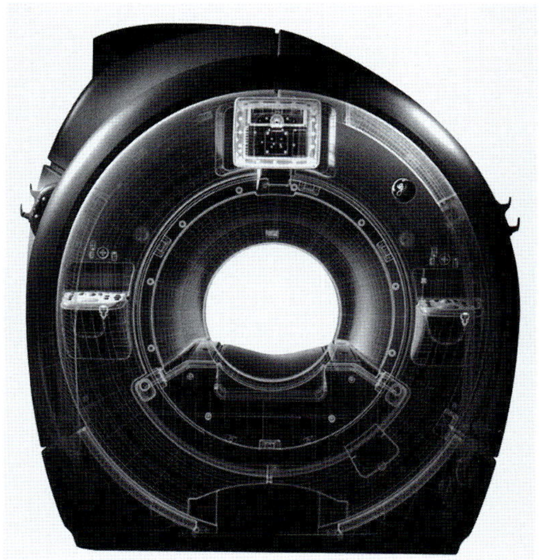

Abb. 5.1 MRT-Gerät von innen.

Die **Oberflächenspulen** werden verwendet, um das Signal aus einem Bereich, der nah an der Spule liegt, zu messen. Legt man mehrere Oberflächenspulen zusammen, entsteht eine **Phased-Array-Spule**. Der Vorteil dieser Spulen liegt darin, dass das Signal von mehreren Teilen der Spule gleichzeitig gemessen werden kann, was wesentlich die Messungszeit verkürzt. Die **quadratischen Spulen** (auch **zirkulär polarisierende Spule** genannt) verwenden 2 senkrecht angeordnete Felder, welche das Signal-Rausch-Verhältnis verbessern. Die **Volumenspulen** erzeugen ein homogenes Feld und werden vor allem zur Kopfuntersuchung verwendet.

Eine MRT-Untersuchung erzeugt Unmengen von Daten. Bevor diese Daten in ein Bild umgewandelt werden können, müssen die Rohdaten gespeichert werden. Dafür und für die Steuerung und Überwachung der Anlage sind Hochleistungscomputer nötig. Die Computersysteme sind in der speziellen Anlage untergebracht. Ein MRTA plant und überwacht die Untersuchung an der Bedienungskonsole. An diese können eine **Workstation** zur Bildverarbeitung sowie Systeme zur Dokumentation und Archivierung (PACS) angeschlossen werden.

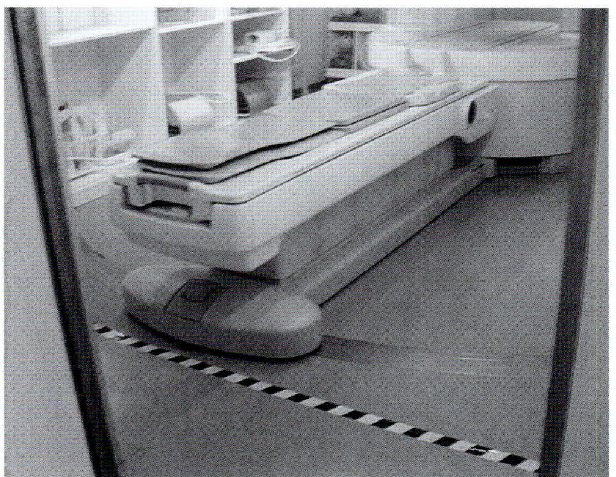

Abb. 5.2 5-Gauß-Linie.

Gefahren einer MRT-Untersuchung

Für die MRT-Untersuchung ist keine ionisierende Strahlung nötig. Aus diesem Grund betrachten wir diese Methode als ungefährlich und für alle Patienten gut geeignet. Die MRT kann aber unter Umständen mit Gefahren verbunden sein: Ohne vorherige Anweisung darf man einen MRT-Untersuchungsraum auf keinen Fall betreten, unabhängig davon, ob die Anlage arbeitet oder nicht. Das Magnetfeld ist immer da. So gesehen ist die Anlage ständig in Betrieb. Abgesehen vom statischen Magnetfeld kann auch die Untersuchung beim Patienten physiologischen Stress verursachen, oder sogar eine Gefahr für ihn darstellen.

Die Gefahren kann man in 3 Quellen unterteilen:

- statisches Magnetfeld
- Gradienten-Magnetfelder
- Hochfrequenzpuls

Magnetfeld

Das Magnetfeld weitet sich über das Gerät aus, wobei die räumliche Ausdehnung von der Magnetfeldstärke und Art der Abschirmung abhängig ist. Wichtig ist, auf die Gefahren richtig hinzuweisen. Das Magnetfeld selbst muss gekennzeichnet werden (Abb. 5.2). In der Regel werden an den Eingängen spezielle Schilder angebracht.

Für Patienten mit Biostimulatoren, wie Herzschrittmacher, ist die sog. **5-Gauß-Linie** von enormer Wichtigkeit. Sie markiert den Bereich, wo die Magnetfeldstärke den Wert bis zu 5 Gauß erreichen kann. Ein Magnetfeld mit dieser Stärke kann die Funktion bestimmter Geräte beeinflussen. In den meisten Fällen liegt die 5-Gauß-Linie innerhalb des Untersuchungsraumes.

Welche Gegenstände in den Untersuchungsraum nicht mitgenommen werden, wurde im ersten Teil dieses Buches (S. 1) beschrieben.

Eine andere Gefahr kann die **Kühlflüssigkeit** darstellen. Bei Versagen des Systems kann es zu einem **Quench** kommen. Das Helium verdampft und tritt aus. Das kann zu Verletzungen durch Erfrierungen führen. Der Patient und das gesamte Personal müssen in so einem Fall die MRT-Räume sofort verlassen.

Gradienten-Magnetfelder

Die Bedeutung und Wirkung der Gradienten wurde schon besprochen: sie sind nötig, um das Signal zu kodieren. Im Gegenteil zum statischen Magnetfeld des Magneten erzeugen die Gradienten ein oszillierendes Magnetfeld. Ein variierender magnetischer Fluss kann in stromleitendem Material elektrischen Strom erzeugen. Die Blutgefäße, Muskeln oder Nerven leiten den Strom und können auf diese Weise gereizt werden.

Um die Nerven oder allgemein den inneren Organen zu schaden, sind die Felder zu schwach: Um z. B. das Herz zu stimulieren, sind 36 000 T/s nötig, für periphere Nerven dagegen reichen 60 T/s. Bei schneller Bildgebung, also wenn das Magnetfeld seine Stärke extrem schnell ändert, kann es zu Stimulationen der peripheren Nervenbahnen kommen. Die Patienten berichten dann über unangenehmes Kribbeln und Berührungsgefühl.

Hochfrequenzpuls

Der Hochfrequenzpuls wird eingesetzt, um die Spins anzuregen. Das ist eine elektromagnetische Welle, deren Energie, also die Frequenz, von der Stärke des Magnetfeldes abhängig ist (*Larmor-Gleichung*).

Für 1,5 T beträgt die Frequenz bekanntlich 63,9 MHz, also $63{,}9 \times 10^6$, also etwa 64 Millionen Umdrehungen pro Sekunde. Zum Vergleich: Radiowellen haben die Frequenz von $10^2 - 10^3$, also 100 – 1000 Hz. Röntgenstrahlung hat die Frequenz von $10^{16} - 10^{20}$ Hz.

Diese vom Körper des Patienten absorbierte Energie kann zu Gewebeerwärmungen führen. Die Wärmedosis, die bei der Untersuchung aufgenommen werden kann, ermittelt die sog. spezifische Absorptionsrate (**SAR**). SAR hängt von mehreren Faktoren ab:

- Magnetfeldstärke
- Energie des Hochfrequenzpulses
- Art der Sequenz
- zusätzliche Sättigungspulse
- Gewicht des Patienten

Es gibt auch zusätzliche Faktoren, die den Anstieg der Körpertemperatur beschleunigen können:

- Übergewicht
- Fieber
- Kleidung aus gut isolierten Stoffen
- feuchte Kleidung
- zu hohe Raumtemperatur

Die zugelassenen Dosen werden in W/kg gemittelt und betragen etwa 3 W/kg/10 min für den Kopf, oder 4 W/kg/10 min für den Körper.

6 Parameterplanung

Allgemeines

Die meisten Institute haben ihre Untersuchungsprotokolle programmiert und gespeichert. Unsere Aufgabe ist es also, die Protokolle zu laden, die Schichten zu planen und die Ergebnisse zu archivieren.

Jedoch nicht immer: Es kommt immer wieder vor, dass es kein festes Programm im Register gibt. Der MTRA muss die Parameter selbst eingeben, manchmal muss man die Parameter ändern, weil sie für eine bestimmte Untersuchung nicht ausreichen.

Wenn wir eine neue Serie planen, müssen wir folgendes eingeben:

- Lage
- Ebene
- Spule
- Sequenz
- Bildoptionen
- TE-Zeit
- TR-Zeit
- Matrix
- Anzahl der Messungen
- Feldgröße
- Schichtgröße
- Abstand zwischen den Schichten

Wenn wir alles eingegeben haben, bekommen wir die Untersuchungszeit automatisch.

Für die T1-Serie

- TE: kurz; je kürzer, desto größer ist der T1-Kontrast. Aber TE-Minimum liest nicht das ganze Signal aus.
- TR: Für T1 sollte TR 700 ms nicht überschreiten. Gleichzeitig darf die Zeit nicht zu kurz sein, damit die Spins die Zeit haben, sich zu erholen. Am besten 300 – 400 ms bis 700 ms angeben.
- ET: Für T1 nicht mehr als 2 – 4.
- Saturationspulse: Sie zerstören das Signal und kosten Zeit, sind aber manchmal notwendig.

> **MERKE**
> Je kürzer TE, desto mehr T1-Einfluss.

Für die T2-Serie

- TE: Je länger, desto größer der T2-Kontrast. Jedoch kommt bei einem langen TE weniger Signal vom Gewebe mit kurzen T2 (sollte eigentlich um die 100 ms liegen). Wenn man Flüssigkeit darstellen möchte (MRCP, Myelografie), braucht man eine längere TE, damit die Spins von anderen Geweben kein Signal abgeben. Wenn man eine Fettsuppression nutzt, sollte die TE ein wenig kürzer sein.
- TR: lang um den T1-Kontrast zu unterdrücken (2000 – 3000 für SE, über 3000 für FSE).
- ET: größer ergibt einen größeren T2-Kontrast. Gleichzeitig verkürzt es aber die Untersuchungszeit und verkürzt die Anzahl der Schichten, die man während einer Messung anregen kann. In der Praxis über 10.

> **MERKE**
> Für den T2-Kontrast brauchen wir lange TE und lange TR.

Für die Protonendichte

- TE: 20 – 40 ms. Bei einer kürzeren TE ist der Einfluss des T1-Kontrasts groß, bei längerer der Einfluss des Kontrastes T2.
- TR: Für SE bis 2000 ms, für FSE bis 3000 ms.
- ET: 4 – 6.

Für T2*

- TE: 30 – 60
- TR: 200 – 500 ms
- Flip Angle: unter 45°

Für T1-Gradient

- TE: Minimum – kurz. Wenn wir 2 TE – In Phase und Out Phase – nutzen, bekommen wir eine Aufnahme mit 2 TE-Zeiten (Dual-Echo).
- TR: 150 – 300
- Flip Angle: über 50°

Was beeinflusst die Bildqualität?

- Die Größe des FOV: Großes Feld ergibt mehr Signal, aber auch mehr Rauschen. In Folge weniger Schärfe.
- Schichtdicke ähnlich wie bei FOV: umso dicker, desto mehr Signal und Rauschen.
- Matrix: Je größer, umso weniger Signal kommt auf ein Pixel; aber die Schärfe ist besser.
- Anzahl der Messungen NEX: Mehr NEX verbessert SNR (Signal Noise Ratio), aber verlängert die Untersuchungszeit.
- Bandbreite: Bei größerer Bandbreite kommt mehr Signal und mehr Schichten können gleichzeitig angeregt werden, aber es entwickelt sich auch mehr Rauschen.
- Imaging Option: z. B. NWP, Flow Comp.
- Saturationspulse: Zerstören ungewollte Signale, z. B. von Darm. Sie verbessern also die Bildqualität, aber gleichzeitig verlängern sie die Untersuchungszeit.

KURZTIPPS FÜR ÜBERFLIEGER:

1. Die Zeitparameter TE, TR, ET, IT determinieren den Bildkontrast.
2. Die Matrix, die Feldgröße, die Schichtdicke und die Bandbreite bestimmen die Schärfe und die Bildqualität.
3. Die Änderung eines Parameters kann die Bildqualität verändern.
4. Wenn es notwendig ist, die Untersuchungszeit zu verkürzen, müssen wir mehrere Parameter ändern: Es reicht nicht, nur die Zahl der Messungen (NEX, NSA) zu verkürzen.

7 Untersuchungen in den einzelnen anatomischen Regionen

In der Praxis hat jedes Institut seine eigenen Programme. Im Gegensatz zu Röntgenaufnahmen gibt es in der MRT keine Standarduntersuchungen. Die Sequenzen und deren Parameter sind auch von den Apparaten abhängig: Sogar 2 Geräte desselben Herstellers können so große Unterschiede in der Homogenität des Magnetfeldes aufweisen, dass sich die Parameter sehr unterscheiden.

Jede Untersuchung sollte in 3 Ebenen geplant werden. Dabei wird das Bild, auf dem wir unsere Schichten festlegen, zur Mitte des FOV.

MERKE

Jede Untersuchung wird in 3 Ebenen geplant. Die Mitte des FOV ist das Bild, auf dem wir die Schichten planen.

Kopf/Hals

Kopf Standard

Anwendung:

- Schmerzen allgemein
- Migräne
- Depression
- Demenz
- Multiple Sklerose
- Morbus Parkinson

Lagerung:

- Position auf dem Rücken
- Arme entlang des Körpers
- Hände dürfen sich nicht überkreuzen

Zwischen die Spule und den Kopf kleine Kissen legen – sie fixieren den Kopf und sind gleichzeitig ein zusätzlicher Schutz für die Ohren. Knierolle, Notfallklingel und Ohrenschutz dürfen wir nicht vergessen!

Wenn es möglich ist, starten wir mit einem Localizer in 3 Ebenen. Vorgeschlagene Sequenzen: axiale T1, T2 und FLAIR.

FOV Größe: 22 – 24 cm, Schichtdicke: 4 – 5 mm.

Wie planen wir die Schichten? Eine Möglichkeit ist die Deutsche Horizontale. Wir legen die Schichten parallel zur Schädelbasis auf einem sagittalen Bild (**Abb. 7.1**) und auf einem koronaren Bild (**Abb. 7.2**) gleichen wir das seitliche Kippen aus, Frequenzrichtung a. – p.

Eine andere Möglichkeit zeigt **Abb. 7.3**. Die Schichten verlaufen senkrecht zur Medulla oblongata. Auf den axialen Bildern ist der Verlauf des N. opticus bis zum Chiasma sichtbar.

Als zweite Ebene wird ein Bild in sagittaler T2-Frequenzrichtung S-I aufgenommen (**Abb. 7.4**).

Die axiale T1 wiederholen wir mit Kontrastmittel.

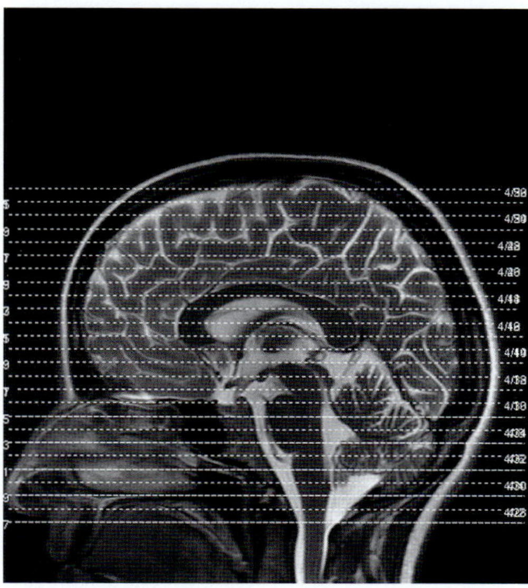

Abb. 7.1 Auf dem sagittalen Bild verlaufen die Schichten parallel zur Schädelbasis.

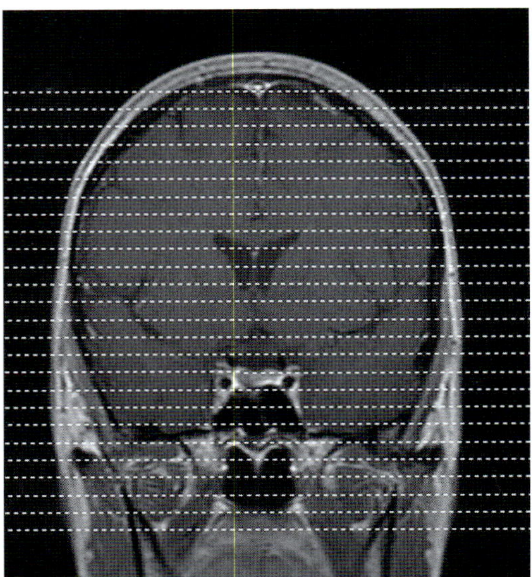

Abb. 7.2 Auf dem koronaren Bild verlaufen die Schichten parallel zu beiden Gehörgängen.

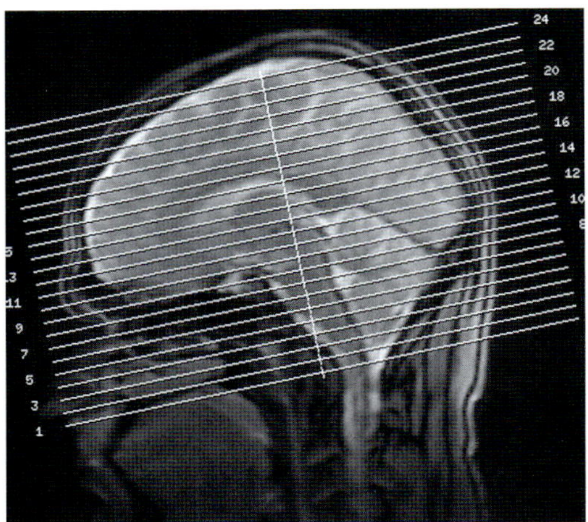

Abb. 7.3 Axiale Schichten senkrecht zum Hirnstamm.

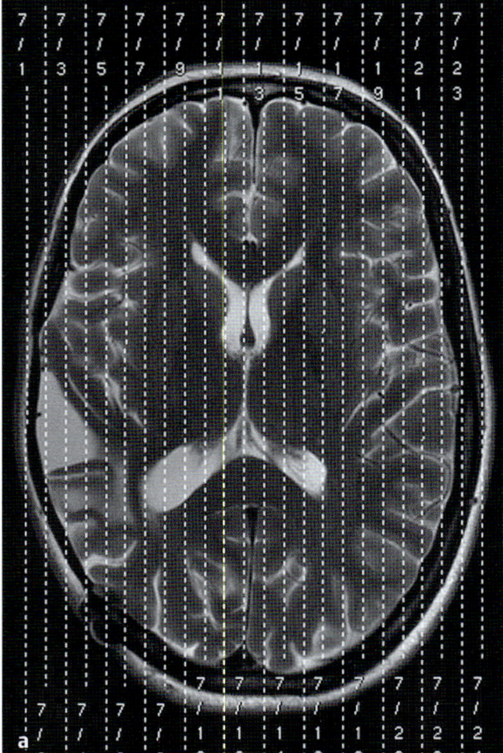

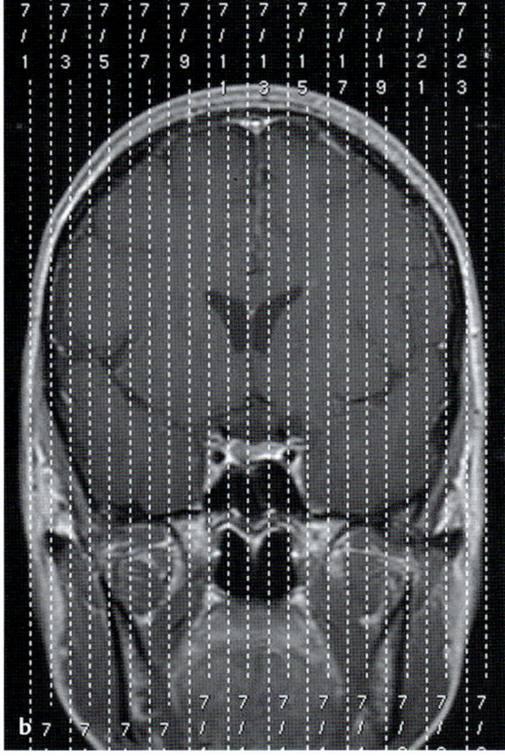

Abb. 7.4 Die sagittalen Aufnahmen planen wir auf axialer und koronarer Ebene, um die seitliche Neigung auszugleichen.
a Axial.
b Koronar.

MERKE

Bei der Kontrastmittelgabe müssen wir darauf achten, dass zwischen der Injektion und der Aufnahme mindestens 10 Minuten liegen, besonders wichtig ist dies bei Multipler Sklerose. Manche Herde brauchen Zeit, um das Kontrastmittel aufzunehmen.

Kopf KHBW

Anwendung:

- Tinnitus
- Nystagmus
- Schwindel
- Akustikusneurinom

Hierbei ist es notwendig, zusätzlich den Klein-Hirn-Brücke-Winkel zu untersuchen (**Abb. 7.5**).

Auf den axialen Bildern planen wir die koronaren Schichten durch beide Gehörgänge. Die Schichtdicke darf auf keinen Fall größer als 2 – 3 mm sein, FOV 16 – 18 cm. Koronare T1, koronare T2 sowie koronare und axiale T1 nach KM-Gabe. Frequenzrichtung R-L bei koronaren, a. – p. bei axialen Aufnahmen.

Abb. 7.5 Die Schichten müssen so geplant werden, dass auf den koronaren Bildern beide N. acusticus gleichzeitig zu sehen sind.

Hypophyse

Anwendung:

- erhöhte Prolaktin-Werte
- Akromegalie
- Diabetes insipidus
- Cushing-Syndrom
- Tumoren der Hypophyse (**Abb. 7.6**)

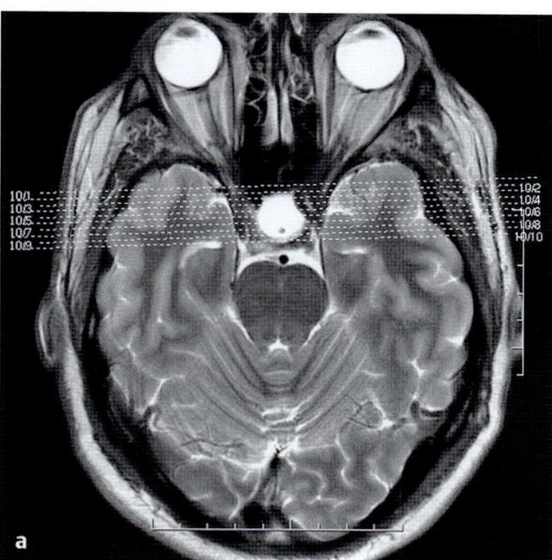

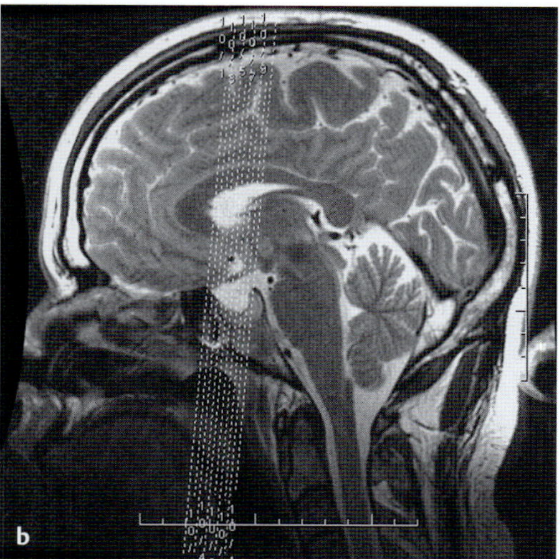

Abb. 7.6 Durch die Sella turcica legen wir koronare T1- und T2-Schichten.

Die Schichten müssen dünn sein, max. 2 mm. FOV 12 – 16 cm, um eine gute Auflösung zu bekommen.

Nach der Kontrastmittelgabe sollten wir die koronare Messung mehrmals wiederholen, die sog. dynamische Studie anfertigen. Dabei darf eine Phase nicht länger als ca. 20 s dauern.

Frequenzrichtung a.–p. bei sagittalen, R-L bei koronaren. Um das Einklappen zu vermeiden, NPW aktivieren.

Orbita

Anwendung:

- Amaurosis fugax
- Ptosis
- Tumor
- Schädigung des N. opticus

Bei diesen Fragestellungen muss der Verlauf des N. opticus dargestellt werden. Auf axialen Bildern planen wir dünnschichtige koronare T1- und fettunterdrückte T2-Bilder (**Abb. 7.7** u. **7.8**).

Nach der Kontrastmittelgabe wiederholen wir die koronare T1 mit Fettsaturation.

FOV: 16 – 18 cm, Schichtdicke: 2 mm. Frequenzrichtung R-L. Um das Einklappen zu vermeiden, Option NWP aktivieren.

Epilepsie

Bei Epilepsie müssen wir den Hippocampus im Seitenvergleich darstellen (**Abb. 7.9**). Wir fertigen koronare IR- oder T2-Aufnahmen durch die Temporallappen an. Beide Seiten müssen parallel dargestellt werden.

Die Schichten müssen dünn sein: 2 mm, FOV 18 – 20 cm. Frequenzrichtung R-L, NWP muss eingeschaltet werden. Nach KM-Gabe Wiederholung der T1-Aufnahmen.

Blutung

Neben der Standardaufnahmen ist eine Diffusion und T2*, evtl. Angiografie notwendig.

Die **Diffusion** zeigt nicht die Magnetisierung, sondern die freie Bewegung der Wassermoleküle im Extrazellularraum (**Abb. 7.10**). Die Geschwindigkeit und die Richtung sind von Bedingungen in diesem Raum abhängig. In einem gesunden Gewebe ist diese Bewegung frei, also von keinen Einflüssen abhängig. Die Protonen können ihre Energie schnell an andere weitergeben: Da sie sich schnell bewegen, geben sie ihre Energie weiter und die Magnetisierung verschwindet schnell – die Bilder sind also dunkel.

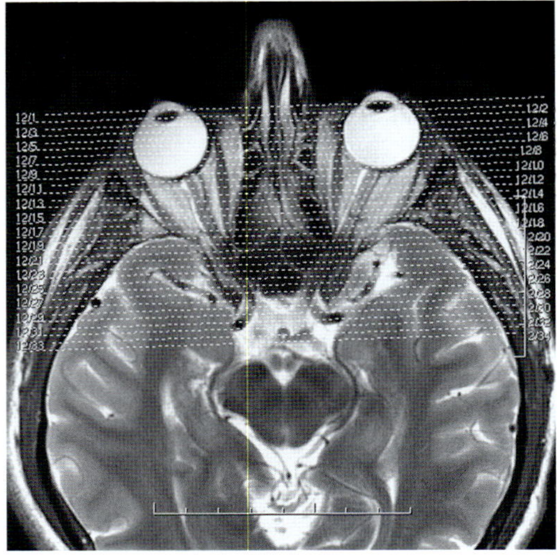

Abb. 7.7 Koronare T1- und T2-Dünnschichtung entlang des Sehnervs.

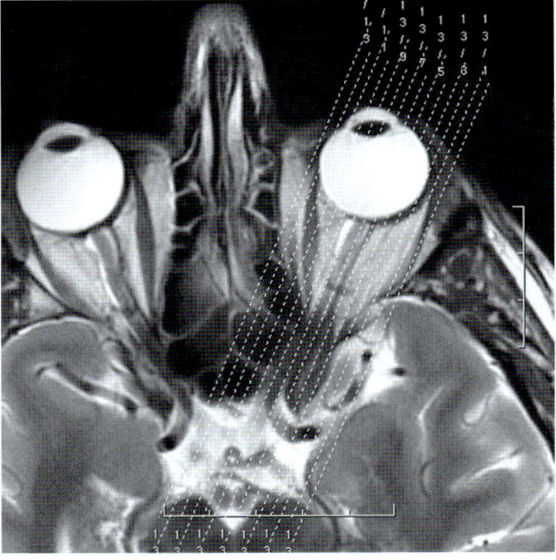

Abb. 7.8 Als zweite Ebene sagittale T2 und T1-FAT mit KM.

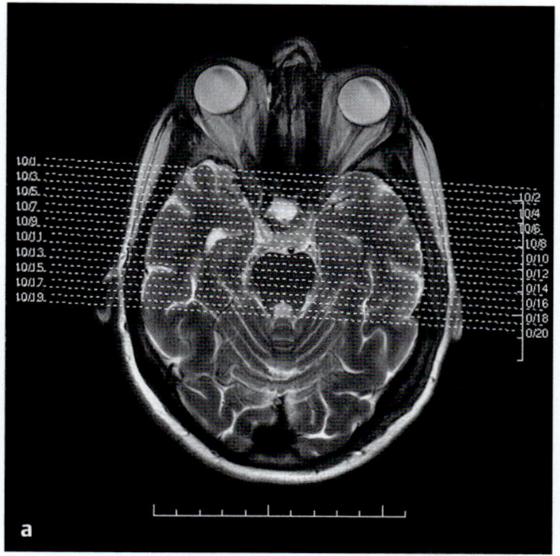

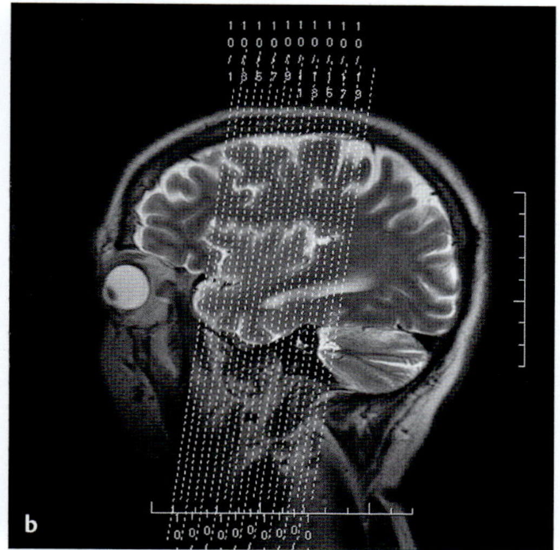

Abb. 7.9 Die Planung der koronaren Schichten.

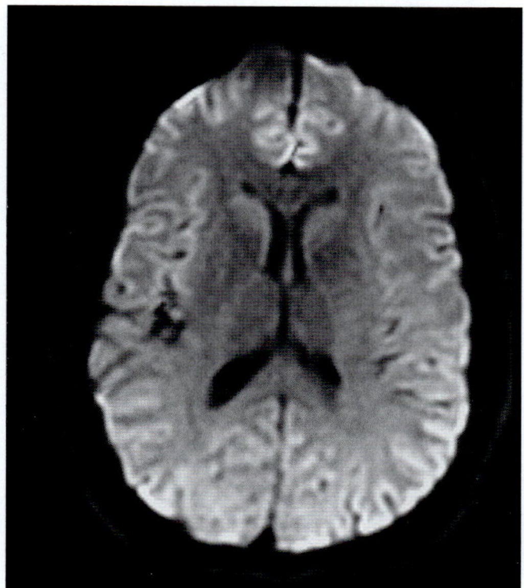

Abb. 7.10 Diffusion.

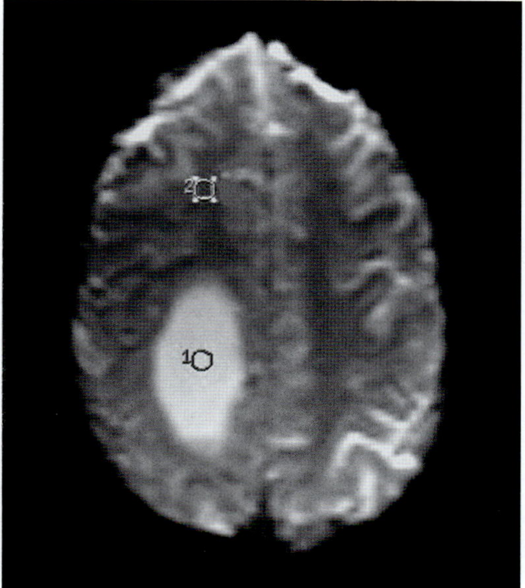

Abb. 7.11 ROI-Messung.

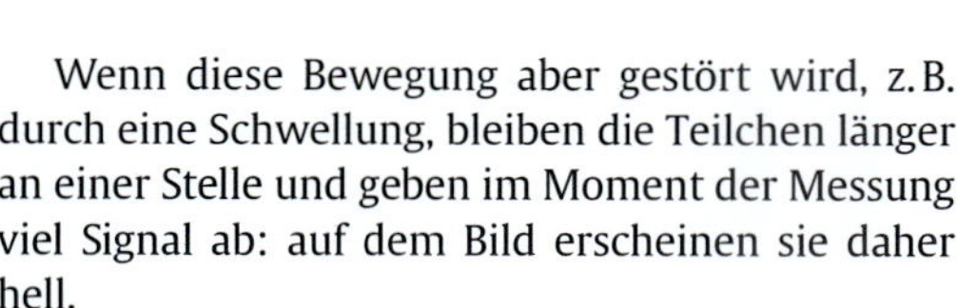

Wenn diese Bewegung aber gestört wird, z. B. durch eine Schwellung, bleiben die Teilchen länger an einer Stelle und geben im Moment der Messung viel Signal ab: auf dem Bild erscheinen sie daher hell.

Die Diffusion kann in jeder Richtung gemessen werden. Den Grad der Diffusion gibt der B-Faktor an, je höher, desto höher der Grad der Diffusion.

Für B = 0 bekommen wir T2-Bilder. Die Bilder zeigen sehr früh diese Änderung, deswegen ist die Diffusion in der Infarkt- und Blutungsdiagnostik sehr wichtig.

Die **Perfusion** zeigt die Durchblutung. Wenn wir während der Akquisition Kontrastmittel geben und über mehrere Phasen messen (**Abb. 7.11**), können wir die Anreicherungskurve im betroffenen Be-

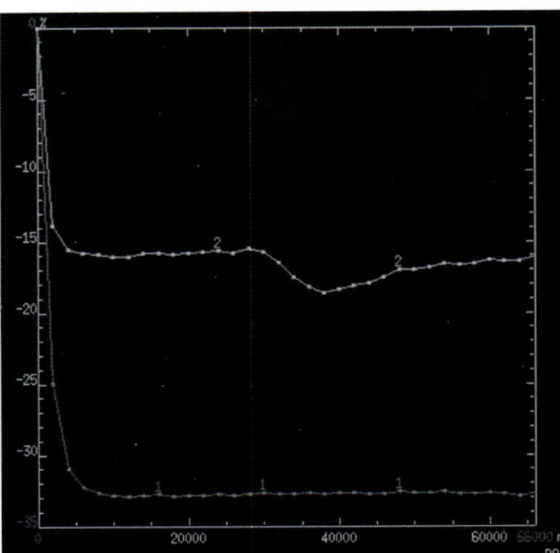

Abb. 7.12 Die Anreicherungskurve (negative Enhancement). ROI-1 ist nekrotisch, ROI-2 normal durchblutet.

reich (ROI) aufzeichnen, deren Verlauf uns Informationen zum Grad der Erkrankung liefert (**Abb. 7.12**).

Ein gesundes Gewebe reichert Kontrastmittel an, das weniger durchblutete oder nekrotische Gewebe zeigt dort die Defizite. Um das abgestorbene Gewebe herum gibt es eine Schicht, die zwar weniger durchblutet, aber noch nicht abgestorben ist (Penumbra).

Wenn die Bereiche in beiden Messungen (Perfusion und Diffusion) identisch sind, dann liegt eine irreparable Schädigung vor. Wenn zwischen beiden Messungen ein Unterschied besteht, dann ist das Gewebe noch zu retten.

Kiefergelenke

Lagerung: ähnlich wie bei Kopfuntersuchung.

Wenn wir über eine kleine Oberflächenspule verfügen, können wir sie direkt an das Ohr anlegen, natürlich mit einer kleinen Polsterung dazwischen. Die Kopfspule kann ebenfalls benutzt werden. Sehr wichtig ist die Lagerung: der Kopf darf nicht seitlich gedreht werden! Die Oberflächenspule muss richtig fixiert werden und der Patient muss angewiesen werden, auf keinen Fall den Kopf zu bewegen und das Schlucken zu vermeiden.

Die Untersuchung verläuft in 2 Phasen: mit geschlossenem und geöffnetem Mund, damit die Bewegung des Kieferköpfchens in der Gelenkpfanne beurteilt werden kann.

Der Patient muss den Mund maximal aufmachen und während der Untersuchung geöffnet halten. Um die Bewegung und Änderung der Lage zu vermeiden, müssen wir den Kiefer fixieren, in dem wir einen Keil vorbereiten, den wir dem Patienten in den Mund legen.

Ohrenschutz und Alarmklingel nicht vergessen!

Vorgeschlagene Aufnahmen: sagittal (**Abb. 7.13**) und koronar (**Abb. 7.14**) T1 und T2*. Es geht vor

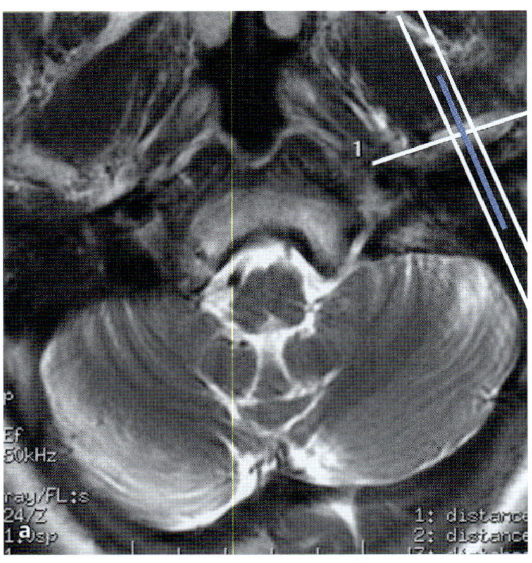

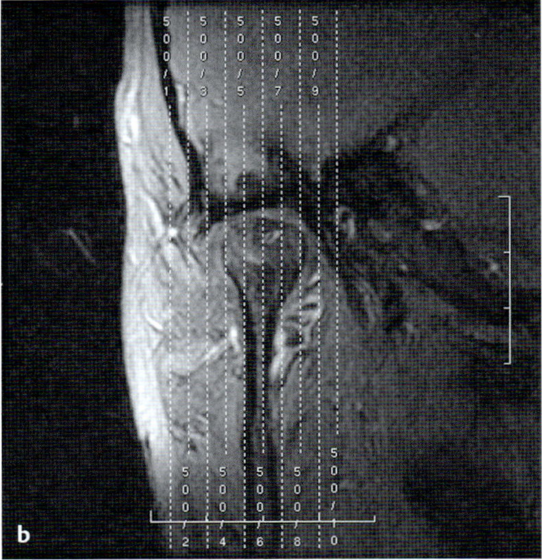

Abb. 7.13 Auf den axialen und koronaren Bildern planen wir die sagittale Aufnahme.

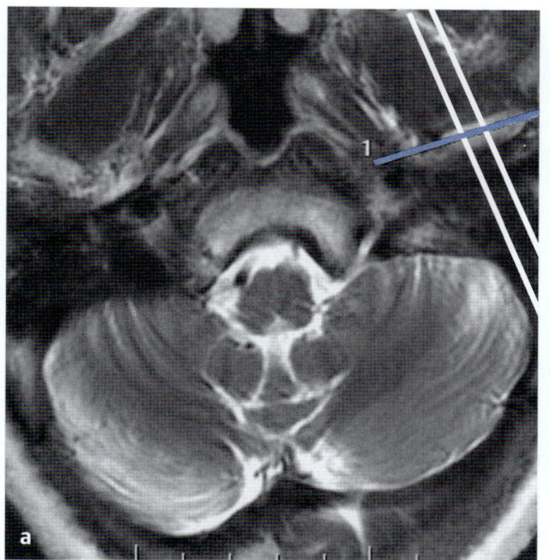

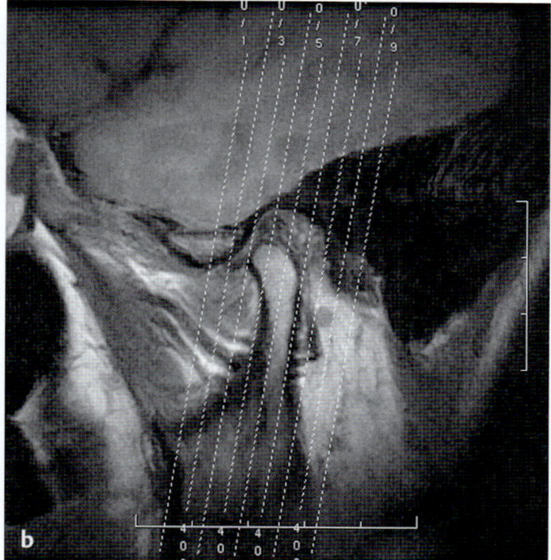

Abb. 7.14 Auf den sagittalen und axialen Bildern planen wir die koronare Aufnahme. **a** Sagittales Bild. **b** Axiales Bild.

allem um die Beurteilung der Bewegung und der Anatomie. In seltenen Fällen eines Tumors sollten wir Kontrastmittel geben und 2 Ebenen in T1 mit Fettsättigung anfertigen.

Das Feld und die Schichtdicke müssen klein sein, um eine gute Auflösung zu bekommen. FOV 10 – 12 cm, Schichtdicke 2 mm. Frequenzrichtung a. – p. bei sagittalen Bildern, R-L bei koronaren. NPW muss eingeschaltet werden.

Die Untersuchung wird dann mit geöffnetem Mund wiederholt.

Wirbelsäule

Die Untersuchung der Wirbelsäule ist eine der häufigsten Untersuchungen in der MRT.

Lagerung:

- Position auf dem Rücken
- Arme entlang des Körpers
- Hände dürfen sich nicht überkreuzen

In den meisten Fällen können die Patienten nicht lange auf dem Rücken liegen.

Wir müssen auf jeden Fall eine Knierolle anbieten, bei Hohlkreuz hilft manchmal ein kleines Kissen unter dem Rücken. Bei starken Schmerzen in den Schultern und Armen können wir versuchen, die betroffene Seite etwas anzuheben und den Arm höher zu lagern. Auf diese Weise vermeiden wir Muskelverspannungen. Es gibt viele Möglichkeiten und die Lagerung muss den Bedürfnissen der Patienten angepasst werden.

Besonders bei Morbus Bechterew oder stark gekrümmtem Rücken ist es sehr schwierig, die Hals- und Brustwirbelsäule zu untersuchen. Wir können versuchen, die oberen Teile der Spule etwas anzuheben, sodass der Patient den Kopf nicht so weit nach hinten drücken muss.

Ein Kissen unter der Lendenwirbelsäule hebt die unteren Teile nach oben; dadurch liegen Schulter und Kopf tiefer. Insgesamt liegt der Patient schräg.

Ohrenschutz und Notfallklingel auf keinen Fall vergessen!

HWS

Auf den koronaren Schichten des Localizers planen wir die sagittalen T1- und T2-Schichten (**Abb. 7.15**).

Die Schichtdicke 3 mm, FOV 24 cm. Um Pulsierungsartefakte und Bewegungsartefakte (Schlucken!) zu minimieren, sollten wir auf den sagittalen Bildern Saturationspulse legen: von superior, inferior und anterior. Das Pulsieren der Halsgefäße verursacht starke Artefakte. Manchmal hilft es, Flow Comp zu benutzen oder die Aufnahme mit EKG zu triggern.

Frequenzrichtung a. – p. NPW einschalten.

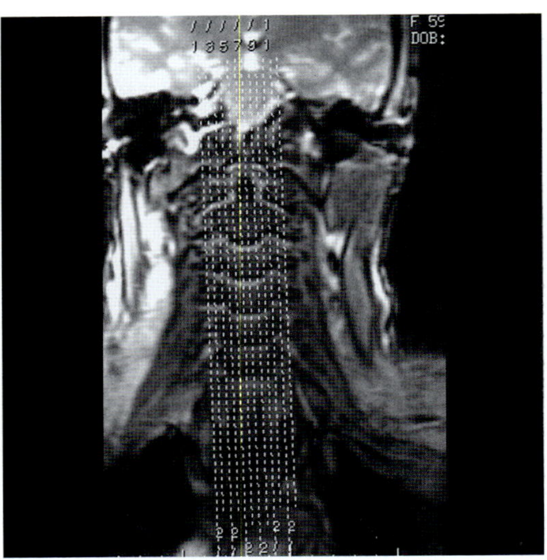

Abb. 7.15 Planung der sagittalen Aufnahme.

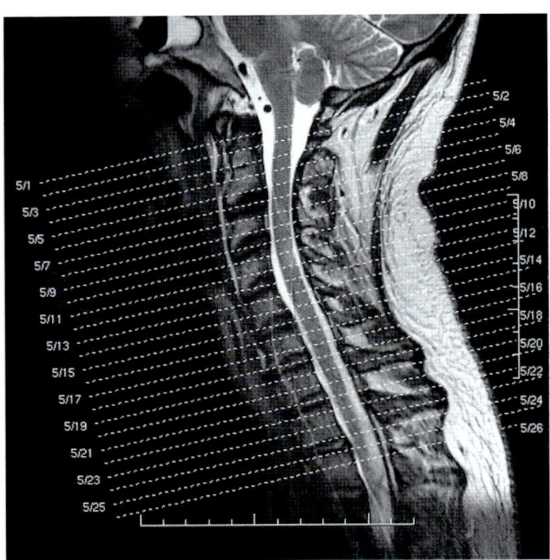

Abb. 7.16 Planung der axialen Aufnahme.

Zusätzlich sollte man eine Aufnahme mit FAT-Sat oder STIR planen. Ein Hämatom und Fett sind in T1 und T2 hell, also nicht immer differenzierbar. Fettunterdrückung hilft bei der Diagnose.

Auf den sagittalen Bildern planen wir die axialen T2*-Aufnahmen (**Abb. 7.16**).

Schichtdicke 3 mm, FOV 20 cm.

Die Schichten sollten parallel zu den Bandscheiben verlaufen. Pulse von superior, inferior und anterior helfen, die Artefakte zu minimieren.

Frequenzrichtung a. – p. NPW eingeschaltet. Bei größeren Feldern kann die Frequenz R-L verlaufen – in diesem Fall kann man das Feld in Richtung a. – p. reduzieren.

Bei Patienten nach Bandscheiben-OP müssen wir zusätzlich eine axiale T1 durch das operierte Segment planen. Um die Narbe vom umliegenden Gewebe zu unterscheiden, geben wir Kontrastmittel und wiederholen die sagittalen und axialen T1-Aufnahmen mit Fettsuppression.

Genauso verfahren wir bei Raumforderung oder MS-Herden und Syrings (T2-Wichtung helle, in T1 dunkle Flecken im Myelon).

Brustwirbelsäule

Der Verlauf der Untersuchung ist ähnlich wie der der Lendenwirbelsäule.

Lendenwirbelsäule

Die meisten Patienten können nicht lange auf dem Rücken mit ausgestreckten Beinen liegen. Sehr wichtig ist es, die Lagerung mit Polsterung den Bedürfnissen des Patienten anzupassen.

Ähnlich wie bei HWS-Untersuchung fertigen wir sagittale T2-, T1- und T2-FAT-Aufnahmen (STIR; **Abb. 7.17**). Axiale T2 und evtl. T1 nach OP (**Abb. 7.18**).

MERKE

Bei der Planung der axialen Aufnahmen ist es wichtig, dass sich die Schichten nicht direkt im Spinalkanal überkreuzen! Es kommt dadurch zur Auslöschung und zu Artefakten.

Im Fall einer starken Lordose kann es unmöglich sein, die Aufnahmen so zu planen, dass die Schichten sich nicht überkreuzen. In solchen Fällen sollte man 2 Aufnahmen planen (**Abb. 7.19**).

Als zweite Ebene erfolgt eine axiale T2. Nach Operation oder im Fall einer Spondylolisthesis ist eine axiale T1-Aufnahme nötig. Nach KM-Gabe wiederholen wir die axiale und sagittale T1 mit FAT-Sat.

Im LWS-Bereich sollte die Schichtdicke 3 – 4 cm betragen, FOV bei sagittalen Aufnahmen 28 – 30 cm, bei axialen 20 cm.

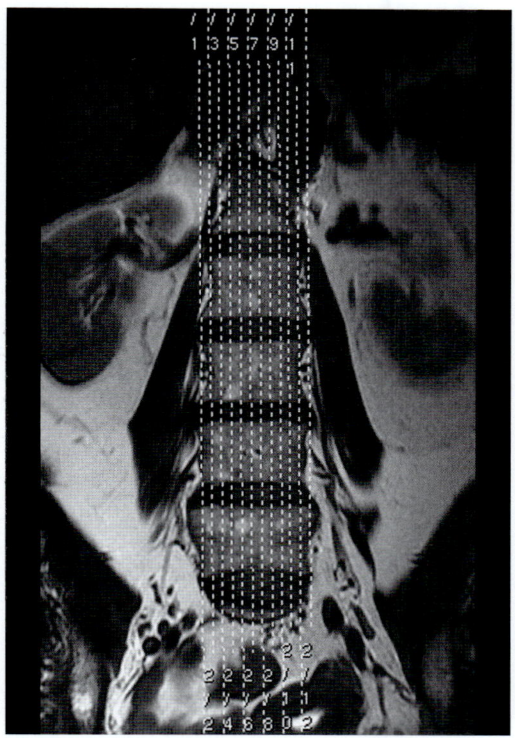

Abb. 7.17 Planung der sagittalen Aufnahme.

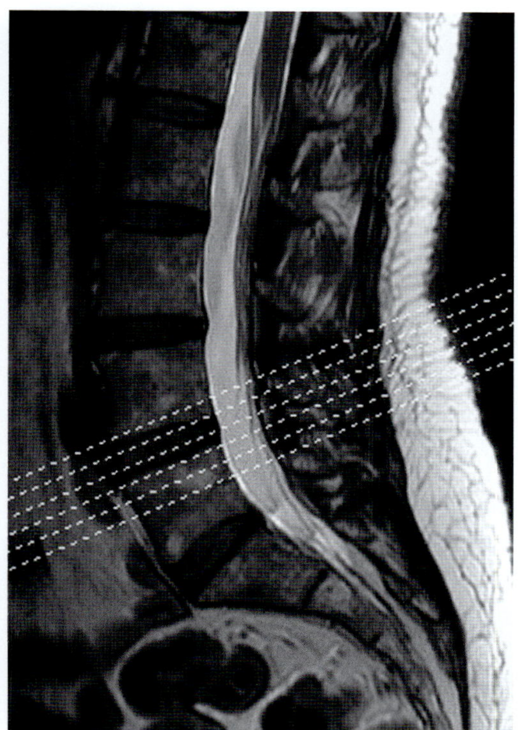

Abb. 7.18 Planung der axialen Aufnahme.

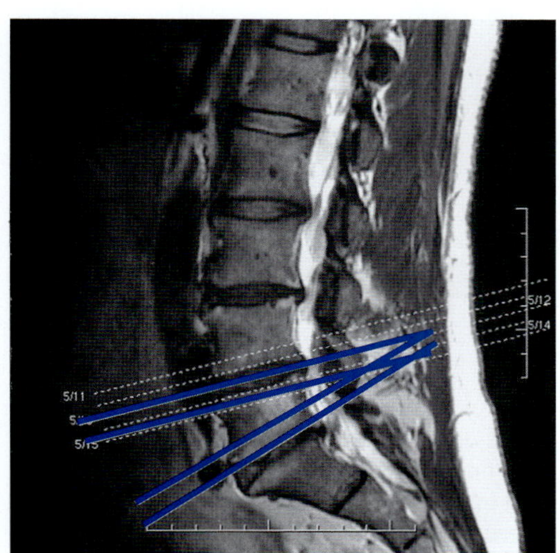

Abb. 7.19 Im Fall einer starken Lordose ist es besser, 2 Aufnahmen zu planen, sodass die Schichten sich nicht überkreuzen.

Richtung der Frequenz: a.–p. in beiden Fällen. NPW muss eingeschaltet werden.

Iliosakralgelenk

Lagerung: ähnlich wie bei der Untersuchung der Wirbelsäule.

SI-Gelenke sind am besten an axialen und koronaren Bildern sichtbar (**Abb. 7.20** u. **7.21**). Auf den sagittalen Aufnahmen planen wir die axialen Schichten in T1 und T2.

FAT SAT. Frequenzrichtung a.–p., NWP muss eingeschaltet werden.

Schichtdicke 3 mm, FOV 24–26 cm.

Auf den sagittalen und axialen Bildern planen wir dann die koronaren T1- und T2-FAT-Schichten.

Frequenzrichtung R-L, NWP muss eingeschaltet werden.

Nach KM-Gabe evtl. Wiederholung der axialen und koronaren T1-Messung.

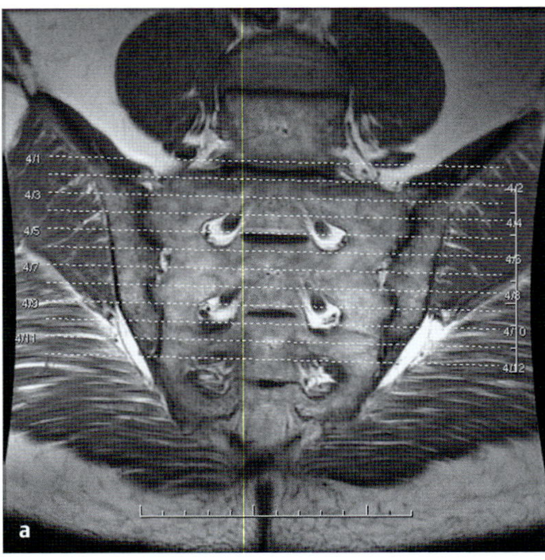

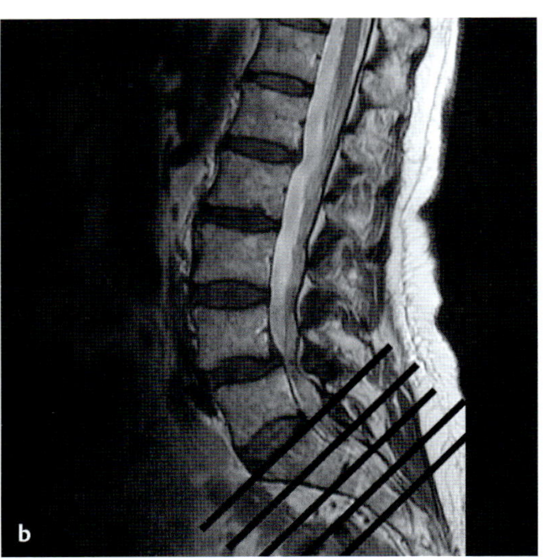

Abb. 7.20 Planung der axialen Aufnahme.

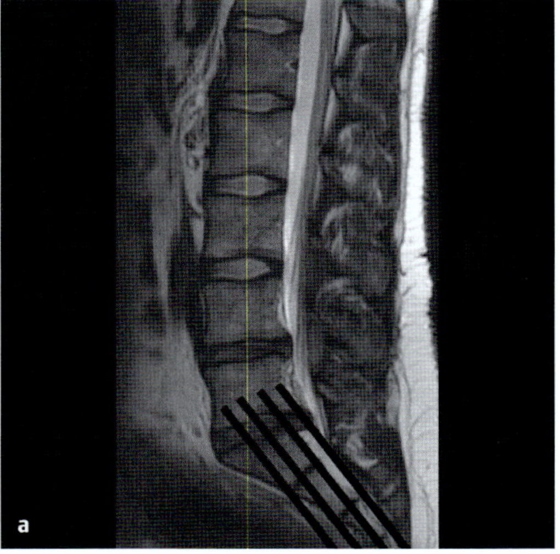

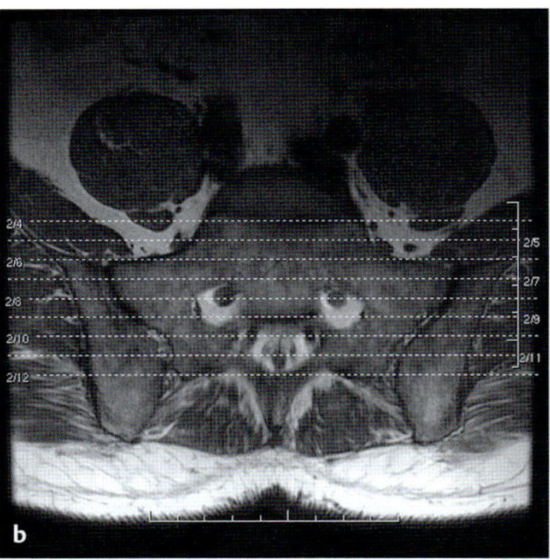

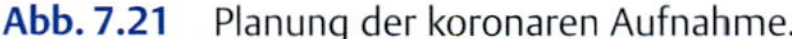

Abb. 7.21 Planung der koronaren Aufnahme.

Abdomen

Die Untersuchung des Abdomens ist eine schwierige Aufgabe für MR. Die Untersuchungszeit muss kurz sein, um dem Patienten zu ermöglichen, den Atem anzuhalten und um zahlreiche Artefakte (die Peristaltik und das Pulsieren der großen Gefäße) zu vermeiden.

Aus diesem Grund sind die Standardsequenzen Spin- und Fast-Spin-Echo für Abdomen und Thorax nicht gut geeignet.

Lagerung:

- auf dem Rücken
- Arme am besten über dem Kopf

Wir müssen uns vergewissern, dass der Patient unsere Atemkommandos hören kann.

Auch wenn die Aufnahmen ohne Atemtriggerung gemacht werden, kann es hilfreich sein, den Atemgurt anzulegen. Auf diese Weise erkennen wir, ob der Patient tatsächlich nicht atmet und können die Aufnahmezeiten entsprechend verkürzen. Um die Darmperistaltik zu reduzieren, sollte Buscopan i.v. injiziert werden. Es muss jedoch sichergestellt sein, dass der Patient kein Glaukom hat!

MERKE

Den Patienten immer nach erhöhtem Augendruck fragen!

Die Untersuchung fängt mit dem 3-D-Localizer an. Auf den koronaren Aufnahmen planen wir axiale Schichten. Die Messung erfolgt entweder mit der Breath-hold-Technik (Atem angehalten), oder atemgesteuert (Respiratory Trigger).

Nach der KM-Gabe unbedingt mehrere Phasen planen: die arterielle, venöse und späte Phase.

Oft ist die Untersuchungszeit zu lang um alle Schichten während eines Atemzuges aufzunehmen. In solchen Fällen müssen wir unsere Messung auf mehrere Akquisitionen teilen. Wenn der Patient dann nicht regelmäßig atmet, kann es passieren, dass die Lage der Organe so weit verändert ist, dass die Schichten falsch gemessen werden.

Es muss ein Sättigungspuls erfolgen (**Abb. 7.22**).

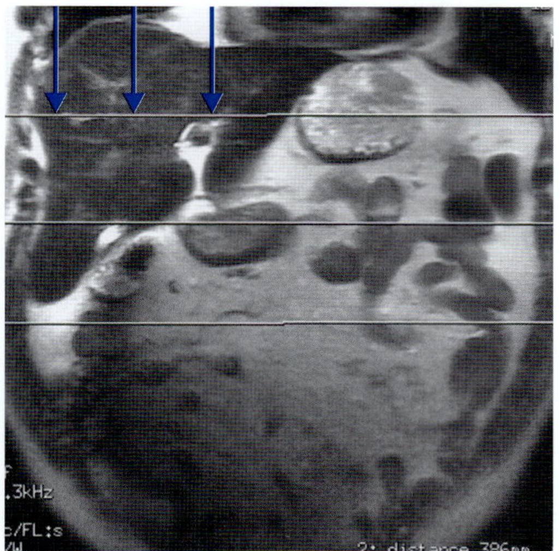

Abb. 7.22 Ein Sättigungspuls von superior vermindert die Flussartefakte.

Erste Messung (Abb. 7.23 u. 7.24)

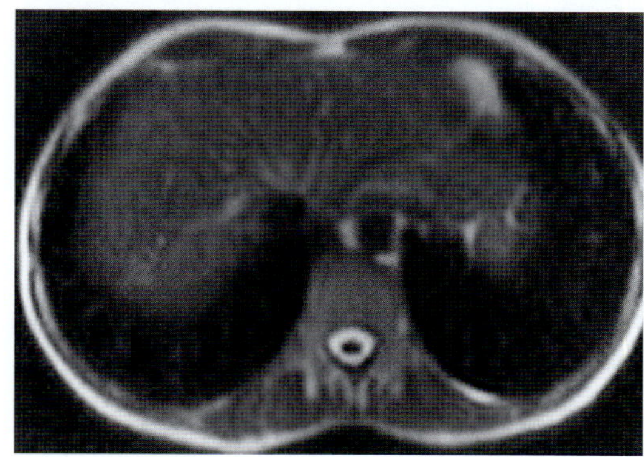

Abb. 7.23 Erste Schicht.

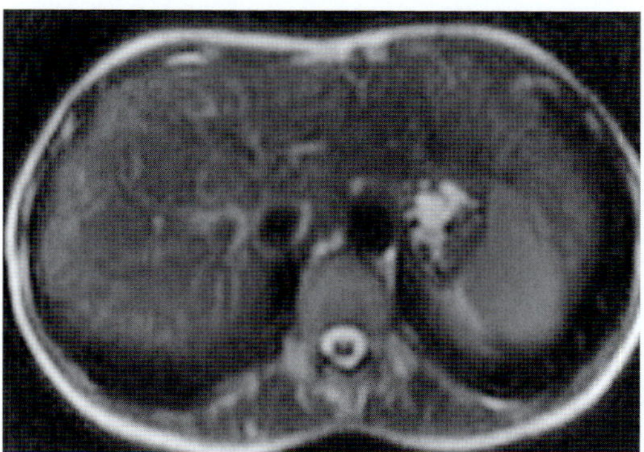

Abb. 7.24 Dritte Schicht.

Zweite Messung (Abb. 7.25 u. 7.26)

In diesem Fall wurden die Schichten 1 und 3 während der ersten Akquisition gemessen (**Abb. 7.23** u. **Abb. 7.24**). Die Schichten 2 und 4 während der zweiten Akquisition (**Abb. 7.25** u. **Abb. 7.26**). Bei der zweiten Akquisition liegt das Zwerchfell tiefer. Der Sättigungspuls (**Abb. 7.27**) wird direkt an die gemessene Schicht gelegt.

Manche Geräte verfügen über die Option Concact. Dabei wird der Saturationspuls direkt an die gemessene Schicht gezogen. Dadurch entstehen weniger Flussartefakte und die Schichten werden nacheinander gemessen (1, 2, 3 etc.). Eine andere Möglichkeit, die Schichten nacheinander zu messen, bietet die Option Sequential.

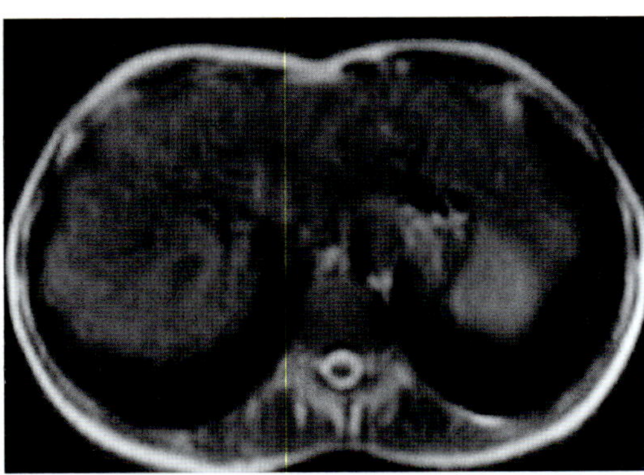

Abb. 7.25 Zweite Schicht.

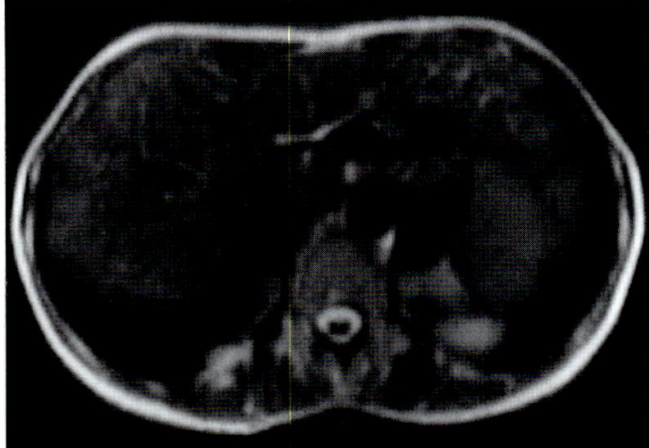

Abb. 7.26 Vierte Schicht.

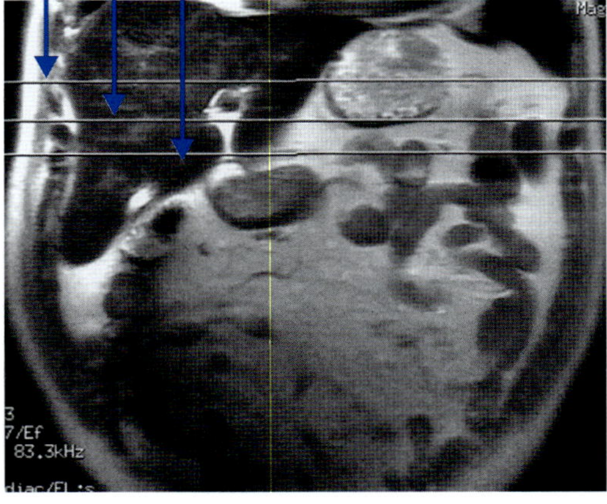

Abb. 7.27 Der Sättigungspuls wird direkt an die gemessene Schicht gelegt.

MERKE

Wenn der Patient den Atem nicht anhalten kann und die Atemfrequenz sehr unregelmäßig ist, kommt es zu starken Bewegungsartefakten. In solchen Fällen ist es ratsam, die Aufnahme ohne Atemsteuerung, dafür aber mit mehreren NEX (NSA) zu machen.

Vorgeschlagene Sequenzen: axiale T2 mit Fettunterdrückung, entweder atemgesteuert oder in Breathold. Einen guten T2-Kontrast geben auch sog. Single Shot-Aufnahmen.

Als T1-Gradient spoiled: Ein Vorteil ist eine kurze Untersuchungszeit, sie kann auch als 2-D- oder 3-D-Block akquiriert werden. Dadurch kann man in einem Atemzug große Bereiche abdecken. Sie ist also für dynamische Aufnahmen gut geeignet.

Nach KM-Gabe sollte man mindestens 3 Phasen messen: arterielle, venöse und späte.

Als zweite Ebene koronare T2 (Single Shot) und T1 nach KM.

Schichtdicke 6 – 8 mm, FOV 40 cm. Wenn wir die Frequenz in Richtung R-L legen, können wir in Phaserichtung (anterior–posterior) das Feld reduzieren, was zusätzlich die Akquisitionszeit verkürzt.

Eine Doppelechoaufnahme erlaubt bei einer Akquisition Bilder mit 2 unterschiedlichen TE-Zeiten herzustellen. Besonders gut geeignet dafür sind die In-Phase- und Out-of-Phase-Aufnahmen bei der Untersuchung der Nebennieren. Dank Chemical Shift erscheinen die Nebennieren schwarz umrandet.

MRCP

Die Galle und die Gallengänge kann man im MRT ohne Kontrastmittel darstellen. Für eine MRCP brauchen wir eine T2-gewichtete Sequenz mit langer TE- und TR-Zeit, sodass die Spins aller anderen Gewebe Zeit haben zu relaxieren. Was bleibt, ist das Signal von Flüssigkeit.

Eine Möglichkeit, diese Untersuchung zu planen, ist ein 3-D-Block an Galle und Pankreas gelegt. Die kann man später rekonstruieren, z. B. in MIP laden und von unterschiedlichen Blickwinkeln betrachten.

Eine andere Möglichkeit ist, Einzelschichten so zu planen, dass sie die Gallengänge bedecken. In unmittelbarer Nähe des Untersuchungsfeldes befinden sich Organe, die gut mit Flüssigkeit gefüllt sind: Magen und Darm. Das Signal von diesen Organen beeinflusst unser Bild negativ. Eine Möglichkeit um dagegenzuwirken ist ein Getränk, das Eisen enthält. Eisen als magnetisches Element zerstört das Signal. Magen und Darm erscheinen als dunkle Auslöschung auf dem Bild.

Thorax

Der Thorax wird eigentlich selten im MR untersucht, bessere Ergebnisse bekommt man im CT.

Im MR untersuchen wir vor allem:

- Mediastinum
- Thoraxwand
- Tumoren der Lunge

Man kann für die Untersuchung der Lunge das Abdomenprotokoll nutzen.

Mammografie

Lagerung:

- auf dem Bauch
- Hände über dem Kopf nach oben ausgestreckt

Dadurch vermeiden wir Einfaltungen.

Für eine MR-Mammografie brauchen wir eine spezielle Spule und eine automatische Spritze. Da es nötig ist, eine dynamische Aufnahme (dieselbe Akquisition mehrmals gestartet) zu machen, muss die Patientin an die Spritze angeschlossen sein.

Vorgeschlagene Serien: sagittale T2-FAT (**Abb. 7.28** u. **7.29**) oder STIR; axiale T2, axiale T2-FAT, oder STIR, axiale T1 dynamisch.

Wir brauchen unbedingt eine T2 ohne Fettsättigung, um eventuelle Lipome zu differenzieren.

Die dynamischen Aufnahmen messen wir axial, entweder als 3-D-Block oder dünnschichtig. Die erste Messung ist nativ, dann geben wir Kontrastmittel als Bolus und starten die Aufnahmen 6- bis 10-mal. Eine Akquisition darf nicht länger als 1,5 min dauern.

Zusätzlich können wir über eine ROI-Messung (**Abb. 7.30**) die KM-Anreicherungskurven darstellen (**Abb. 7.31**).

Die Anreicherungskurve in verdächtigen Läsionen erlaubt, die Diagnose zu differenzieren (**Abb. 7.32**). Schnelle Anreicherung und gleichzeitig schnelle sog. Wash-outs sprechen für Malignität, obwohl es auch Ausnahmen gibt.

Das nächste Problem einer MR-Mammografie, das zu besprechen ist, stellen eventuelle Silikonimplantate dar (**Abb. 7.33**).

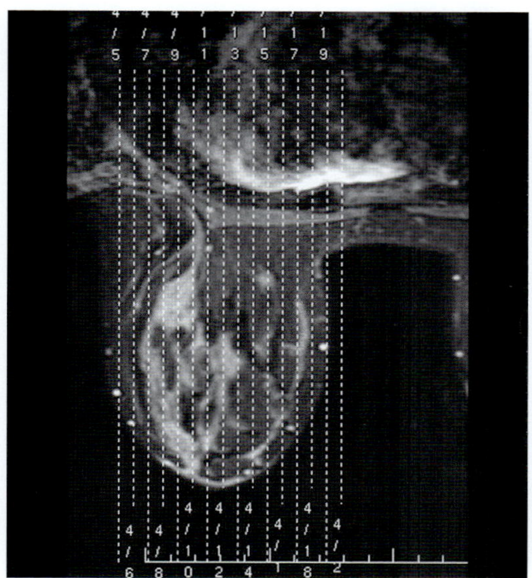

Abb. 7.28 Planung der sagittalen Schichten.

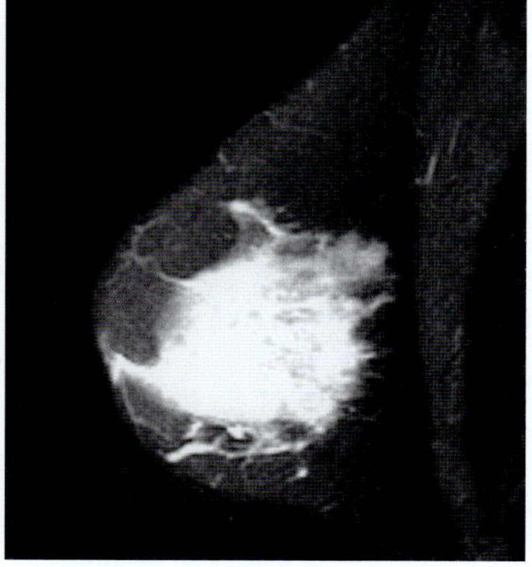

Abb. 7.29 MR-Mammografie sagittal.

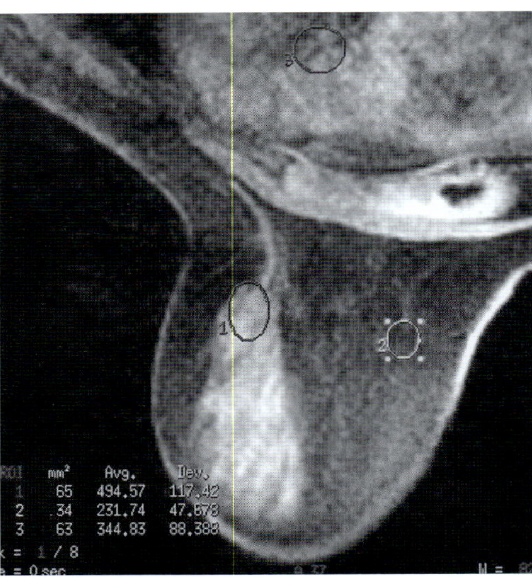

Abb. 7.30 ROI-Messung.

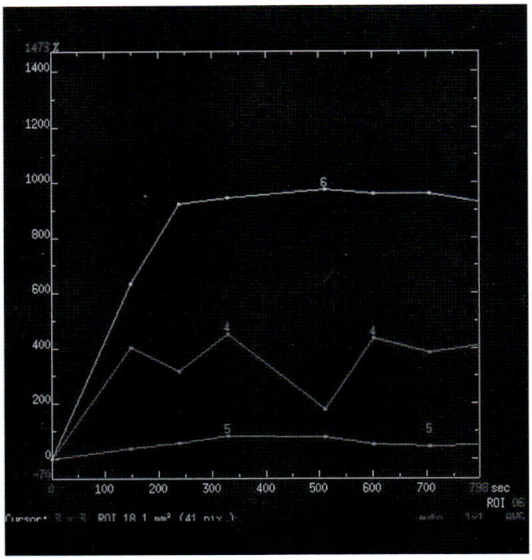

Abb. 7.31 Anreicherungskurven.

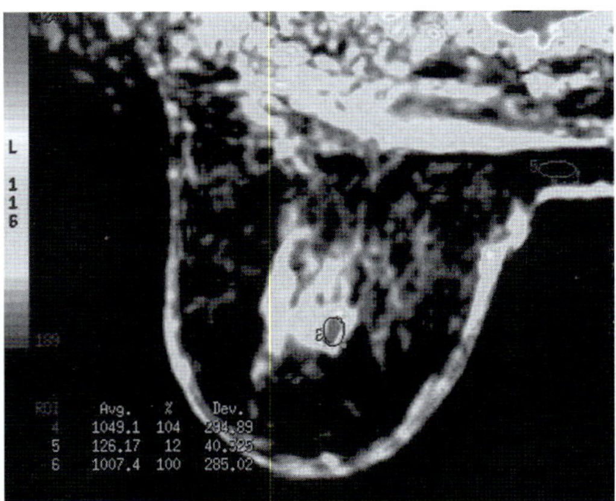

Abb. 7.32 Eine Farbdarstellung zeigt genau die Bereiche der Mehranreicherung.

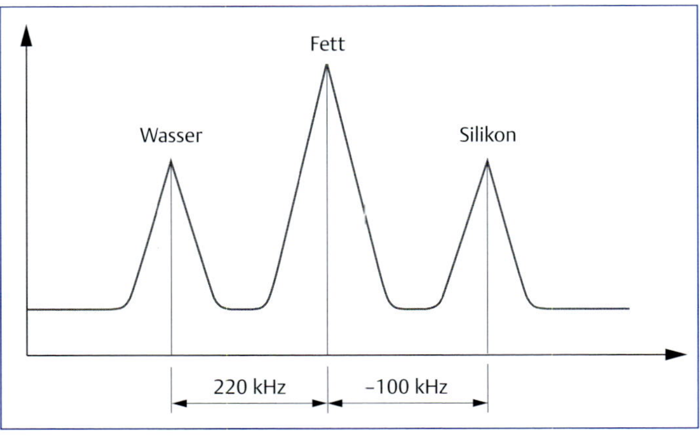

Abb. 7.33 In 1,5 T ist Frequenz von Fett um 220 kHz von Wasser, die Frequenz von Silikon um −100 kHz von Fett verschoben.

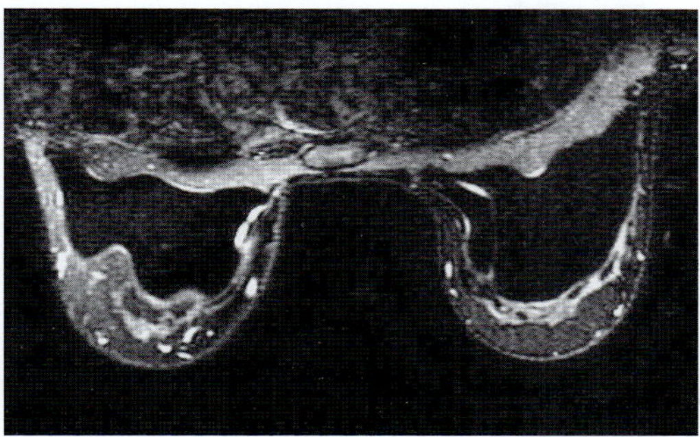

Abb. 7.34 Unterdrückung des Signals von Silikon.

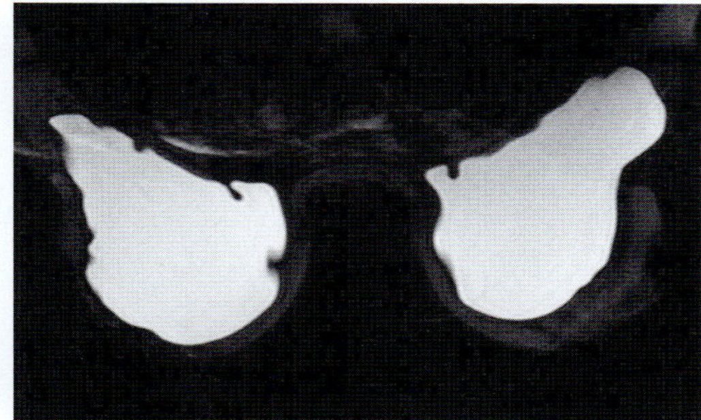

Abb. 7.35 Unterdrückung des Signals von Wasser.

Wir brauchen 2 Aufnahmen, um eventuelle Läsionen und Schädigungen von Silikon richtig darzustellen: eine mit Unterdrückung des Signals vom Silikon (**Abb. 7.34**), eine mit Unterdrückung des Signals vom Wasser (**Abb. 7.35**).

Parametervorschlag für 1,5 T GE:

- Sequenz: Fast Inversion Recovery
- TE: 60
- TR: 6000
- ET: 6
- IT: 150
- Bandbreite: 20
- Auto CF: Fat

Es ist sehr wichtig, das Zentrum auf Fettfrequenz umzustellen. Normalerweise ist das Zentrum auf die Frequenz von Wasser eingestellt.

Herzuntersuchung

Für diese Untersuchung brauchen wir eine Spule, die die parallele Messung ermöglicht. Wir müssen auch über spezielle Programme verfügen, die aus den Messdaten die Herzfunktion errechnen können.

Lagerung:

- Patient liegt auf dem Rücken
- an EKG Elektroden und an eine Spritze angeschlossen

Während der Untersuchung bekommt der Patient ein Medikament, um die Herzschlagrate zu steigern (Belastung) – wir müssen also eine Möglichkeit haben, dieses Medikament zu spritzen: 3-Wege-Anschluss oder zusätzlicher Zugang.

Wir legen auch einen Atemgurt an. Während der Untersuchung geben wir immer wieder Atemkommandos, es ist also ratsam zu überprüfen, ob wir mit dem Patienten kommunizieren können.

Die Alarmklingel nicht vergessen!

Die größte Schwierigkeit dieser Untersuchung liegt daran, die richtigen Ebenen zu finden. Das Herz liegt etwas verdreht, mit der Basis mittig im Mediastinum, mit der Spitze links (**Abb. 7.36**). Wir müssen die lange Achse, kurze Achse und den Vier-Kammer-Blick darstellen.

Wenn ein Gerät über eine Funktion verfügt, die in Echtzeit Bilder akquirieren kann (z. B. Real Time), können wir anhand kurzer Messungen alle 3 Ebenen darstellen und sie dann als eine Art Localizer nutzen. Wenn nicht, müssen wir jede Ebene finden, was erheblich länger dauert.

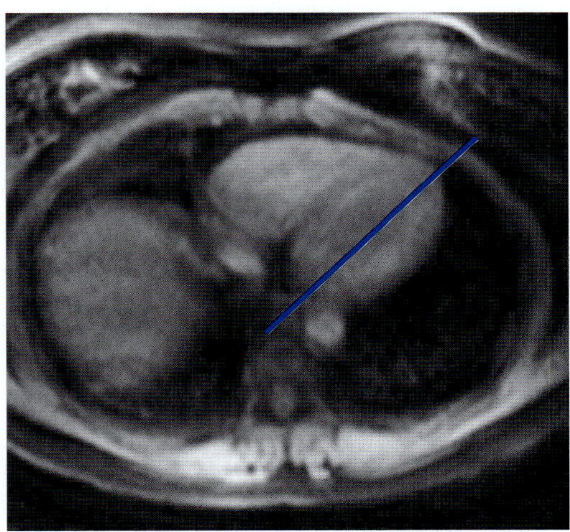

Abb. 7.36 Die sagittale Ansicht durch die linke Kammer und den linken Vorhof.

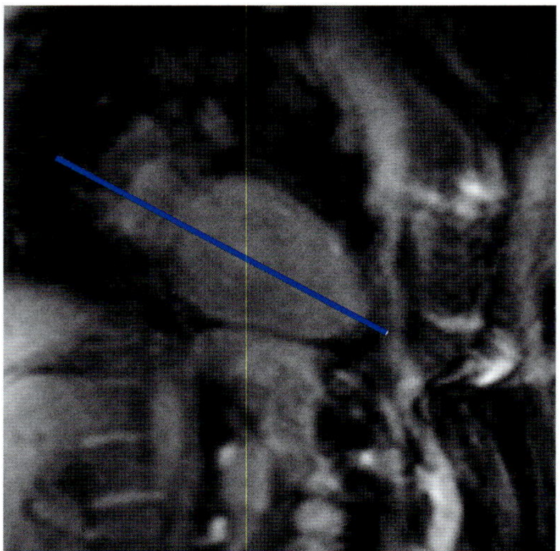

Abb. 7.37 Auf dem Blick linke Kammer–linker Vorhof verbinden wir die Basis mit der Spitze.

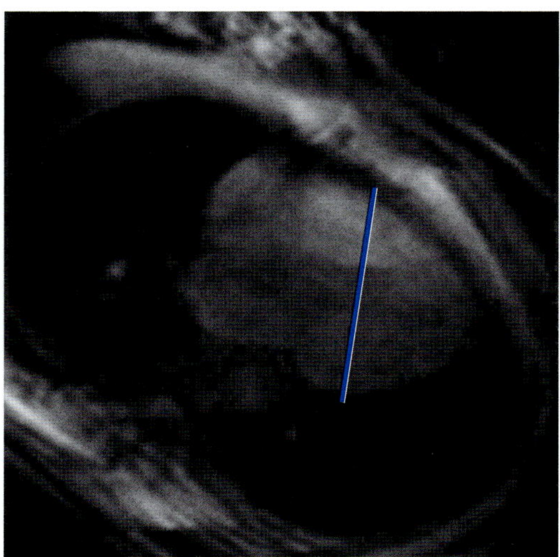

Abb. 7.38 Die kurze Achse: eine Ebene senkrecht zum Septum.

Um die Größe, Morphologie und Funktion darzustellen, brauchen wir einen Vier-Kammer-Blick und die kurze Achse. In diesen Ebenen führen wir folgende Untersuchungen durch:

- Herzfunktion: eine kurze Cine-Sequenz (in Bewegung) FIESTA, HASTE, SPGR, je nachdem was uns zur Verfügung steht. Wir sollten das gesamte Herz im ganzen Zyklus, also von der Systole bis zur Diastole darstellen, wir planen also möglichst viele Phasen.
- Perfusion in Ruhe und Belastung
- Delayed Enhancement, späte Kontrastmittel-Anreicherung

Auf dem 3-D-Localizer planen wir erst unsere Hilfsebene. Auf axialen Schichten wird eine Ebene von der Spitze bis zur Basis über die linke Kammer gelegt (**Abb. 7.37**).

Auf dem Schnitt durch das linke Herz planen wir eine Schicht, die uns einen Blick über die beiden Vorhöfe und die Kammer liefert (**Abb. 7.38**).

Das Ergebnis erinnert an den Vier-Kammer-Blick, aber die Ebenen stimmen noch nicht ganz. Auf diesem Bild planen wir die kurze Achse: axiale Schichten durch beide Kammern (**Abb. 7.39**).

Auf der kurzen Achse planen wir den Vier-Kammer-Blick. Auf den Bildern kurze Achse (**Abb. 7.40**) und Vier-Kammer-Blick (**Abb. 7.41**) können wir die Größe und die Masse des Herzens, die Wanddicke und seine Funktion, Ejection Fraction (Auswurffunktion) und die Blutgeschwindigkeit errechnen.

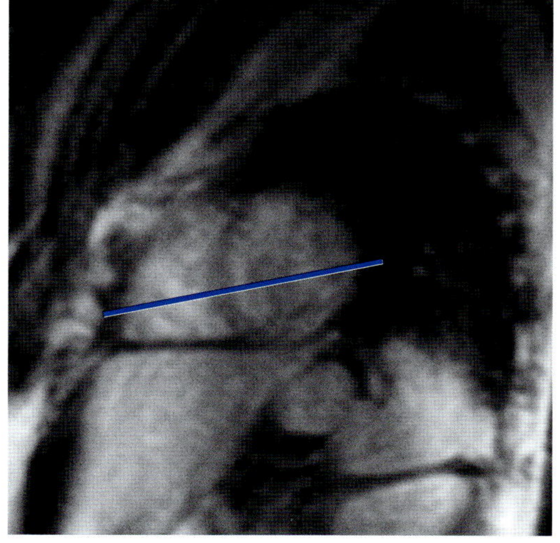

Abb. 7.39 Vier-Kammer-Blick geplant an der kurzen Achse.

Auf der kurzen Achse messen wir die Perfusion. Die Messung verläuft in 2 Phasen:

- Perfusion in Ruhe
- Belastung

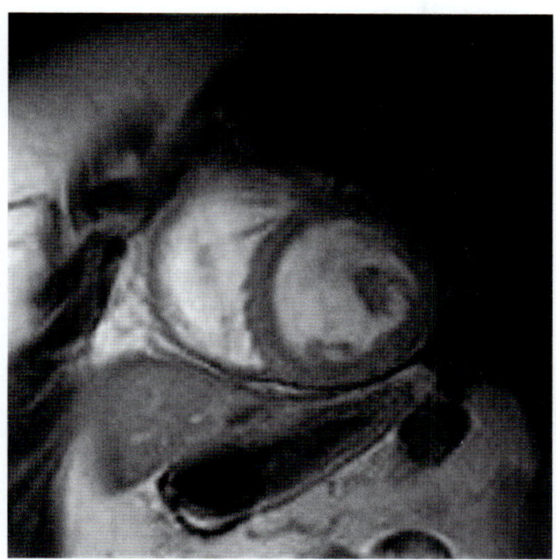

Abb. 7.40 Kurze Achse: linke und rechte Kammer.

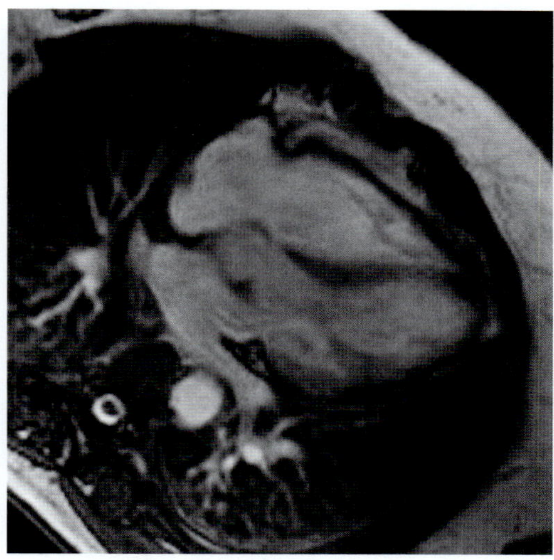

Abb. 7.41 Vier-Kammer-Blick: die Kammer und die Vorhöfe.

CAVE

Bei der Belastungsperfusion sollte ein Arzt anwesend sein. Während der Untersuchung gespritztes Adenosin verursacht eine erhöhte Herzfrequenz, was zu Angstzuständen, Atembeschwerden oder sogar Herz-Rhythmus-Störungen führen kann.

Während der Belastungsperfusion spritzt der Arzt langsam Adenosin, danach wird Kontrastmittel gegeben (**Abb. 7.42**). Da wir wieder das gesamte Herz im ganzen Zyklus darstellen müssen und die Aufnahme nur während einer Akquisition gemessen wird, dauert es länger, als der Patient den Atem anhalten kann. Darüber müssen wir ihn gut aufklären und ihn am Ende der Untersuchung langsam und flach atmen lassen.

Die Belastungsperfusion verlangt eine gute Zusammenarbeit von Arzt, MTRA und Patienten.

MERKE

Eine Perfusion immer über eine Minute laufen lassen. Der Patient muss aufgeklärt werden, dass die Aufnahme so lange dauern wird. Da der Patient seinen Atem nicht so lange anhalten kann, bitten Sie ihn, danach ganz langsam und flach zu atmen.

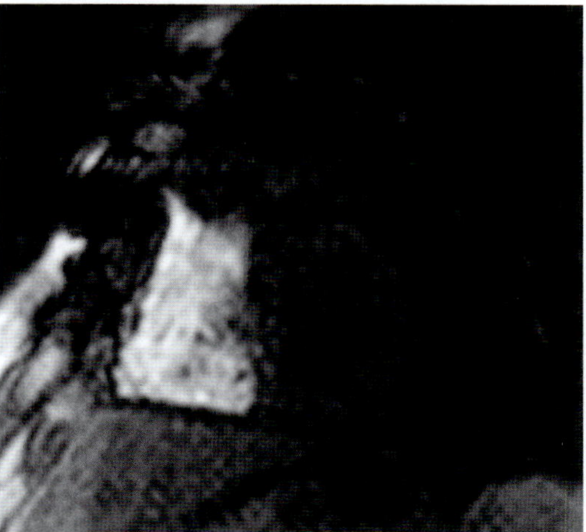

Abb. 7.42 Perfusion nach Belastung.

Zum Ende geben wir nochmals Kontrastmittel und messen das sog. Delayed Enhancement (**Abb. 7.43**), also die späte Anreicherung. Durch die Fettunterdrückung bekommen wir ein Bild mit Kontrastmittelanreicherung in den Wänden. Auf diese Weise stellen wir eventuelle Infarktnarben dar.

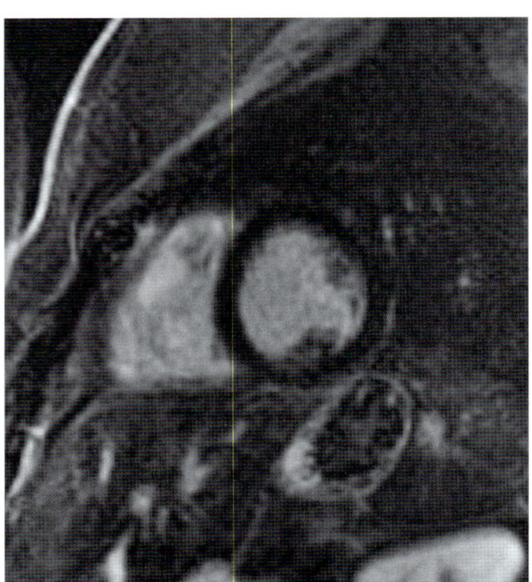

Abb. 7.43 Delayed Enhancement.

Extremitäten

Gelenke

Wir untersuchen vor allem Veränderungen der Gelenke und Weichteile im Zustand nach einem Trauma. Aber auch rheumatische und arthritische Veränderungen und Raumforderungen aller Art kann man sehr gut im MR darstellen.

Wir müssen jede Pathologie in den 2 Wichtungen T1 und T2 und mindestens in 2 Ebenen darstellen.

Bei der Entscheidung darüber, welche Ebene wir darstellen, müssen wir die Lage der Veränderung berücksichtigen. Da sie auf axialen Bildern meist gut zu sehen ist, ist die axiale Schicht unsere erste Wahl.

Wir sollten keine großen Untersuchungsfelder nutzen. Für große Gelenke (Schulter, Hüfte, Knie) reichen 18 – 22 cm, Schichtdicke 3 mm; für Hand oder Fuß weniger (10 – 12 cm, Schichtdicke 2 mm).

Je größer die Matrix, umso besser die Auflösung. Für T1 die Matrix 512 × 256, für T2 mit Fettsättigung ist es besser, eine kleinere Matrix zu nutzen. Der Sättiger zerstört einen Teil vom Signal, es kommt weniger Signal auf ein Pixel und um trotzdem die Qualität zu erhalten, müssen wir länger messen.

Im Allgemeinen können wir für beide, sowohl für T1 wie auch für T2, eine FSE-Sequenz nutzen.

Schulter

Lagerung:

- Patient liegt auf dem Rücken
- evtl. die Gegenseite etwas angehoben
- Arm der untersuchten Seite am Körper entlang in Supination
- um Bewegungen zu vermeiden, ist es gut die Hand z. B. mit einem Sandsack zu fixieren

Manche Spulen muss man mit einem Gurt fixieren, was nicht immer von Vorteil ist. Die Spule bewegt sich dann mit dem Atmen. Es ist besser, sie auf eine andere Weise zu fixieren.

Der Patient bekommt einen Ohrenschutz, eine Alarmklingel und evtl. eine Knierolle, um die Wirbelsäule zu entlasten.

Aufgrund der anatomischen Beschaffenheit ist die Schulter nicht leicht zu untersuchen. Die Planung verlangt große Genauigkeit und anatomische Kenntnisse. Am besten ist es, jede Ebene an 2 verbliebenen zu planen.

Wir fangen mit den axialen PD-FAT oder T2* (**Abb. 7.44**) an. Diese Sequenz erlaubt es, die Knorpel und die Bizepssehne zu beurteilen.

Auf den axialen und sagittalen Bildern planen wir die koronare Aufnahme (**Abb. 7.45**): die Schichten auf den axialen parallel zur Achse des Schulterblattes und auf den sagittalen zur Verlauf des Humerus.

Die sagittale Aufnahme (**Abb. 7.46**) planen wir auf axialen und koronaren Bildern: die Schichten auf den axialen parallel zur Achse des Schulterblattes und auf den koronaren zur Verlauf des Humerus.

Vorgeschlagene Serien: axiale T2* oder PD-FAT, koronare T1 und T2-FAT, sagittale T2.

Feldgröße 18 – 20 cm, Schichtdicke 3 mm.

Frequenzrichtung a.–p. bei sagittalen, R-L bei koronaren und axialen Bildern. NWP muss eingeschaltet werden.

Sternum und Sternoklavikulargelenk

Das ist eine der schwierigsten Untersuchungen. Ein kleines, dünnes Objekt verlangt kleine Felder und dünne Schichten, gleichzeitig brauchen wir eine gute Auflösung. Andererseits verursachen die Atmung und der Herzschlag viele Artefakte.

Eine Möglichkeit um dagegenzuwirken ist die Respiratory Trigger, also das Steuern mit dem Atmen.

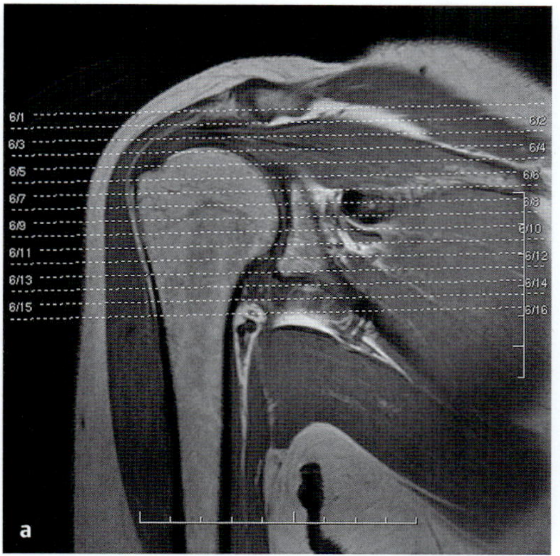

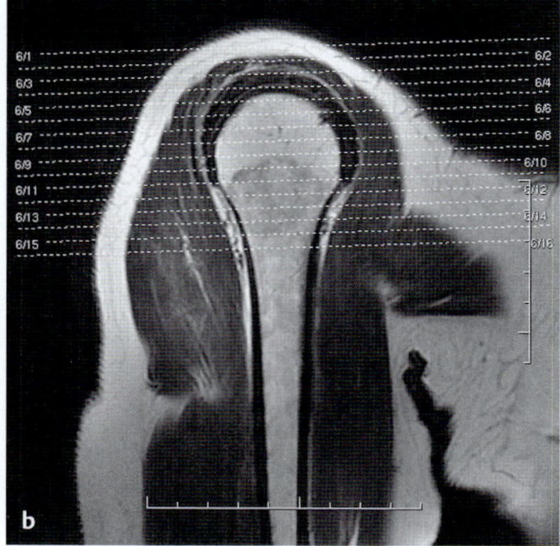

Abb. 7.44 Planung der axialen Schichten.

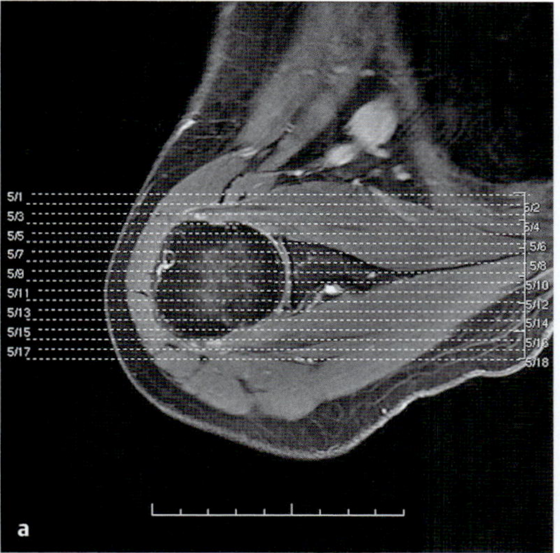

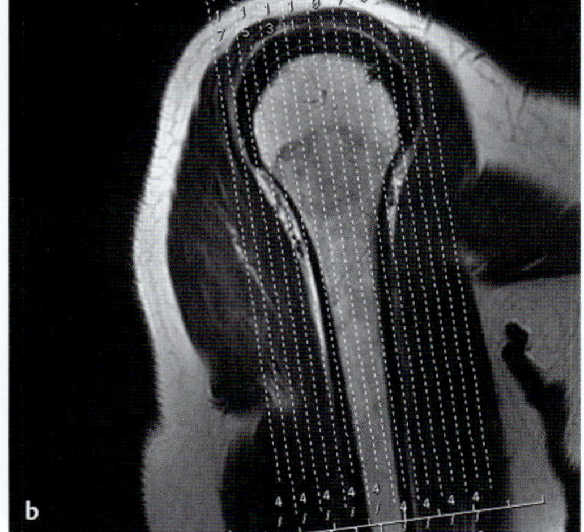

Abb. 7.45 Planung der koronaren Schichten.

Lagerung: am besten auf dem Bauch. Das minimiert etwas die Bewegungsartefakte (die Spule bewegt sich nicht beim Atmen). Wenn wir eine flache zur parallelen Messung geeignete Spule haben, benutzen wir diese, die andere Möglichkeit ist eine Oberflächenspule. Die Body-Spule ist in diesem Fall für die Messung nicht geeignet, sie erzeugt zu viel Rauschen.

Die Spule sollte gut an das Objekt anliegen, deshalb kann es hilfreich sein, sie etwas schräg zu legen, sodass der obere Teil höher liegt. Es ist sehr hilfreich über einen guten Localizer zu verfügen, mit Bildern aller 3 Ansichten.

Vorgeschlagene Serien: axiale T1 und T2, koronare T1, koronare T2-FAT, evtl. sagittale (je nachdem wo der pathologische Befund liegt).

Die Schichten sollten möglichst dünn sein: 2 mm, Feldgröße 12 – 16 cm.

Für die koronaren und sagittalen Bilder benutzen wir die Option NPW. Wir müssen die Richtung der Phase so legen, dass die Pulsartefakte vermieden werden. Auf axialen Bilder R-L.

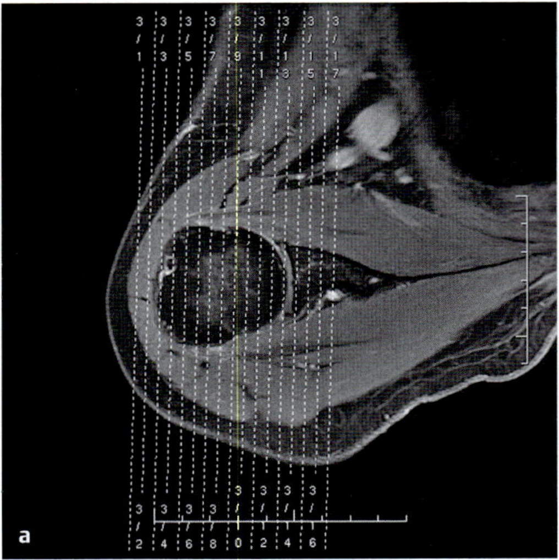

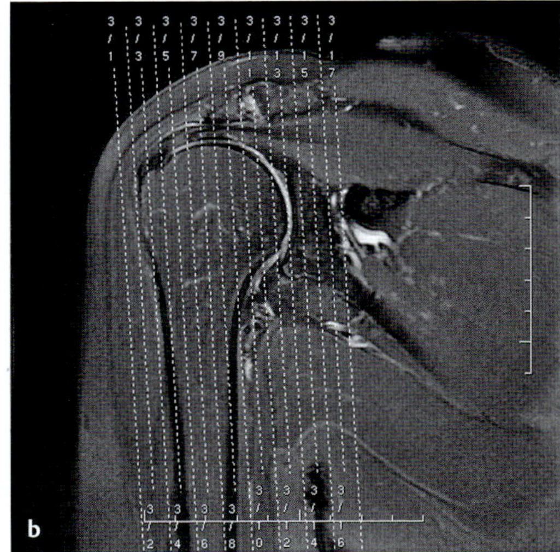

Abb. 7.46 Planung der sagittalen Schichten.

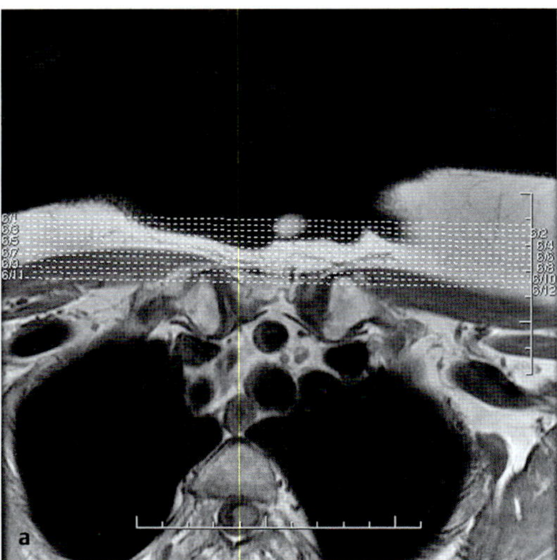

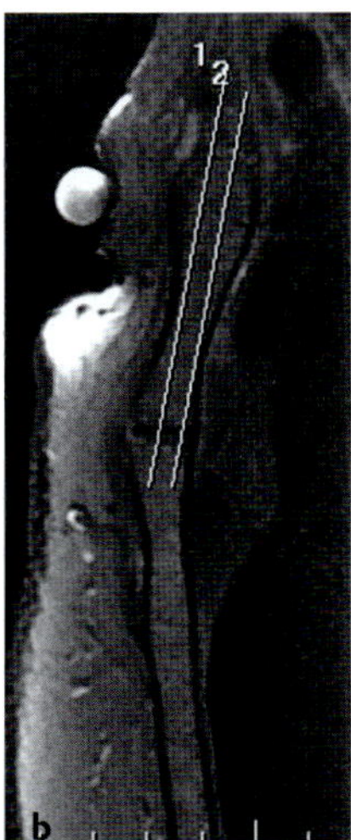

Abb. 7.47 Planung der koronaren Schichten.

Auf den axialen und sagittalen Aufnahmen planen wir die koronaren Schichten (**Abb. 7.47**). Auf den koronaren und sagittalen Aufnahmen planen wir die axialen Schichten (**Abb. 7.48**). Wenn es nötig ist, planen wir auf den koronaren und axialen Bildern die sagittale Aufnahme (**Abb. 7.49**).

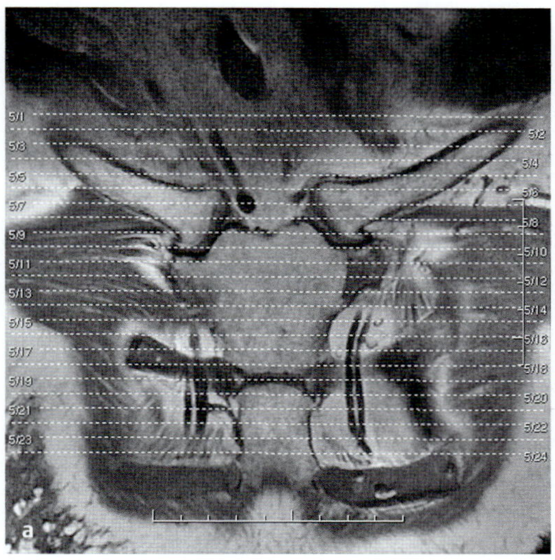

Abb. 7.48 Planung der axialen Schichten.

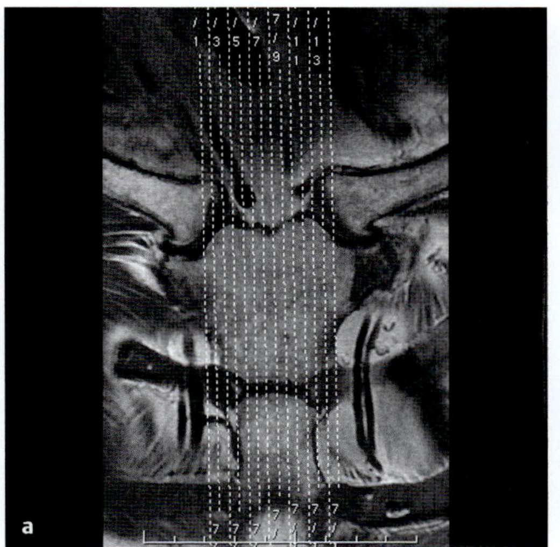

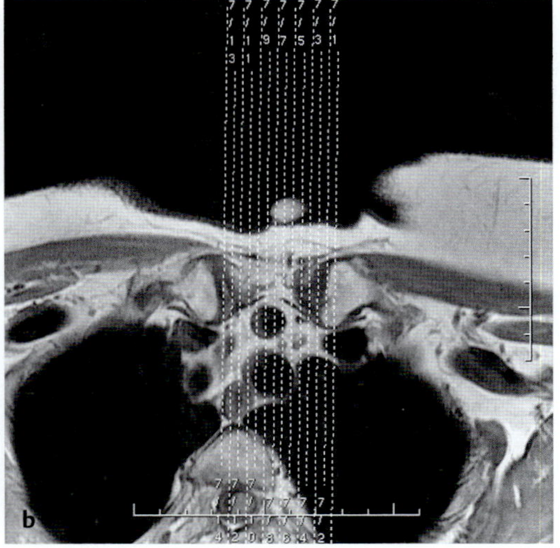

Abb. 7.49 Planung der sagittalen Schichten.

Ellenbogen

Lagerung:

- Patient liegt auf dem Bauch
- Arm ist über dem Kopf ausgestreckt, am besten in Supination

Für den Patienten ist die Lage sehr unbequem, wir sollten also alles tun, um sie etwas zu erleichtern. Die Achsel, den Arm und die Hand mit Kissen unterpolstern sowie ein Kissen unter den Kopf, um Verspannungen zu vermeiden (s. S. 3).

Die Alarmklingel und den Ohrenschutz nicht vergessen.

Sequenzen-Vorschlag: axiale T2-FAT, sagittale T2, koronare T1 und T2-FAT.

Feldgröße 12 – 16 cm, Schichtdicke max. 3 mm.

Für die koronaren und sagittalen Bilder benutzen wir die Option NPW. Wir müssen die Richtung der Phase so legen, dass Pulsartefakte vermieden werden (**Abb. 7.50**).

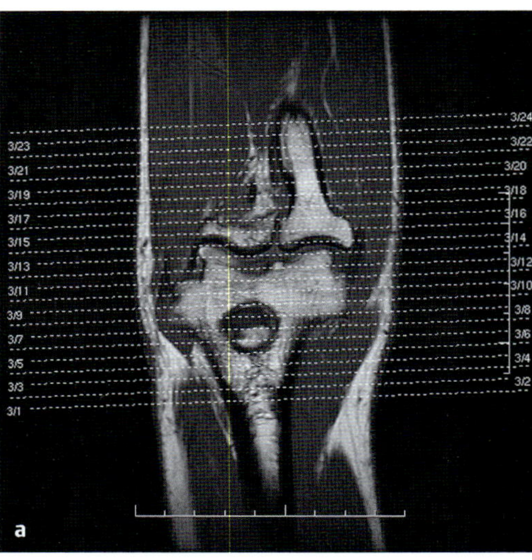

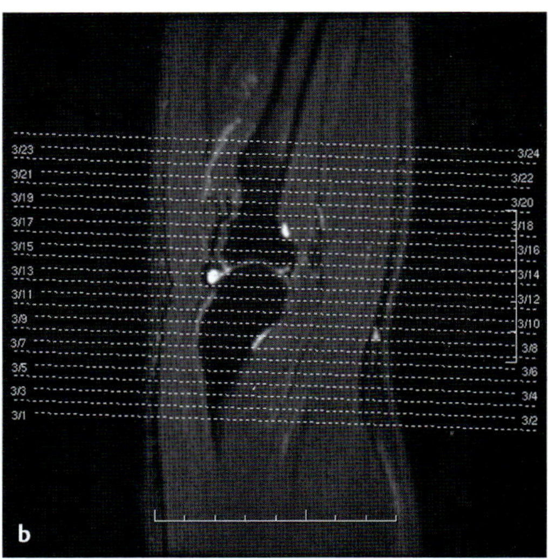

Abb. 7.50 Auf den koronaren und sagittalen Schichten planen wir die axialen Schichten, parallel zur Gelenkspalte.

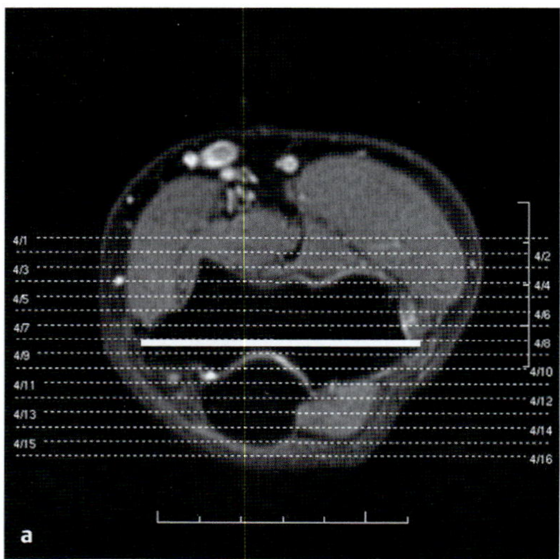

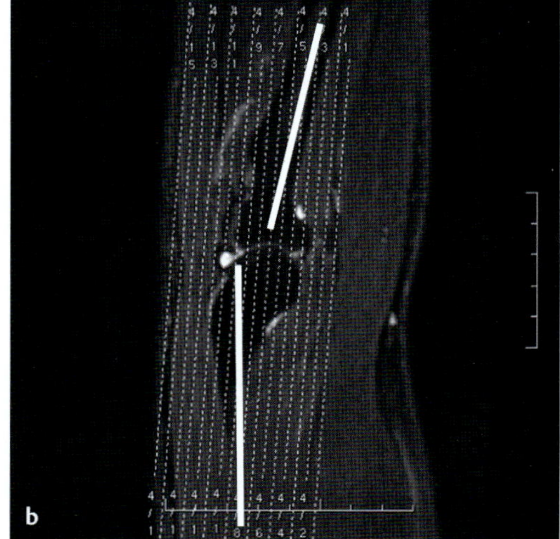

Abb. 7.51 Das Planungsprinzip der koronaren Schichten.

Auf den Bildern R-L, auf den sagittalen a.–p.

Auf den axialen und sagittalen Schichten planen wir die koronare Ebene. In den meisten Fällen kann der Patient den Arm nicht ausstrecken. Es stellt sich also die Frage, wie man die koronaren Schichten planen soll (**Abb. 7.51**)?

Auf einer axialen Schicht verbinden wir Epicondylus humeri radialis und ulnaris und auf sagittaler Schicht neigen wir die Schichten dem Verlauf des Armes. Wenn der Arm ausgestreckt ist und quasi eine gerade Linie bildet, ist es einfach. Was aber, wenn der Ellenbogen angewinkelt ist? Eine Möglichkeit besteht darin, zu schauen, wo die Pathologie liegt. Wenn der Oberarm betroffen ist, legen wir die Schichten parallel zum Humerus, wenn der Unterarm betroffen ist, dann entlang der Unterarmknochen. Auf diese Weise können wir die Anatomie genau darstellen (**Abb. 7.52**).

Die sagittalen Schichten planen wir auf axialen und koronaren Schichten (**Abb. 7.53**).

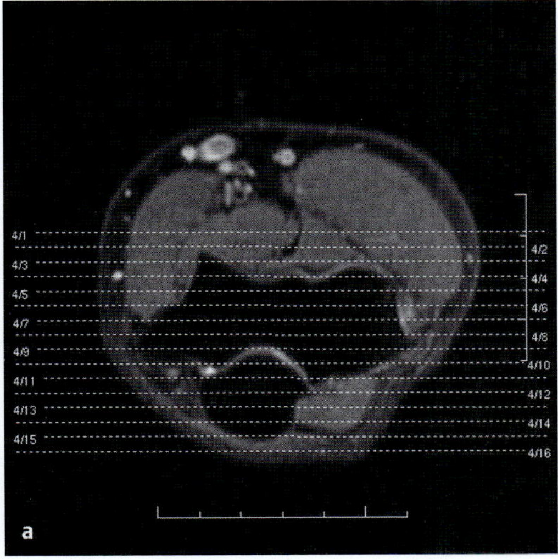

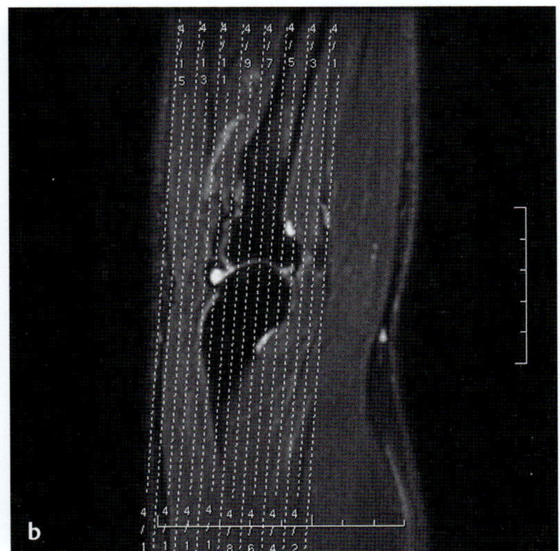

Abb. 7.52 Planung der koronaren Schichten.

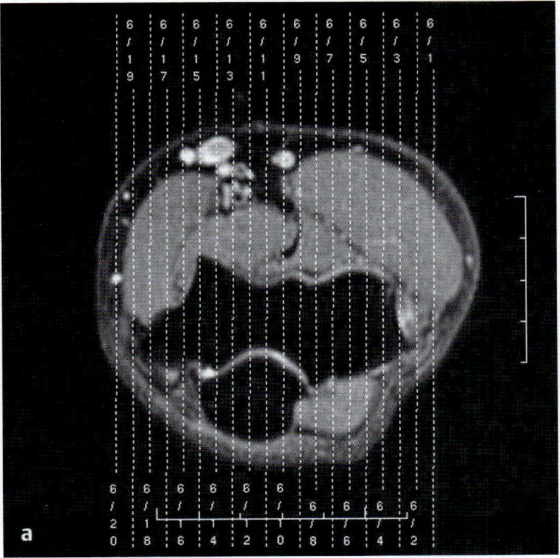

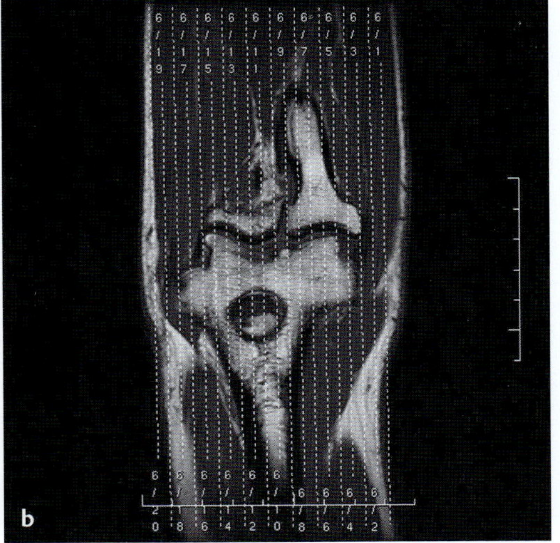

Abb. 7.53 Planung der sagittalen Schichten.

Unterarm und Handgelenk

Lagerung wie bei der Untersuchung des Ellenbogens:

- auf dem Bauch
- Arm über dem Kopf ausgestreckt

Es ist sehr wichtig, den Arm zu unterpolstern, sodass er auf einer festen Unterlage liegt. Der Kopf liegt auf einem Kissen. Auf diese Weise vermeiden wir Verspannungen im Nacken und eine Bewegung des Patienten. Ohrenschutz und Notfallklingel nicht vergessen.

MERKE

Es ist sehr wichtig, die Achselhöhle und den Unterarm richtig zu unterpolstern, um Bewegungsartefakte zu vermeiden!

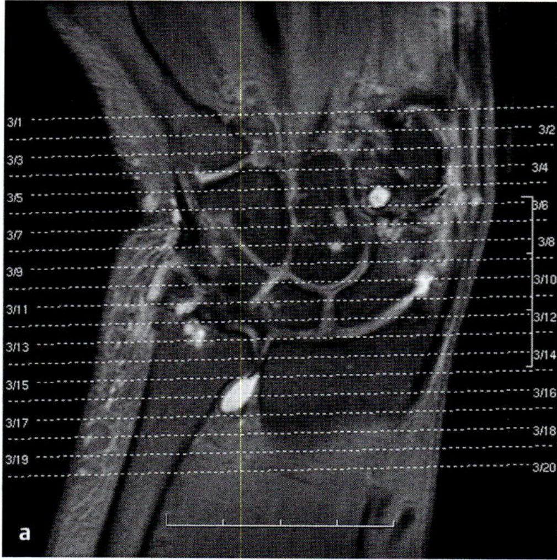

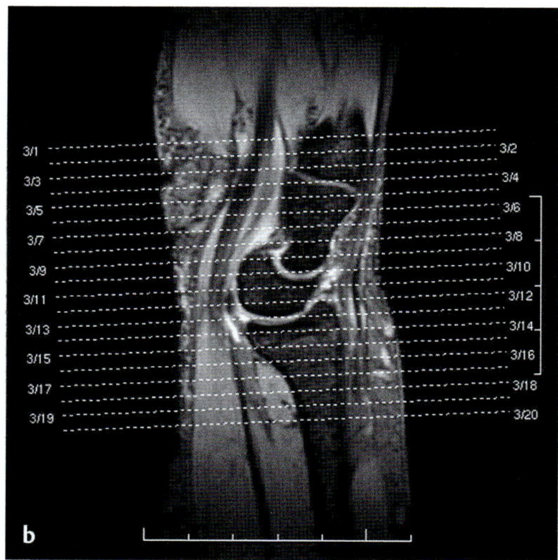

Abb. 7.54 Axiale T2-FAT planen wir auf den koronaren und sagittalen Schichten.

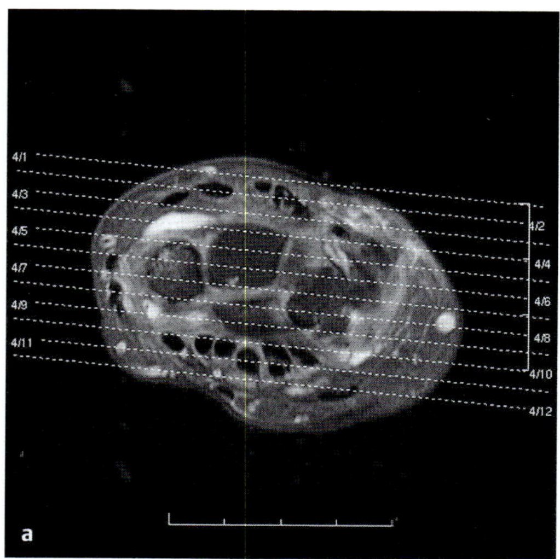

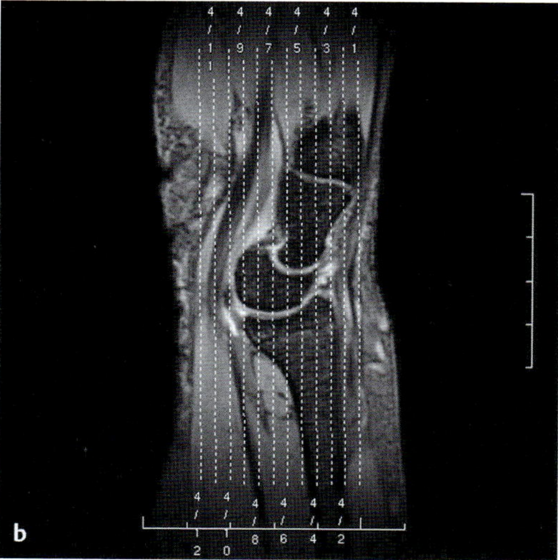

Abb. 7.55 Koronare Schichten planen wir auf den axialen und sagittalen Schichten.

Sequenzen-Vorschlag: T2-FAT (PD; **Abb. 7.54**), koronare T1 und T2-FAT, sagittale PD-FAT oder T2*.

Um Artefakte von pulsierenden Gefäßen zu vermeiden, ist es günstig, Flow Comp einzuschalten oder Sättigungpulse von inferior und superior zu geben.

Feldgröße 10 – 12 cm, Schichtdicke 2 – 3 mm. Für den Unterarm mehr: 20 – 24 cm, Schichtdicke 3 mm.

Damit Gefäßartefakte vermieden werden, ist es günstiger, die Frequenz auf koronaren Bildern in Richtung R-L, auf den sagittalen in Richtung a. – p. zu legen. Wir brauchen in diesem Fall die NPW.

Auf den axialen und sagittalen Bildern planen wir die koronaren Bilder (**Abb. 7.55**). Wenn der Patient den Unterarm etwas schräg hält, müssen wir die Schichten dem Verlauf des Unterarmes anpassen, sodass nachher auf dem Bild alle Handgelenkknochen in einer Ebene sichtbar sind.

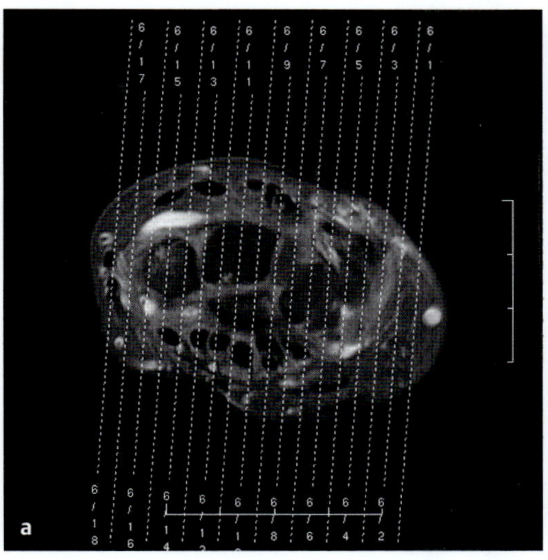

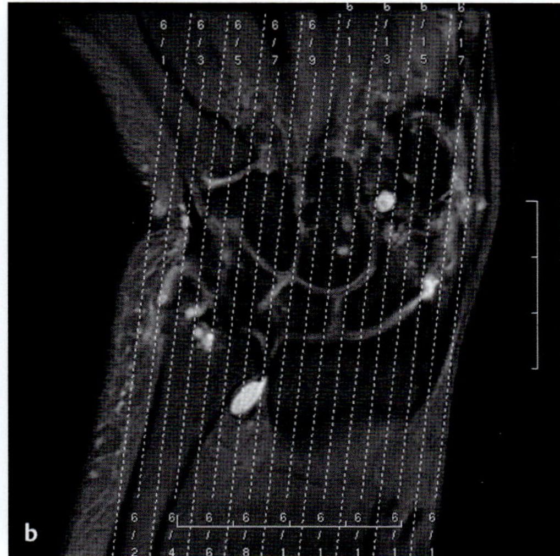

Abb. 7.56 Die dritte Ebene (sagittale Bilder) werden auf den axialen und koronaren Aufnahmen geplant.

Die sagittalen Schichten verlaufen parallel zum Verlauf des Unterarms. Wir planen sie auf den axialen und koronaren Bildern (**Abb. 7.56**).

Hand und Finger

Die Lagerung: wie bei der Untersuchung des Ellenbogens und des Handgelenks.

Wenn der Patient die Hand in einer Ebene mit ausgestreckten Fingern legt, ist es einfacher, die Schichten richtig zu planen. Um das zu erreichen lagern wir die Hand auf einer festen Unterlage (**Abb. 7.57**).

Sequenzen-Vorschlag: axiale T2-FAT (PD), T1, koronare T1 und T2-FAT, sagittale T2*.

Dünne Schichten 2 mm, Feldgröße nach Bedarf 16 – 20 cm.

Frequenzrichtung: axiale Bilder R-L, das Feld in Richtung der Phase können wir reduzieren. Bei den koronaren und sagittalen Bildern kann die Richtung S-I sein.

Auf koronaren und sagittalen Bilder planen wir die axialen Schichten (**Abb. 7.58**).

Auf den axialen und sagittalen Bildern planen wir die koronaren Schichten (**Abb. 7.59**). Auf den axialen Bildern legen wir die Schichten parallel zur Gelenkfläche und auf sagittalen neigen wir sie dem Verlauf der Fingerknochen.

Ähnlich verfahren wir bei der Planung der sagittalen Schichten (**Abb. 7.60**).

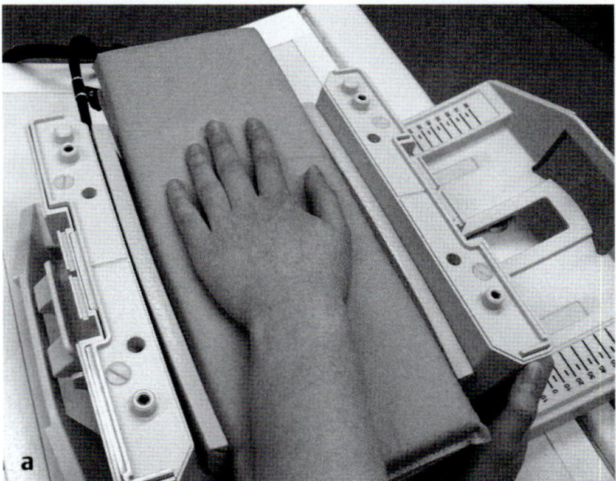

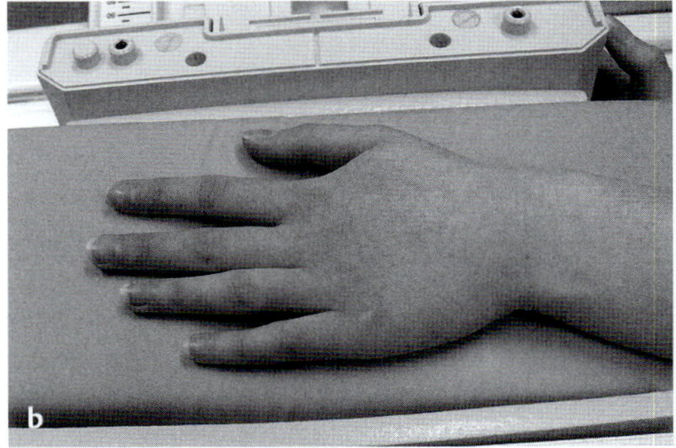

Abb. 7.57 Die Lagerung der Hand.

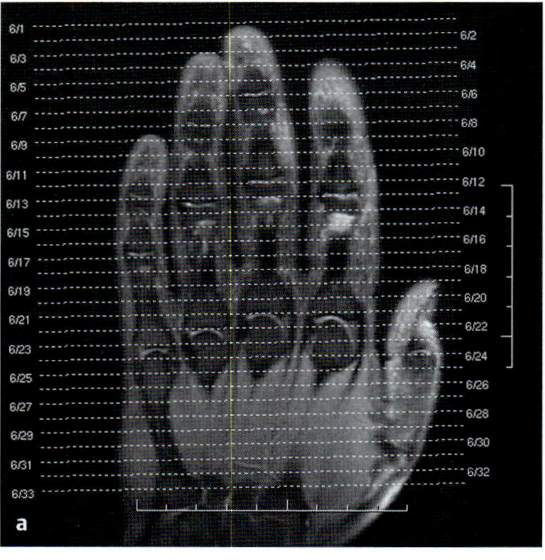

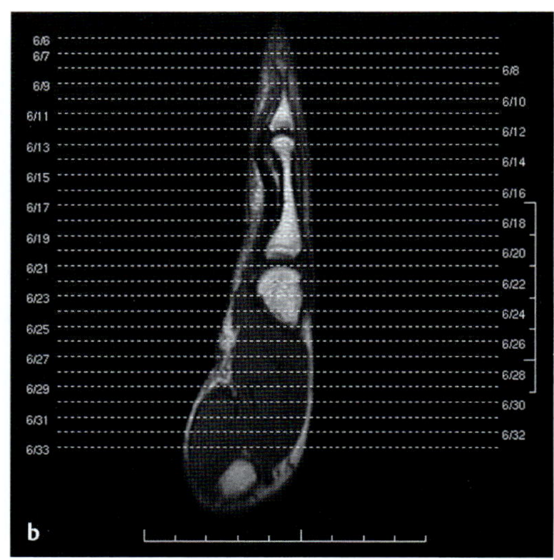

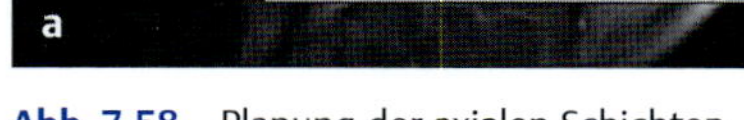
Abb. 7.58 Planung der axialen Schichten.

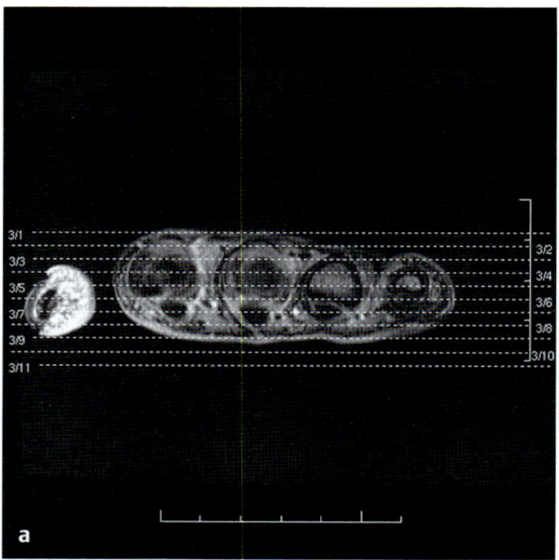

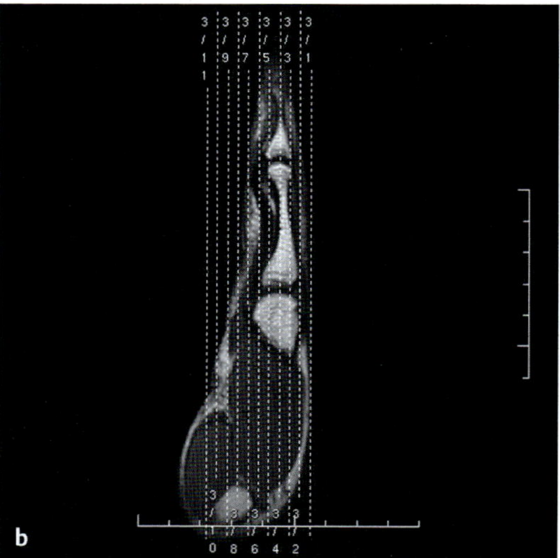

Abb. 7.59 Planung der koronaren Schichten.

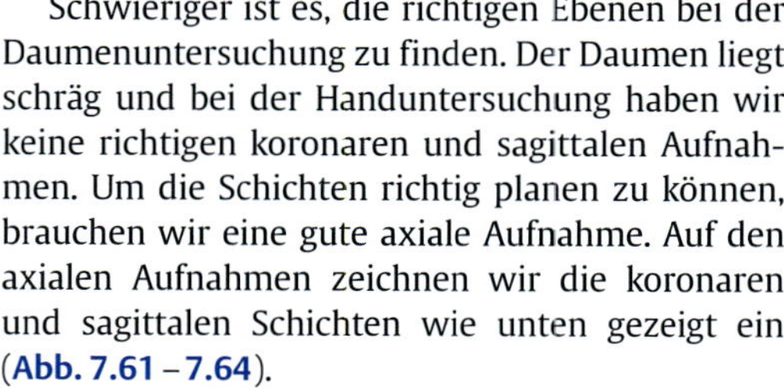
Schwieriger ist es, die richtigen Ebenen bei der Daumenuntersuchung zu finden. Der Daumen liegt schräg und bei der Handuntersuchung haben wir keine richtigen koronaren und sagittalen Aufnahmen. Um die Schichten richtig planen zu können, brauchen wir eine gute axiale Aufnahme. Auf den axialen Aufnahmen zeichnen wir die koronaren und sagittalen Schichten wie unten gezeigt ein (**Abb. 7.61 – 7.64**).

MERKE

Die koronaren und sagittalen Schichten des Daumens werden am besten an axialen Aufnahmen geplant: parallel zur Grundgelenkspalte (**Abb. 7.61 – 7.64**).

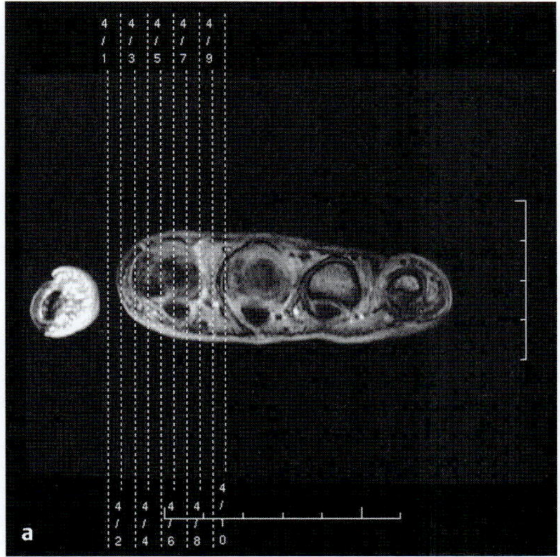

Abb. 7.60 Planung der sagittalen Schichten.

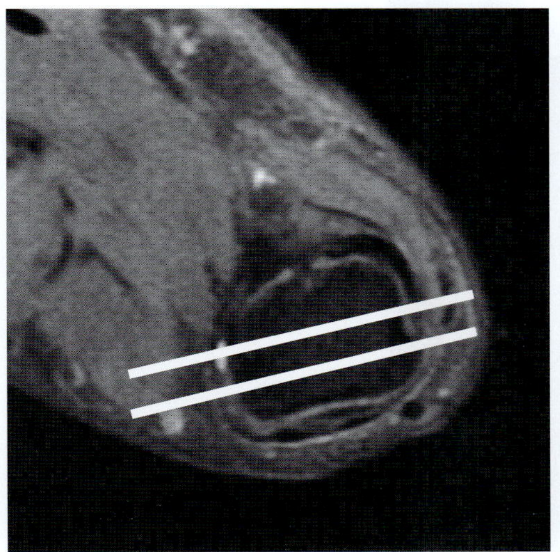

Abb. 7.61 Planungsprinzip der koronaren Schichten.

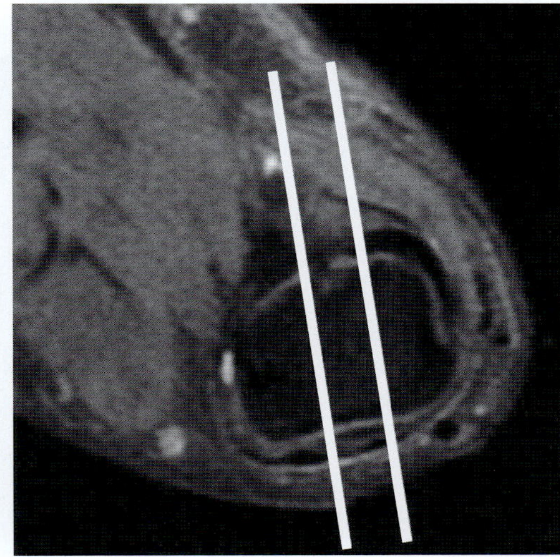

Abb. 7.62 Planungsprinzip der sagittalen Schichten.

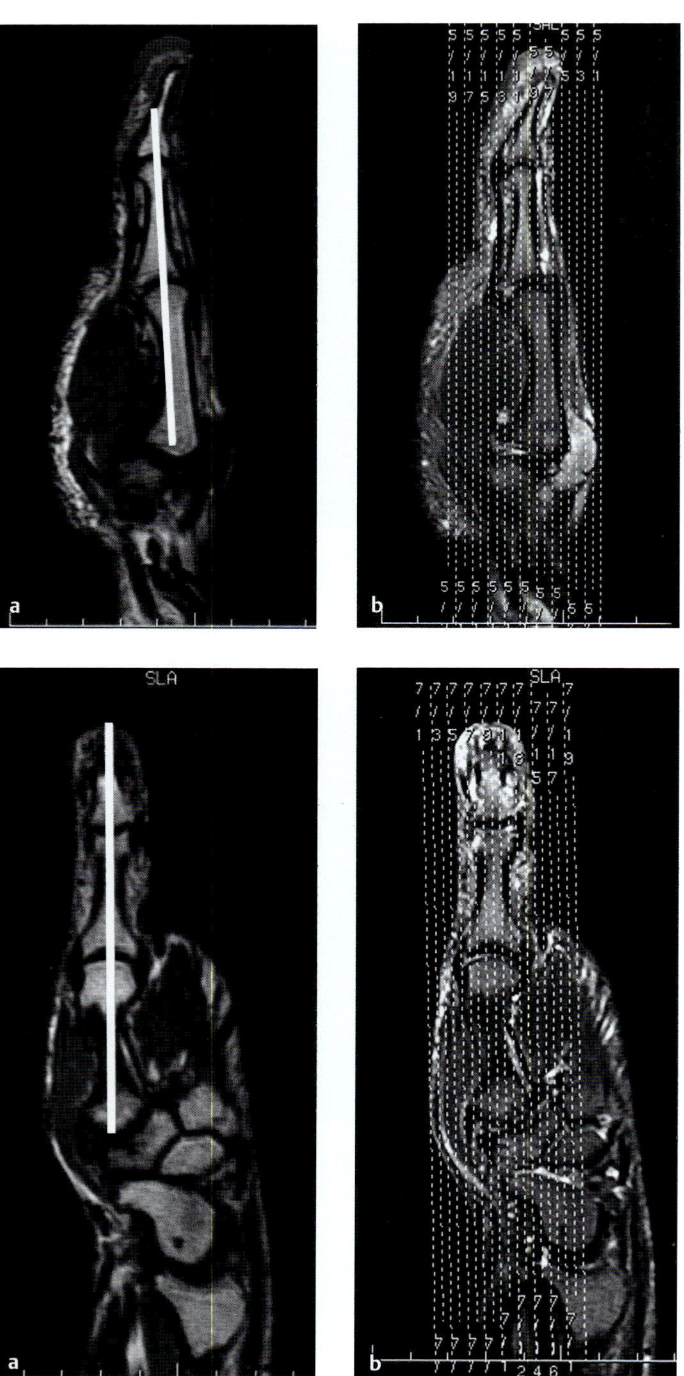

Abb. 7.63 Planung der koronaren Schichten.

Abb. 7.64 Planung der sagittalen Schichten.

Hüfte

Lagerung:

- Patient liegt auf dem Rücken
- Füße leicht nach innen gedreht
- um Bewegung zu vermeiden, Beine mit einem Gurt festbinden
- kleines Kissen unter den Knien (nicht zu groß)
- Beine sollten möglichst gerade in einer Ebene liegen

Ohrenschutz und Notfallklingel nicht vergessen!

Sequenzen-Vorschlag: axiale T2-FAT und T1 (**Abb. 7.65**), koronare T1 und T2-FAT (PD), sagittale T2* oder PD-FAT, evtl. als 3D, um die Knorpel gut beurteilen zu können.

Schichtdicke 3 – 4 mm, Feldgröße 36 cm.

Bei der Untersuchung der Hüfte sind die Sättigungspulse von inferior und superior nötig.

Bei der Phaserichtung anterior-posterior ist es nicht notwendig, die Option NPW (FOS) zu benutzen. Wir können dann auch das Feld in Phaserichtung reduzieren.

Auf den axialen Schichten planen wir die koronare T2-FAT- und T1-Messung (**Abb. 7.66**). Ähnlich wie bei der axialen Messung Sättigungspulse von superior und inferior geben oder Flow Comp. In den meisten Fällen brauchen wir auch die Option NPW, sonst kommt es zum Einklappen an den Seiten.

Der Knorpel ist gut auf den sagittalen Bildern zu beurteilen. Es ist auch vorteilhaft, sie in einem 3-D-Bild darzustellen (**Abb. 7.67**). Wir planen die Messung auf einem axialen Bild.

Bei Dysplasie der Hüfte ist eine schräg axiale Aufnahme notwendig (**Abb. 7.68**).

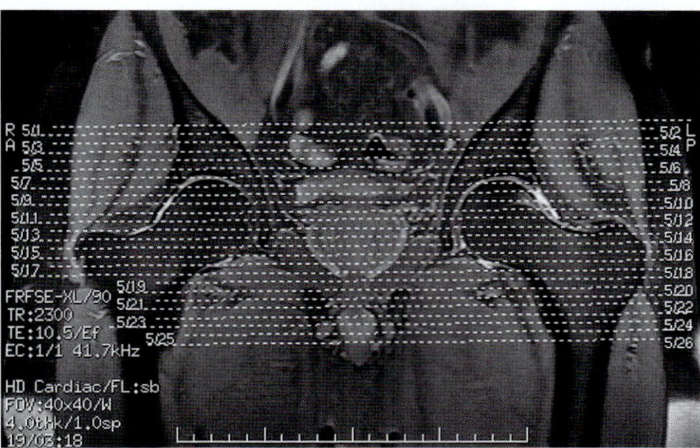

Abb. 7.65 Planung der axialen Schichten.

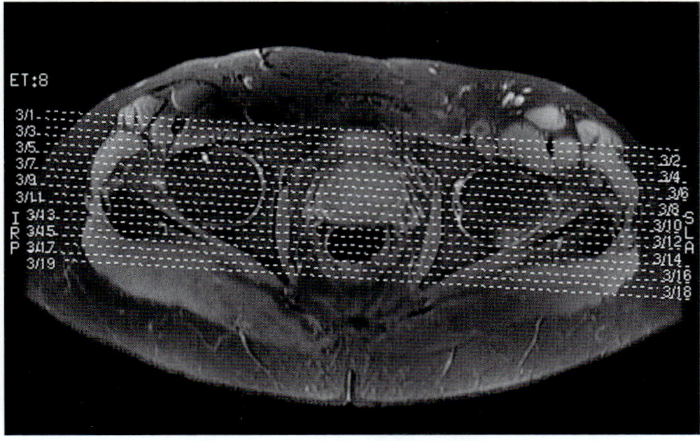

Abb. 7.66 Planung der koronaren Schichten.

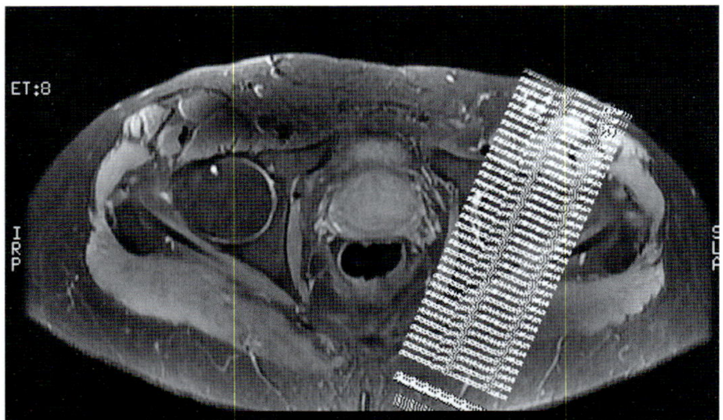

Abb. 7.67 Sagittale 3D T2*.

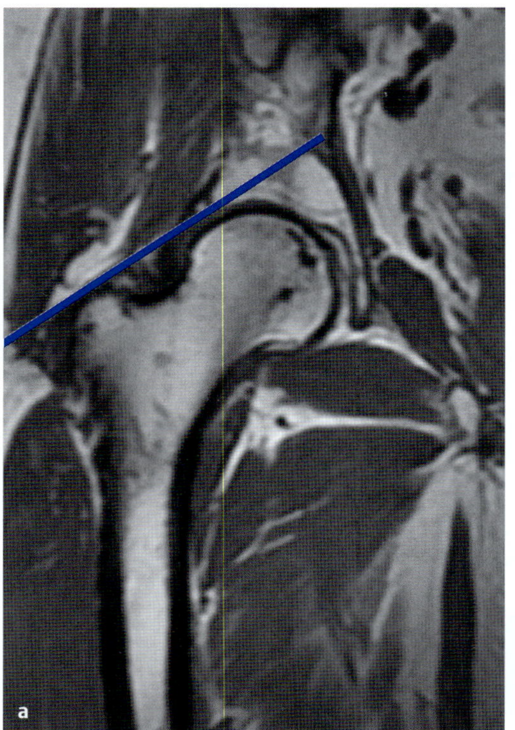

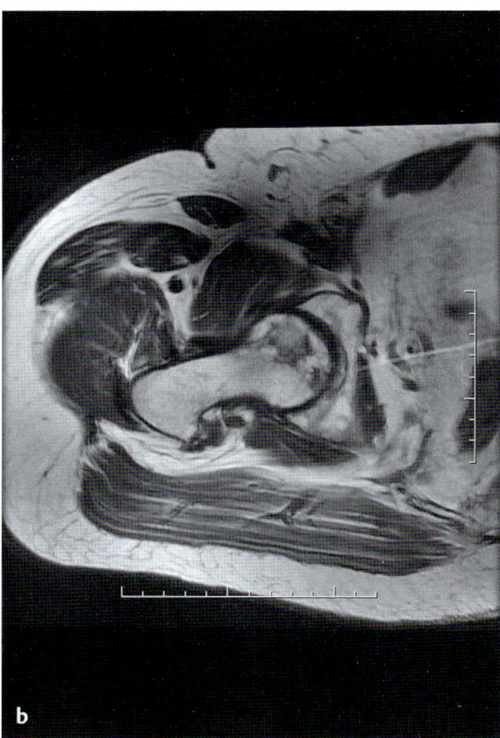

Abb. 7.68 Dysplasie. Schräg axiale Aufnahmen: Eine Linie verbindet den Trochanter major mit dem Azetabulum.

Knie

Lagerung:

- Patient liegt auf dem Rücken
- Füße zuerst

Das untersuchte Knie gut in der Spule fixieren, es ist vorteilhaft, auch den Fuß zu fixieren. Auf diese Weise vermeiden wir unwillkürliche Bewegungen.

Bei dieser Untersuchung bleibt der Kopf außerhalb der Röhre; trotzdem den Ohrenschutz und Notfallklingel nicht vergessen.

Sequenzen-Vorschlag: axiale PD-FAT, koronare T2* oder PD-FAT, sagittale T1 und T2-FAT.

Schichtdicke 3 mm, Feldgröße 16 – 18 cm.

Auf den axialen und sagittalen Bildern planen wir die koronaren Schichten (**Abb. 7.69**), parallel zu beiden Femur condyli und auf einem sagittalen Bild entlang des Unter- und Oberschenkels neigen. Diese Aufnahme erlaubt die Beurteilung der Knorpel und der Seitenbänder.

Frequenzrichtung R-L.

Auf den axialen und koronaren Bildern planen wir die sagittalen Aufnahmen (**Abb. 7.70**). Wir ver-

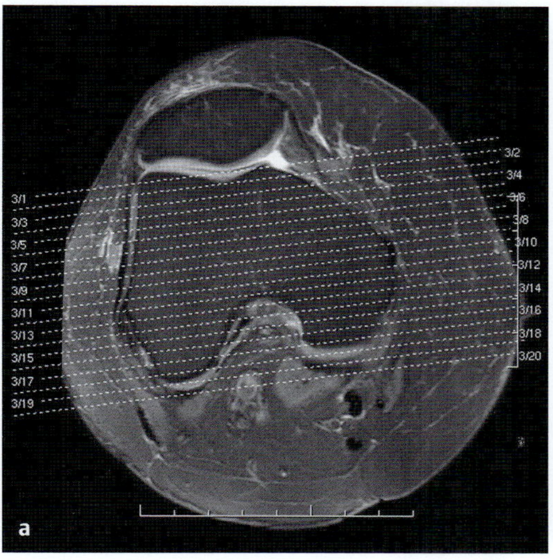

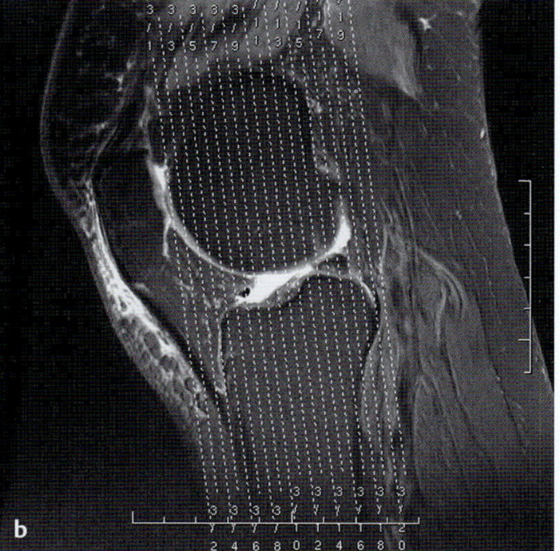

Abb. 7.69 Planung der koronaren Aufnahmen.

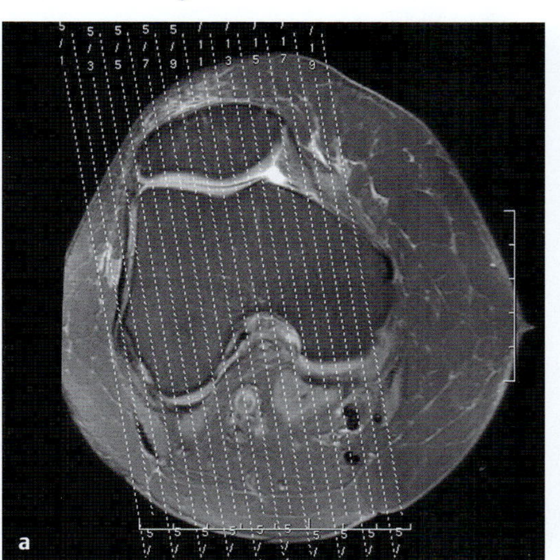

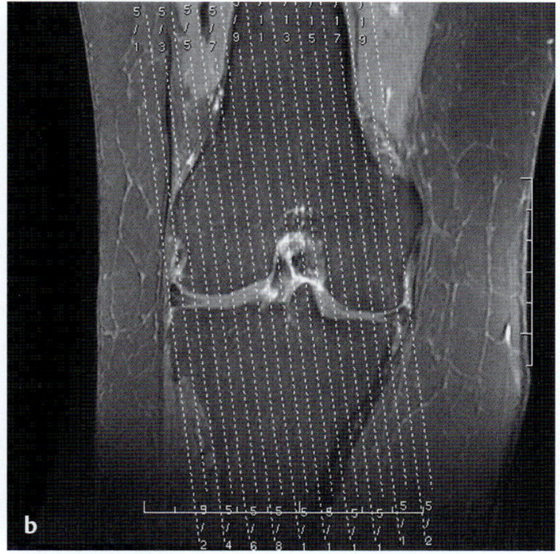

Abb. 7.70 Planung der sagittalen Schichten.

fahren hier ähnlich wir bei der koronaren Messung: auf einem axialen Bild parallel zum Oberschenkel und auf einem koronaren Bild parallel zum Kreuzband. Auf diese Weise haben wir unter den sagittalen Bildern eine Schicht, auf der das Kreuzband in seinem ganzen Verlauf zu sehen ist.

Frequenzrichtung a. – p.

Auf den koronaren und sagittalen Bildern planen wir die axialen Aufnahmen (**Abb. 7.71**). Die axialen Aufnahmen zeigen den Knorpel im Retropatellarraum und den Raum zwischen Fibula und Tibia.

Frequenzrichtung a. – p.

Sprunggelenk

Lagerung:

- Patient liegt auf dem Rücken
- Fuß in der Spule gut abgepolstert
- Rolle unter die Knie legen, Lage ist so angenehmer für Patienten

Ohrenschutz und Notfallklingel nicht vergessen.

Sequenzen-Vorschlag: axiale T2-FAT (PD; **Abb. 7.72**), koronare T2* oder PD-FAT, sagittale T1

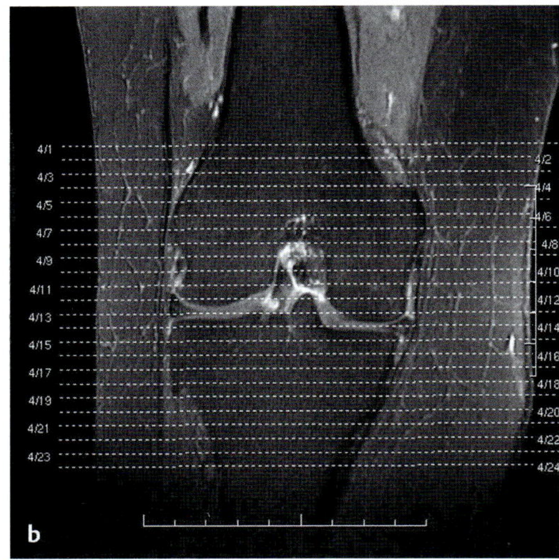

Abb. 7.71 Planung der axialen Schichten.

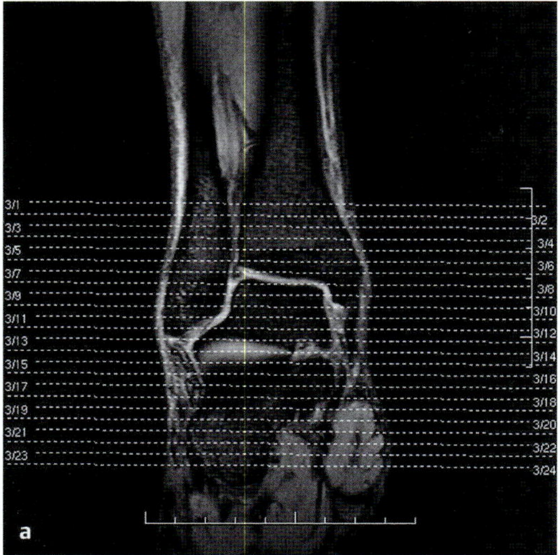

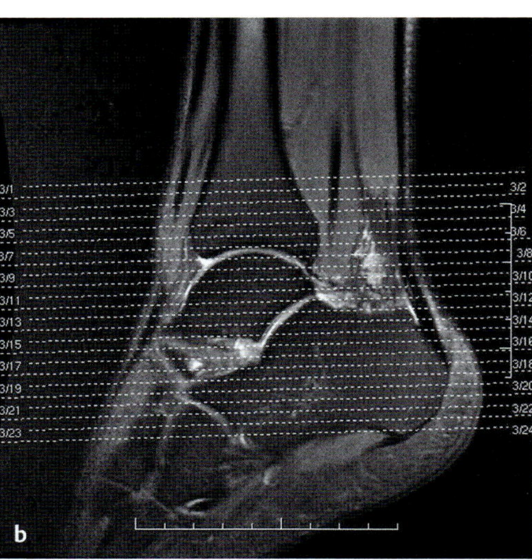

Abb. 7.72 Planung der axialen Schichten.

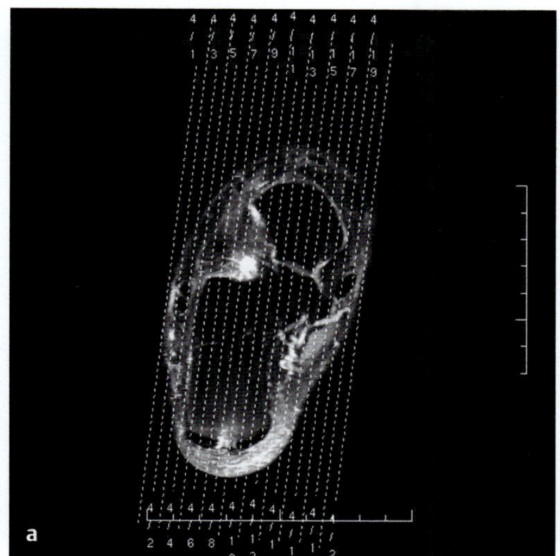

Abb. 7.73 Planung der sagittalen Schichten.

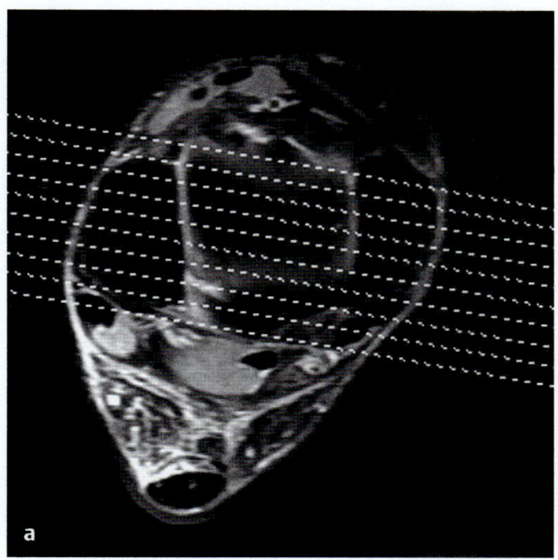

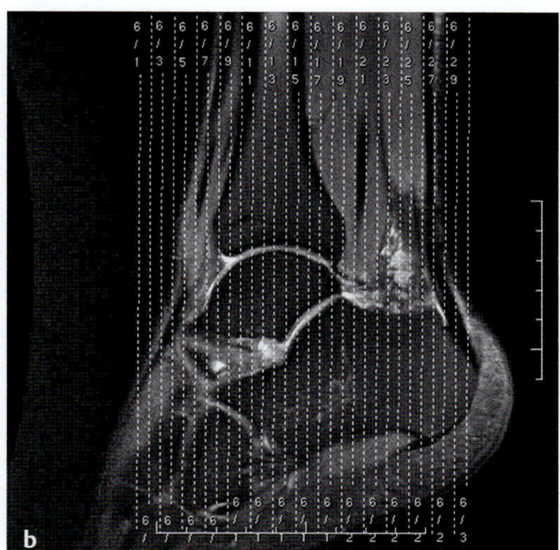

Abb. 7.74 Planung der koronaren Schichten.

und T2-FAT. Schichtdicke 3 mm, Feldgröße 16 – 18 cm.

Auf den axialen und koronaren Schichten planen wir die sagittalen Aufnahmen, parallel zu Kalkaneus und dem Unterschenkel (Abb. 7.73). Die Gelenkspalte sollte orthograd getroffen werden.

Frequenzrichtung: a. – p.

Auf den axialen und sagittalen Schichten planen wir die koronaren Aufnahmen (Abb. 7.74). Die koronare Aufnahme zeigt gut die Seitenbänder.

Frequenzrichtung a. – p.

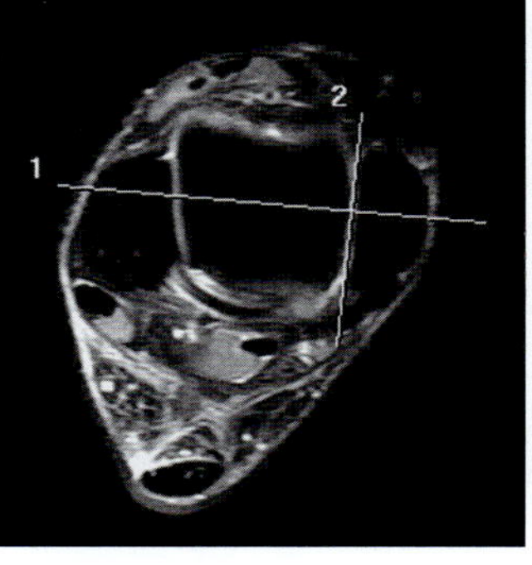

Abb. 7.75 Prinzip der Planung der koronaren (1) und der sagittalen (2) Schichten.

Fuß

Eine richtige stabile Platzierung des Fußes ist nicht einfach. Es gibt spezielle Spulen zur Untersuchung des Fußes, leider sind diese nicht immer vorhanden. Es ist am besten, wenn der Patient den Fuß in eine Spule stellen kann. Der Fuß liegt dann in einer Ebene, bewegt sich nicht und es ist einfacher, die richtige Ebene zu finden. Um das zu erreichen, legen wir eine große Rolle unter die Knie und lassen den Fuß auf eine flache Unterlage in der Spule stellen (**Abb. 7.76** u. **Abb. 7.77**). Eine andere Möglichkeit: Gut bewegliche Patienten kann man auch in Bauchlage gut untersuchen. Auf jeden Fall muss der Fuß gut fixiert sein.

MERKE

Wenn wir keine spezielle Spule für die Untersuchung des Fußes haben, lassen wir den Patienten den untersuchten Fuß auf eine Unterlage in der Kniespule stellen (**Abb. 7.77**).

Es ist wichtig, einen guten Localizer zu haben, auf dem wir alle 3 Ebenen gut darstellen können.

Sequenzen-Vorschlag: axiale T1 und T2-FAT (PD), koronare T1 und T2-FAT, sagittale PD-FAT.

Schichtdicke 2 – 3 mm, Feldgröße 20 – 22 cm, je nach Größe.

Auf den koronaren und sagittalen Aufnahmen planen wir die axialen Schichten (**Abb. 7.78**). Frequenzrichtung R-L erlaubt auch, teilweise das Feld zu reduzieren.

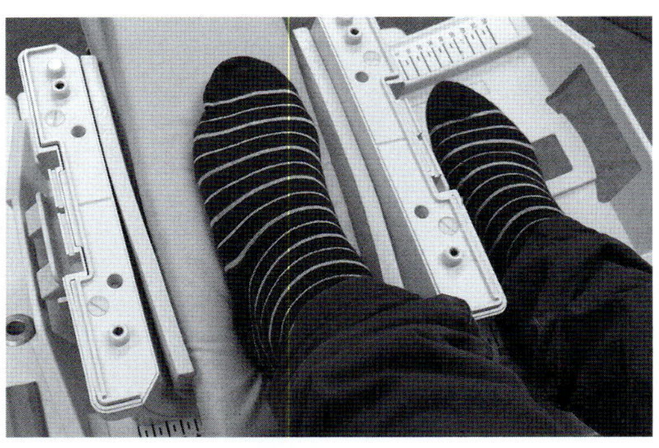

Abb. 7.77 Lagerung des Fußes.

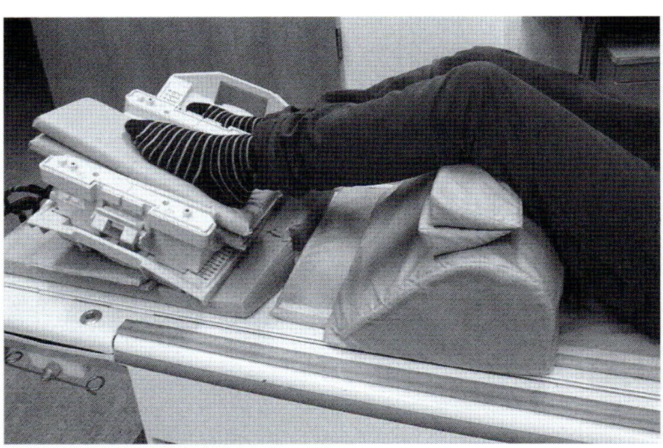

Abb. 7.76 Lagerung des Patienten.

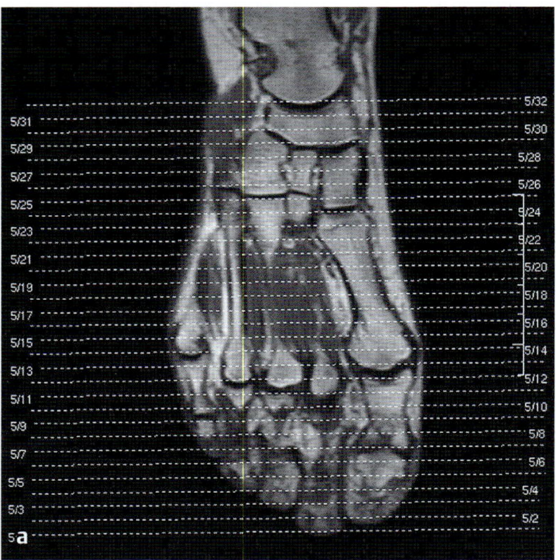

Abb. 7.78 Planung der axialen Aufnahmen.

Auf den axialen Aufnahmen können wir die koronaren Schichten planen (**Abb. 7.79**), parallel zu den Mittelfußknochen, und auf einer sagittalen Schicht zum Verlauf des Fußes neigen.

Auf den axialen und koronaren Aufnahmen planen wir die sagittalen Schichten (**Abb. 7.80**).

Frequenzrichtung a. – p.

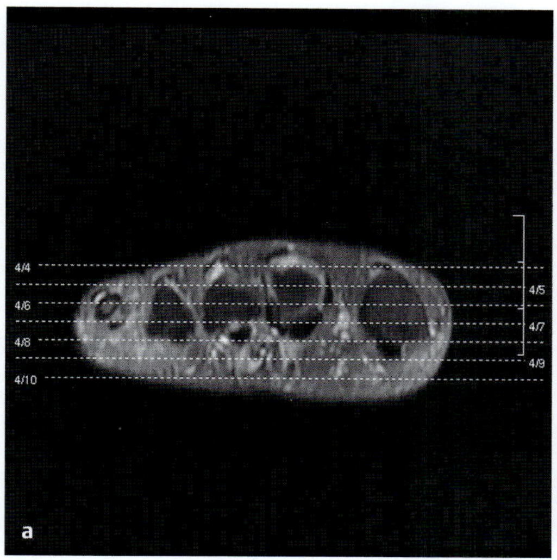

b

Abb. 7.79 Planung der koronaren Aufnahmen.

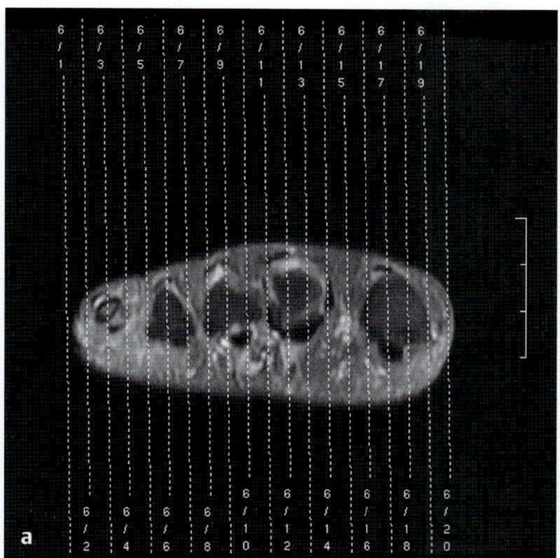

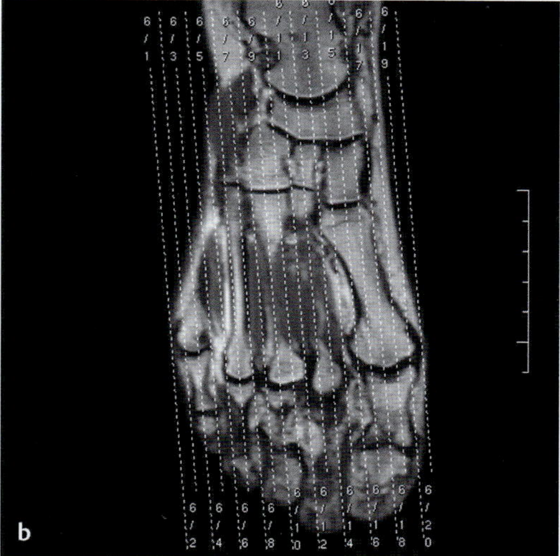

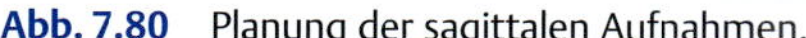

Abb. 7.80 Planung der sagittalen Aufnahmen.

8 Auswahl der Befunde

Besonders für unerfahrene Medizinisch-technische Radiologieassistenten ist es nicht immer leicht, einen pathologischen Befund zu erkennen. In vielen Fällen jedoch ist es nötig, denn nicht immer können wir einen Arzt alle Bilder prüfen lassen. Wenn wir eine Pathologie übersehen, muss die Untersuchung manchmal sogar wiederholt bzw. ergänzt werden. Es kommt vor, dass nur eine zusätzliche Aufnahme nötig ist, manchmal bringen z. B. Dünnschichten in einer anderen Ebene die Sicherheit: ist es nur Anschnitt, ein Artefakt, oder ein pathologischer Befund?

Damit Ihr Erfahrungsschatz ständig erweitert wird, schauen Sie sich am besten immer genau Ihre Aufnahmen an und lesen Sie dazu den Befund des Radiologen.

Um Ihnen den Start zu erleichtern, sind in diesem Kapitel ein paar typische Befunde abgebildet. Die Auswahl ist sehr individuell, aber wo es möglich war, wurden die Befunde nach einem Muster gestaltet. Es handelt sich um T2- und T1-gewichtete Bilder und – in den meisten Fällen – die dazugehörigen Aufnahmen mit Kontrastmittel. So kann man die Pathologie in beiden Kontrasten differenzieren.

Kopf

Astrozytom

Rezidivierendes Astrozytom – Zustand nach OP und Bestrahlung.

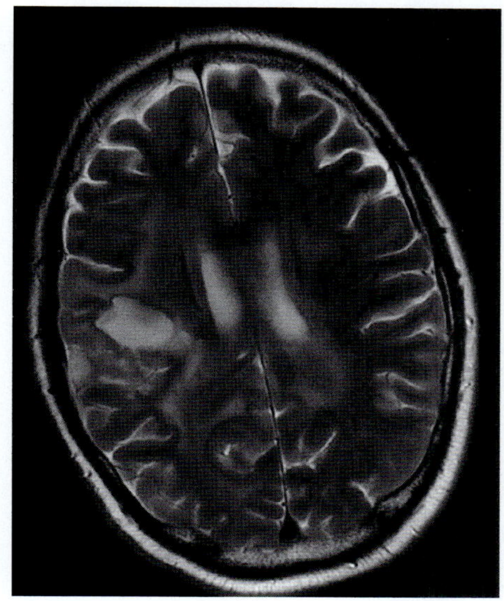

Abb. 8.1 Astrozytom nativ T2: signalreiches Areal (hell). **Axiale T2 Fast-Spin-Echo:**

TE:	90	NEX (NSA):	1,5
TR:	5000	FOV:	24
ETL:	28	Slice:	5
Matrix (F × P):	512 × 256	Spacing:	0,5

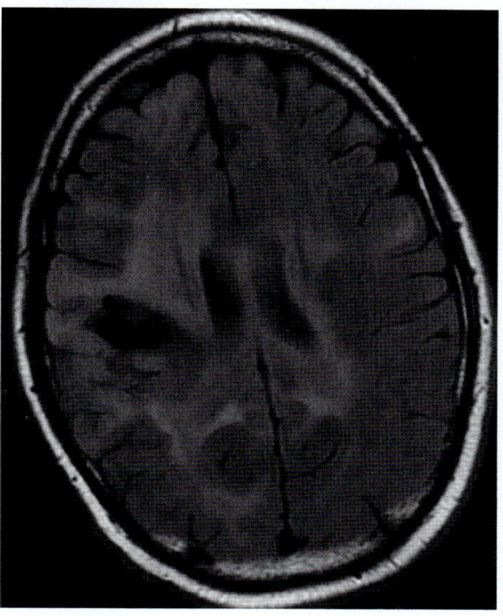

Abb. 8.2 Astrozytom FLAIR: signalreiches ödematöses Areal (hell). **Axiale T2 FLAIR:**

TE:	120	NEX (NSA):	2
TR:	9000	FOV:	24
TI:	2250	Slice:	5
Matrix (F × P):	512 × 288	Spacing:	0,5

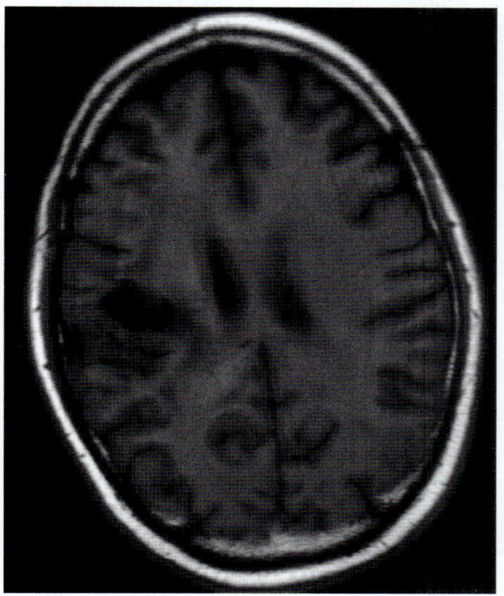

Abb. 8.3 Astrozytom nativ T1: infiltrativ, signalarm (dunkles Areal). **Axiale T1 IR:**

TE:	12	NEX (NSA):	2
TR:	2500	FOV:	24
TI:	920	Slice:	5
Matrix (F × P):	512 × 224	Spacing:	0,5

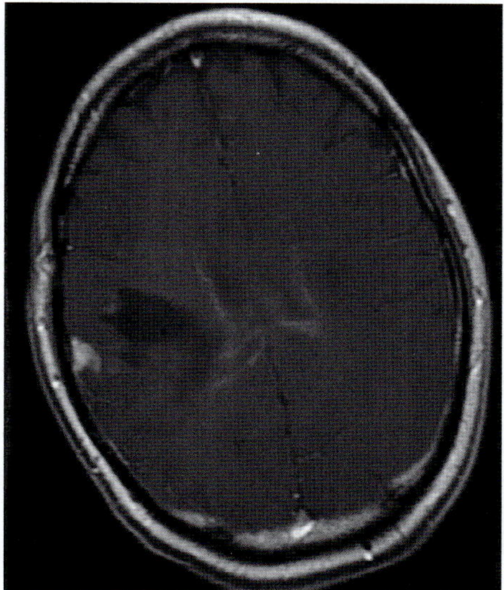

Abb. 8.4 Astrozytom mit Kontrastmittel: signalreiches Areal (hell). **Axiale T1 Spin-Echo mit KM:**

TE:	19	NEX (NSA):	1
TR:	900	FOV:	24
Matrix (F × P):	256 × 254	Slice:	5
		Spacing:	0,5

Glioblastom

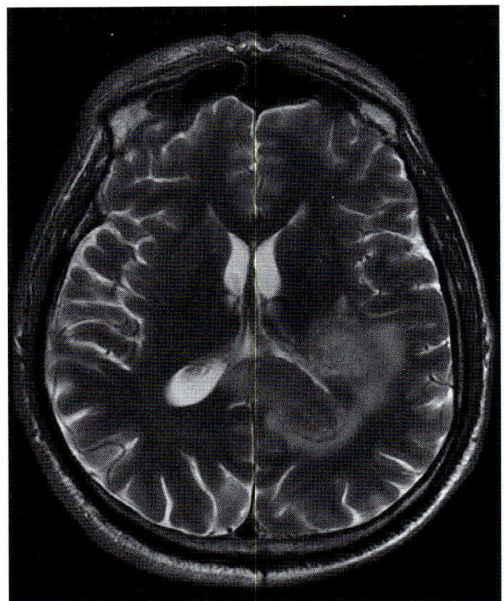

Abb. 8.5 Glioblastoma multiforme T2: signalreich (helles Areal). Starke Raumforderung mit ödematösem Saum.

Axiale T2 Fast-Spin-Echo:

TE:	90	NEX (NSA):	1,5
TR:	5000	FOV:	24
ETL:	28	Slice:	5
Matrix (F × P):	512 × 256	Spacing:	0,5

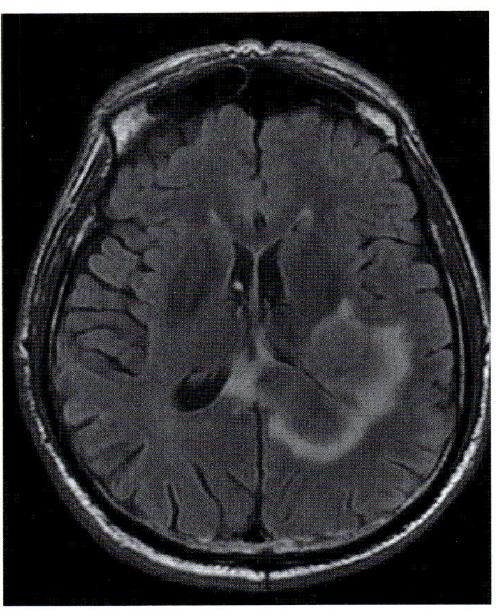

Abb. 8.6 Glioblastoma multiforme FLAIR: signalreich (helles Areal). Starke Raumforderung mit ödematösem Saum.

Axiale T2 FLAIR:

TE:	120	NEX (NSA):	2
TR:	9000	FOV:	24
TI:	2250	Slice:	5
Matrix (F × P):	512 × 288	Spacing:	0,5

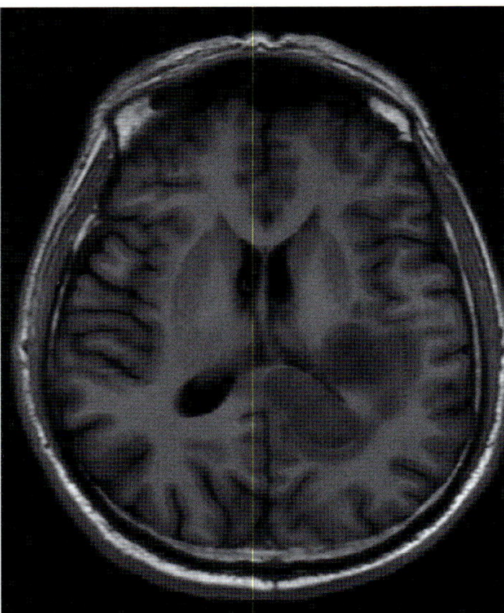

Abb. 8.7 Glioblastoma multiforme T1: signalarm (dunkles Areal). Starke Raumforderung mit ödematösem Saum.

Axiale T1 IR:

TE:	12	NEX (NSA):	2
TR:	2500	FOV:	24
TI:	920	Slice:	5
Matrix (F × P):	512 × 224	Spacing:	0,5

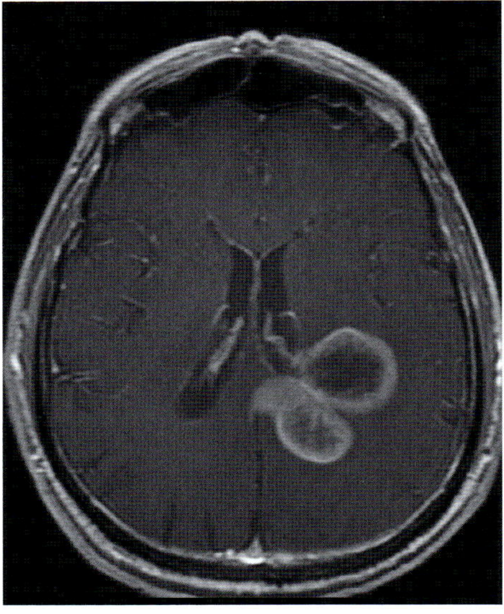

Abb. 8.8 Glioblastoma multiforme T1 mit Kontrastmittel: signalreiches Areal (hell) am Rande, wo Kontrastmittel aufgenommen wird mit nekrotischer Mitte (dunkle, signalarme Bereiche). **Axiale T1 Spin-Echo mit KM:**

TE:	19	FOV:	24
TR:	900	Slice:	5
Matrix (F × P):	256 × 254	Spacing:	0,5
NEX (NSA):	1		

Akustikusneurinom

Das sind die häufigsten Schwannome; Kleine sind auf den nativen Bildern leicht zu übersehen. Reichern stark und regelmäßig Kontrastmittel an.

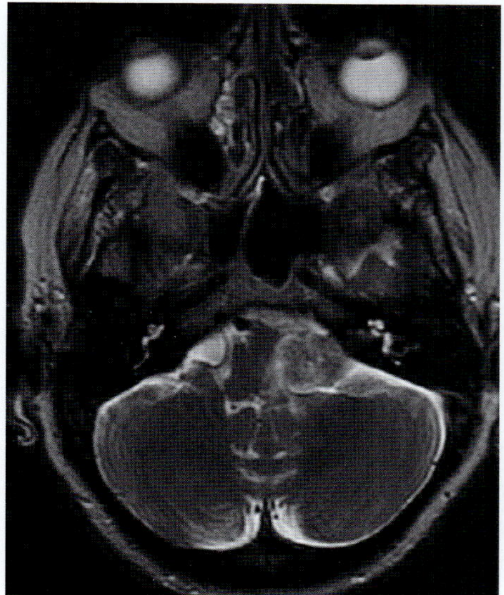

Abb. 8.9 Akustikusneurinom T2: Raumforderung; signalarm (dunkel). **Axiale T2 Fast-Spin-Echo:**

TE:	90	NEX (NSA):	1,5
TR:	5000	FOV:	24
ETL:	28	Slice:	5
Matrix (F × P):	512 × 256	Spacing:	0,5

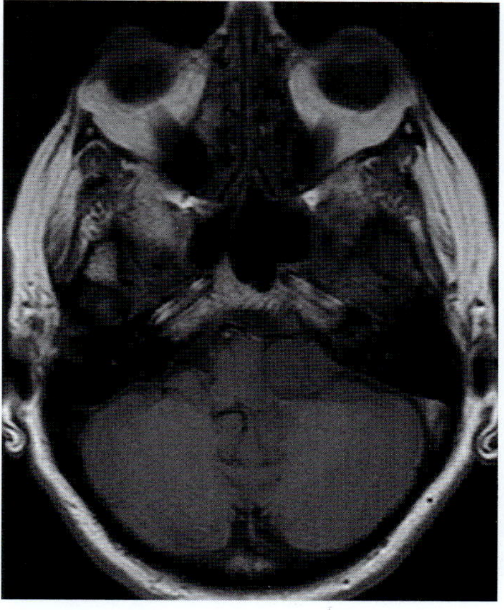

Abb. 8.10 Akustikusneurinom T1: Raumforderung; signalarm (dunkel). **Axiale T1 IR:**

TE:	12	NEX (NSA):	2
TR:	2500	FOV:	24
TI:	920	Slice:	5
Matrix (F × P):	512 × 224	Spacing:	0,5

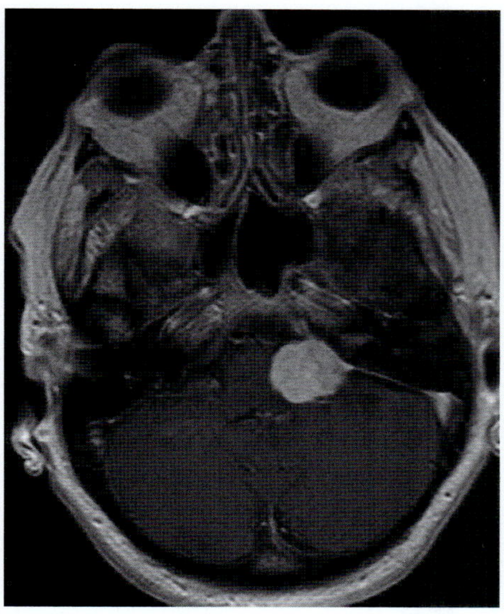

Abb. 8.11 Akustikusneurinom T1 mit Kontrastmittel: starke, regelmäßige Anreicherung; signalreich (hell). **Axiale T1 Spin-Echo mit KM:**

TE:	19	FOV:	24
TR:	900	Slice:	5
Matrix (F × P):	256 × 254	Spacing:	0,5
NEX (NSA):	1		

Angiom (Kavenom)

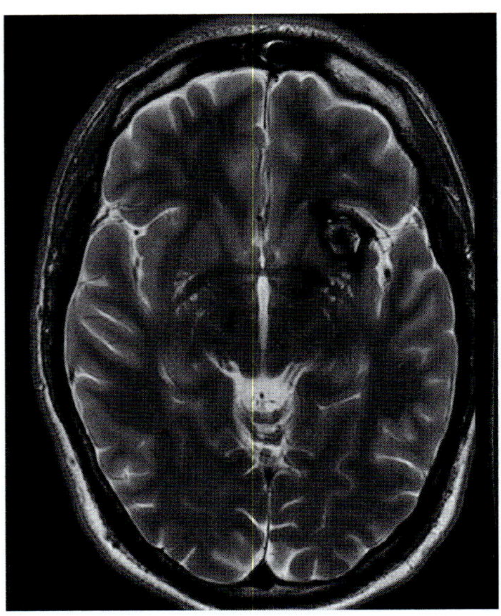

Abb. 8.12 Angiom T2: gut abgrenzbare Raumforderung mit dunklem Saum. Enthält unterschiedliche Hämoglobinabbauprodukte, deswegen unterschiedliche signalreiche und signalarme Anteile. **Axiale T2 Fast-Spin-Echo:**

TE:	90	NEX (NSA):	1,5
TR:	5000	FOV:	24
ETL:	28	Slice:	5
Matrix (F × P):	512 × 256	Spacing:	0,5

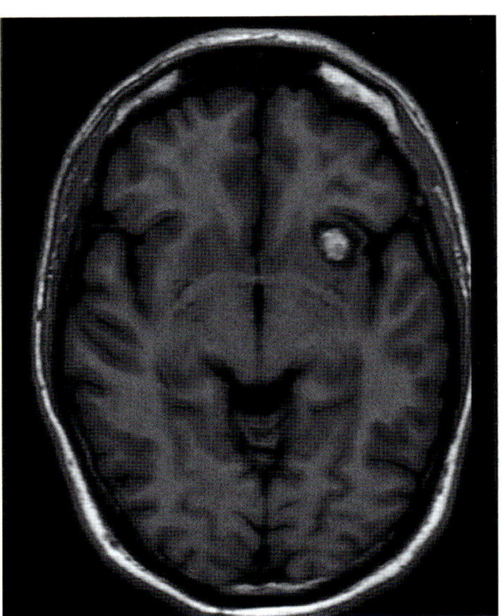

Abb. 8.13 Angiom T1: dunkler Saum um die Raumforderung. Frisch einfließendes Blut ist signalreich, also hell. **Axiale T1 IR:**

TE:	12	FOV:	24
TR:	2500	Slice:	5
TI:	920	Spacing:	0,5
Matrix (F × P):	512 × 224		
NEX (NSA):	2		

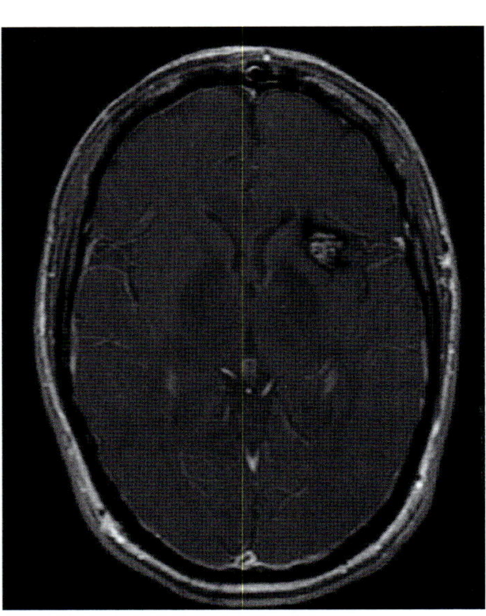

Abb. 8.14 Angiom T1 mit Kontrastmittel: dunkler Saum um die Raumforderung. Frisch einfließendes Blut ist signalreich, also hell. **Axiale T1 Spin-Echo mit KM:**

TE:	19	FOV:	24
TR:	900	Slice:	5
Matrix (F × P):	256 × 254	Spacing:	0,5
NEX (NSA):	1		

Meningeom

Meningeome gehören zu den benignen Tumoren und haben denselben Kontrast wie Hirnhaut – daher auf den nativen Bildern leicht zu übersehen. Reichern stark Kontrastmittel an.

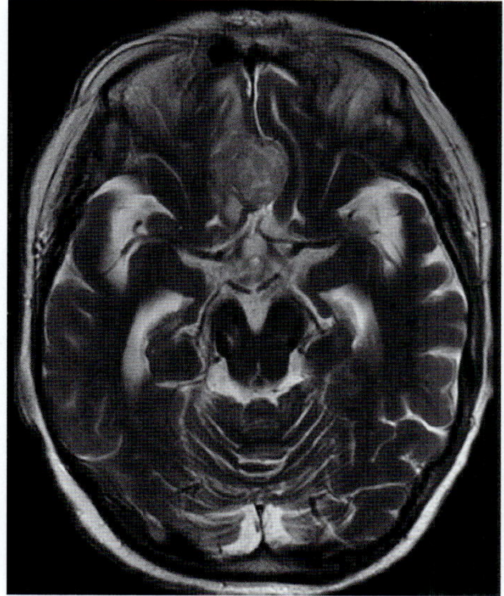

Abb. 8.15 Meningeom T2: isointens (dasselbe Signal) – etwas hellerer Bereich. **Axiale T2 Fast-Spin-Echo:**

TE:	90	NEX (NSA):	1,5
TR:	5000	FOV:	24
ETL:	28	Slice:	5
Matrix (F × P):	512 × 256	Spacing:	0,5

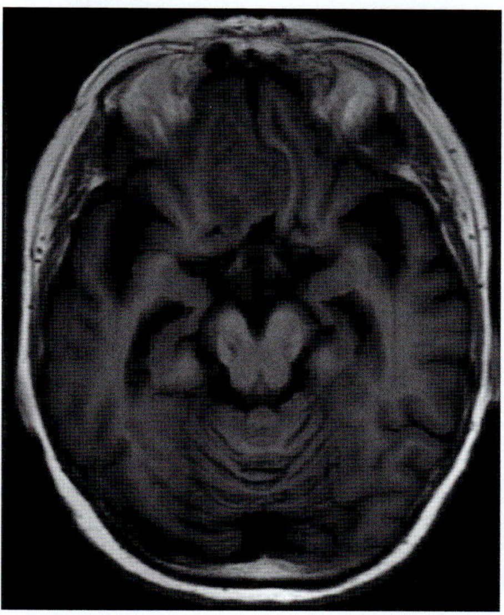

Abb. 8.16 Meningeom T1: isointens (dasselbe Signal) – etwas dunklerer Bereich. **Axiale T1 IR:**

TE:	12	NEX (NSA):	2
TR:	2500	FOV:	24
TI:	920	Slice:	5
Matrix (F × P):	512 × 224	Spacing:	0,5

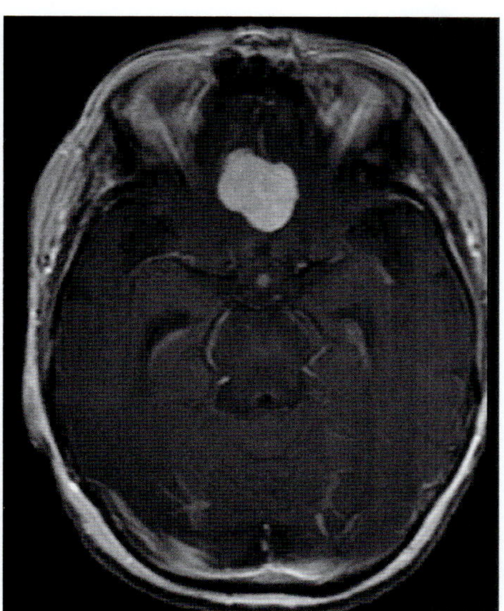

Abb. 8.17 Meningeom T1 mit Kontrastmittel: starke regelmäßige Anreicherung; hell. **Axiale T1 Spin-Echo mit KM:**

TE:	19	FOV:	24
TR:	900	Slice:	5
Matrix (F × P):	256 × 254	Spacing:	0,5
NEX (NSA):	1		

Adenom der Hypophyse

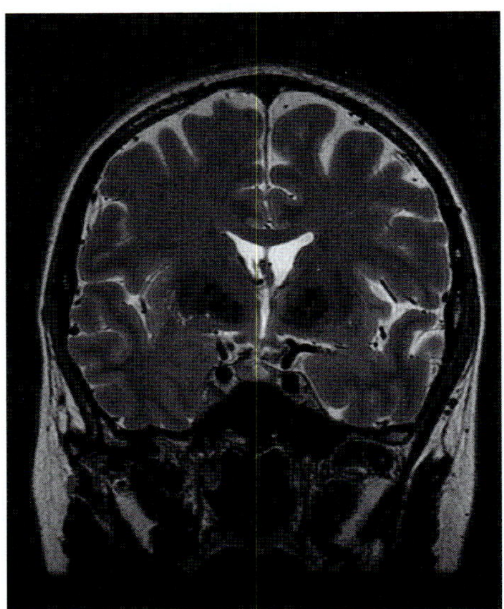

Abb. 8.18 Adenom der Hypophyse T2: hyperintens (hell) – etwas hellerer Bereich. **Koronare T2:**

TR:	2100	NEX (NSA):	4
TE:	100	FOV:	18
ETL:	21	Slice:	2
Matrix (F × P):	416 × 256	Spacing:	0,2

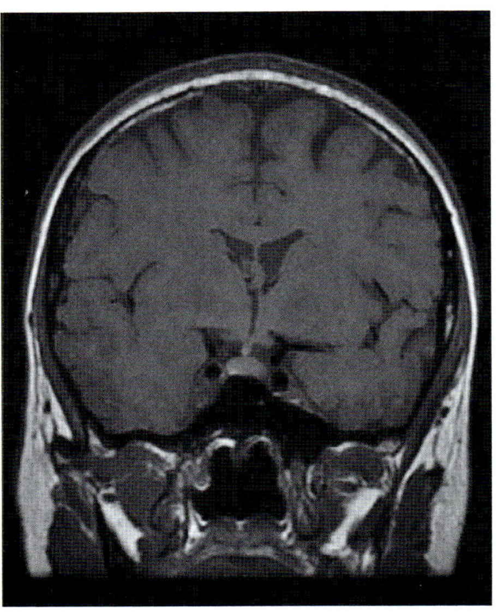

Abb. 8.19 Adenom der Hypophyse T1 hyperintens (etwas dunklerer Bereich). **Koronare T1:**

TR:	9	FOV:	18
TE:	650	Slice:	2
Matrix (F × P):	256 × 224	Spacing:	0,2
NEX (NSA):	4		

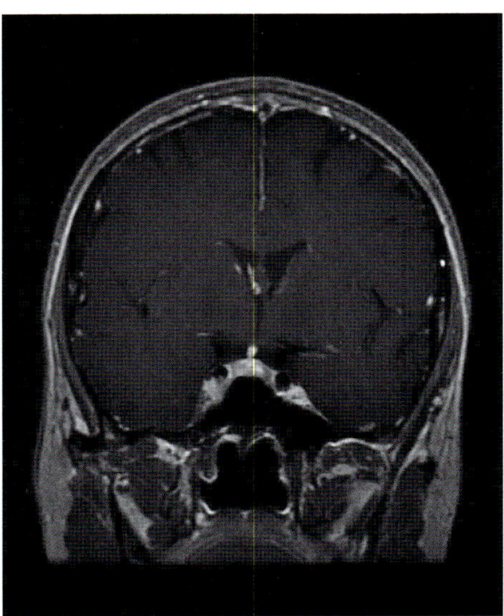

Abb. 8.20 Adenom der Hypophyse T1 mit Kontrastmittel: Adenome reichern langsamer Kontrastmittel an.
Koronare T1 mit KM:

TR:	9	FOV:	18
TE:	650	Slice:	2
Matrix (F × P):	256 × 224	Spacing:	0,2
NEX (NSA):	4		

Metastasen

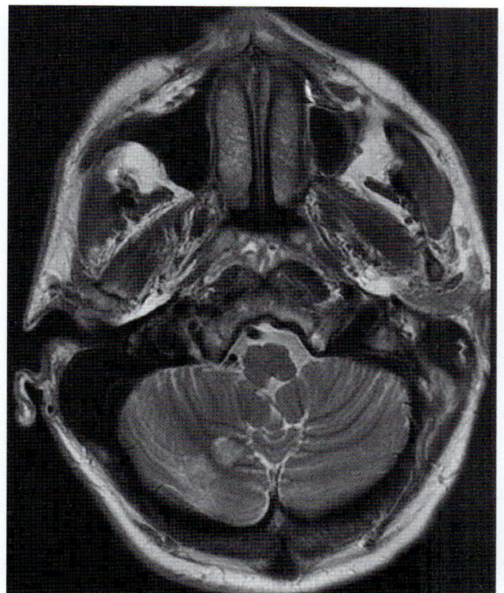

Abb. 8.21 Metastasen T2: signalreiche, runde Areale (hell). **Axiale T2 Fast-Spin-Echo:**

TE:	120	NEX (NSA):	2
TR:	7200	FOV:	24
ETL:	18	Slice:	5
Matrix (F × P):	512 × 288	Spacing:	0,5

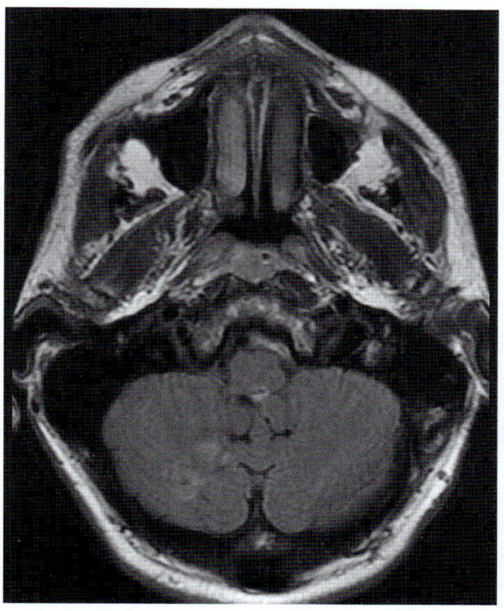

Abb. 8.22 Metastasen FLAIR: signalreiches ödematöses Areal (hell). **Axiale FLAIR:**

TE:	120	NEX (NSA):	1,5
TR:	8000	FOV:	24
TI:	2000	Slice:	5
Matrix (F × P):	512 × 256	Spacing:	0,5

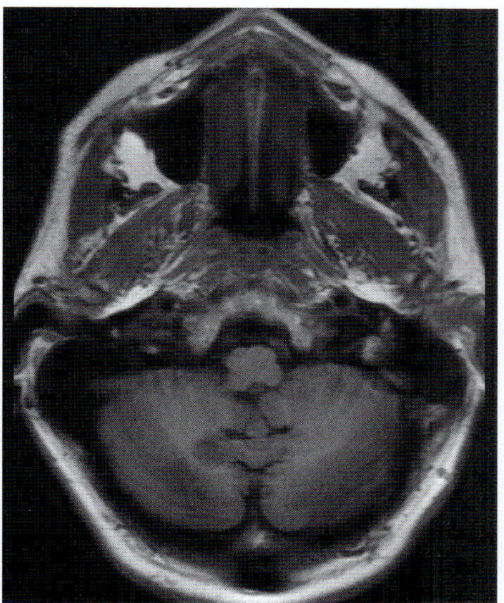

Abb. 8.23 Metastasen T1: signalarm: dunkles Areal. **Axiale T1 Spin-Echo:**

TE:	14	FOV:	24
TR:	360	Slice:	5
Matrix (F × P):	256 × 224	Spacing:	0,5
NEX (NSA):	1		

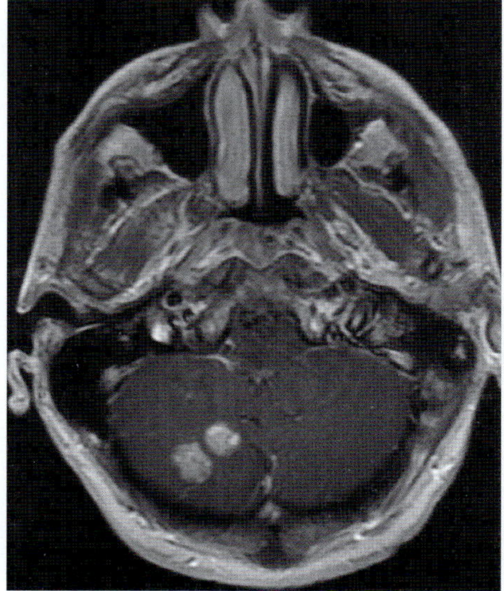

Abb. 8.24 Metastasen T1 mit Kontrastmittel: signalreiches Areal (hell) – starke Anreicherung. **Axiale T1 Spin-Echo mit KM:**

TE:	14	FOV:	24
TR:	360	Slice:	5
Matrix (F × P):	256 × 224	Spacing:	0,5
NEX (NSA):	1		

Multiple Sklerose

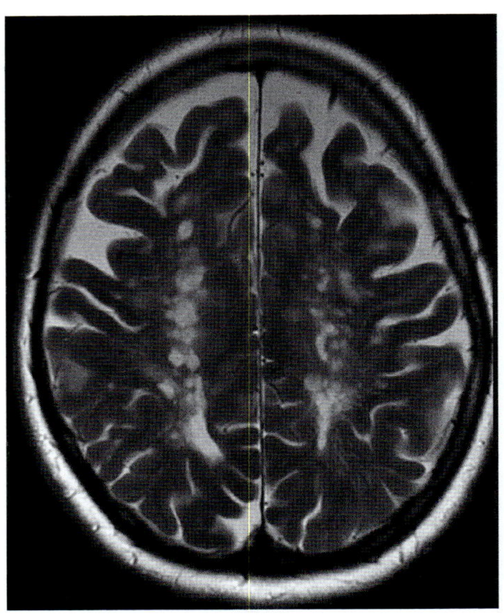

Abb. 8.25 Multiple Sklerose T2: signalreiche, helle, ovale, multiple Läsionen. **Axiale T2 Fast-Spin-Echo:**

TE:	90	NEX (NSA):	1,5
TR:	5000	FOV:	24
ETL:	28	Slice:	5
Matrix (F × P):	512 × 256	Spacing:	0,5

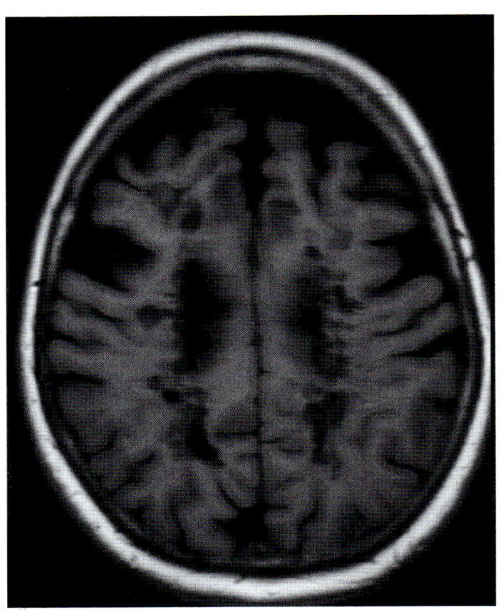

Abb. 8.26 Multiple Sklerose T1: signalarme, dunkle, ovale, multiple Läsionen. **Axiale T1 IR:**

TE:	12	NEX (NSA):	2
TR:	2500	FOV:	24
TI:	920	Slice:	5
Matrix (F × P):	512 × 224	Spacing:	0,5

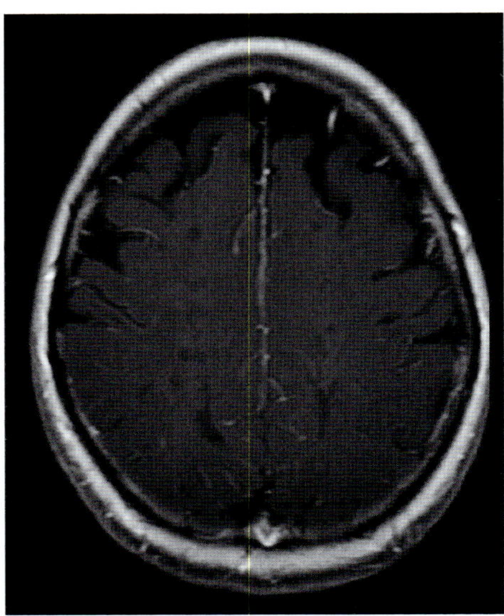

Abb. 8.27 Multiple Sklerose T1 mit Kontrastmittel: nur aktiver Schub reichert Kontrastmittel an: signalreiche (helle) Läsionen. **Axiale T1 Spin-Echo mit KM:**

TE:	19	NEX (NSA):	1
TR:	900	FOV:	24
Matrix (F × P):	256 × 254	Slice:	5

Blutung subdural

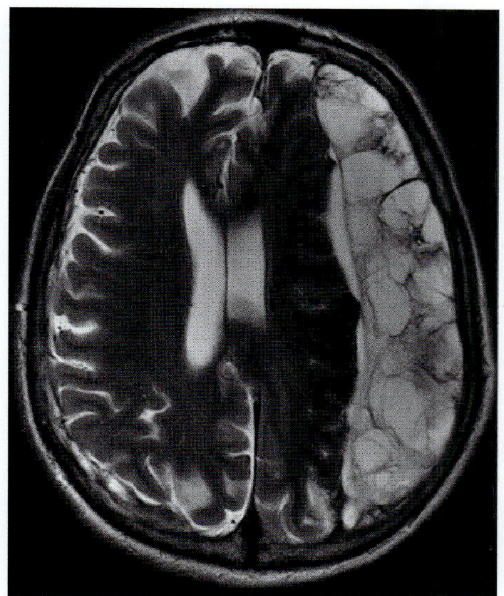

Abb. 8.28 Blutung T2: signalreich (hell).
Axiale T2 Fast-Spin-Echo:

TE:	90	NEX (NSA):	1,5
TR:	5000	FOV:	24
ETL:	28	Slice:	5
Matrix (F × P):	512 × 256	Spacing:	0,5

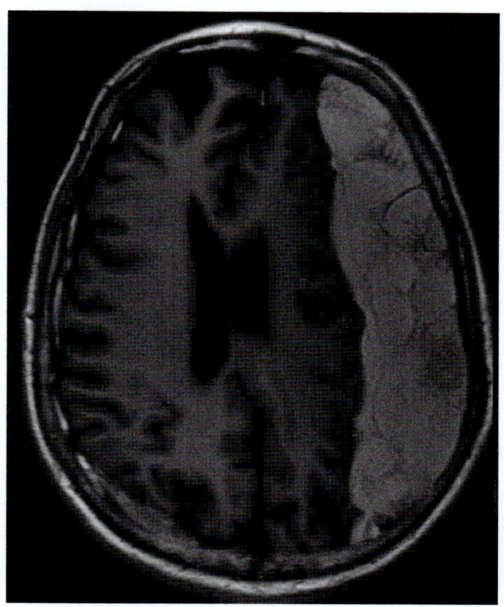

Abb. 8.29 Blutung T1: signalreich (hell).
Axiale T1 IR:

TE:	12	NEX (NSA):	2
TR:	2500	FOV:	24
TI:	920	Slice:	5
Matrix (F × P):	512 × 224	Spacing:	0,5

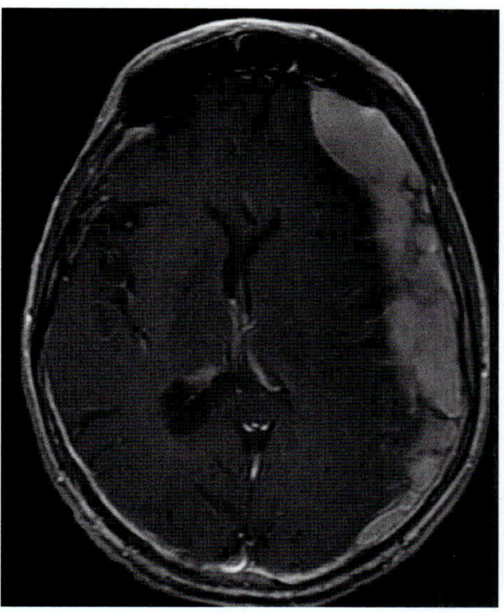

Abb. 8.30 Blutung T1 mit Kontrastmittel: signalreich (hell). **Axiale T1 Spin-Echo mit KM:**

TE:	19	FOV:	24
TR:	900	Slice:	5
Matrix (F × P):	256 × 254	Spacing:	0,5
NEX (NSA):	1		

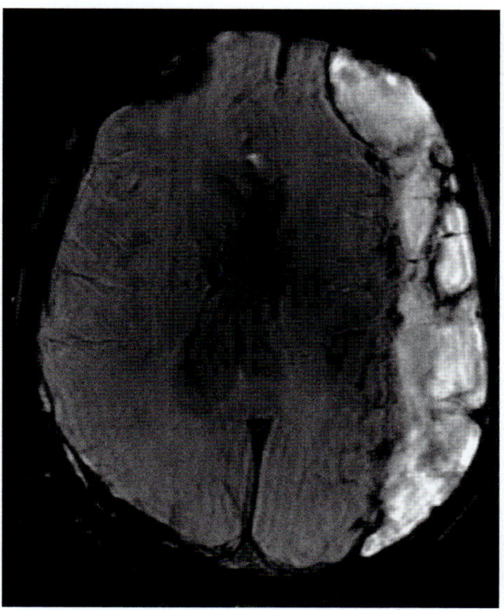

Abb. 8.31 Blutung T2* Gradienten-Echo-Sequenzen sind empfindlich auf Inhomogenität des Magnetfeldes, deshalb dunkle Bereiche der Signalauslöschung als Folge von Abbau des Hämoglobins. **3D SWAN:**

TE:	25	NEX (NSA):	0,69
TR:	46	FOV:	24
FLIP:	15	Slice:	3
Matrix (F × P):	320 × 224		

Blutung intrazerebral

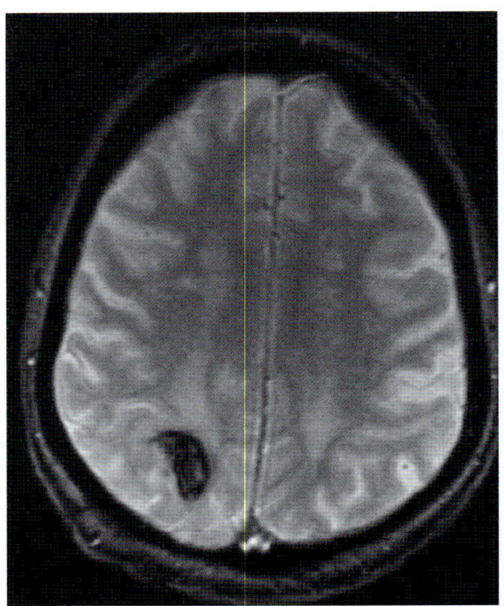

Abb. 8.32 Blutung T2* dunkle Bereiche der Signalauslöschung als Folge von Abbau des Hämoglobins. **Axiale T2* Gradienten-Echo:**

TE:	5,6	NEX (NSA):	2
TR:	300	FOV:	24
FLIP Winkel:	20	Slice:	5
Matrix (F × P):	512 × 256	Spacing:	0,5

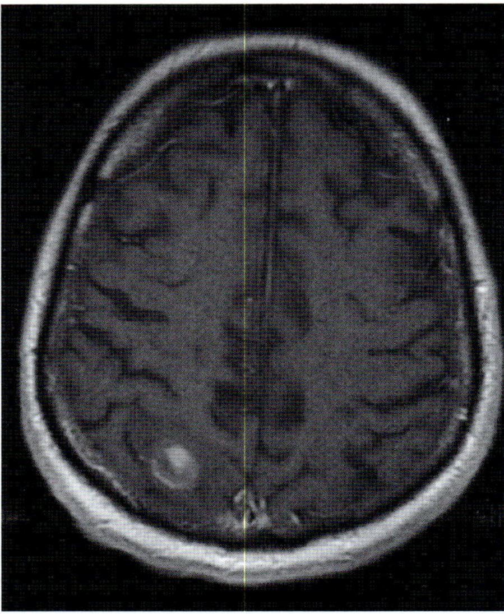

Abb. 8.34 Blutung T1 mit Kontrastmittel: signalreich (hell). **Axiale T1 Spin-Echo mit KM:**

TE:	14	FOV:	24
TR:	360	Slice:	5
Matrix (F × P):	256 × 224	Spacing:	0,5
NEX (NSA):	1		

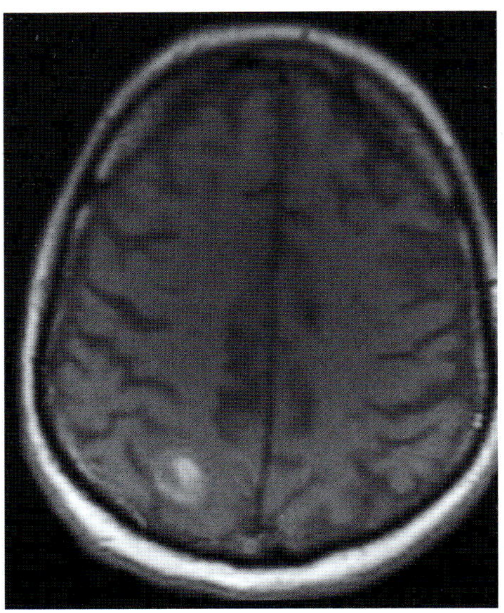

Abb. 8.33 Blutung T1: signalreich (hell). **Axiale T1 Spin-Echo:**

TE:	14	FOV:	24
TR:	360	Slice:	5
Matrix (F × P):	256 × 224	Spacing:	0,5
NEX (NSA):	1		

Hirninfarkt

Hirninfarkt als Folge eines Verschlusses einer Hirnarterie im Frühstadium: keine Änderung des Signals sichtbar. Im späteren Stadium sind die Läsionen zwar sichtbar, aber von anderen schwer zu unterscheiden. Kontrastmittel wird erst nach mehreren Stunden bis 2 – 3 Tagen angereichert.

Diffusion zeigt die freie Bewegung der Moleküle im extrazellulären Raum. Wenn die Bewegung eingeschränkt ist, z. B. aufgrund einer Schwellung, dann werden mehr Signale gemessen und diese Bereiche erscheinen hell. Die Diffusion ist die beste Möglichkeit, einen Hirninfarkt frühzeitig zu diagnostizieren, denn er manifestiert sich auf den Bildern, bevor die Folgen auftreten.

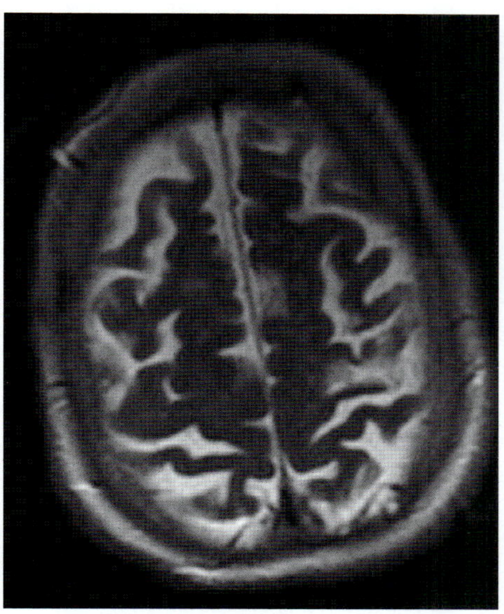

Abb. 8.35 T2: keine Manifestation. **Axiale T2:**

TE:	85	NEX (NSA):	1
TR:	5600	FOV:	24
ETL:	16	Slice:	5
Matrix (F × P):	256 × 192	Spacing:	0,5

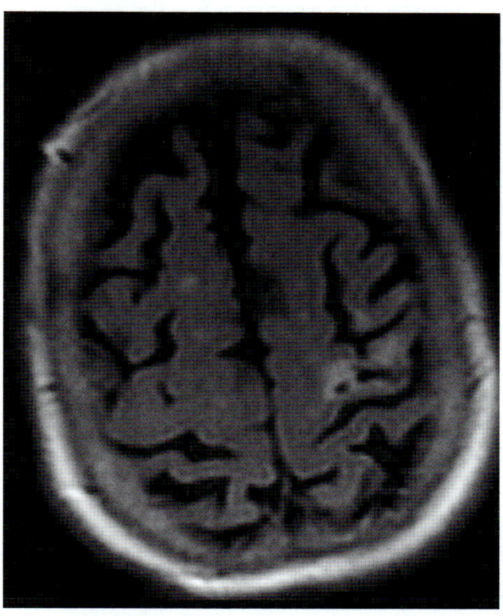

Abb. 8.36 FLAIR: Keine Manifestation. **Axiale FLAIR:**

TE:	120	NEX (NSA):	1
TR:	8000	FOV:	24
TI:	2000	Slice:	5
Matrix (F × P):	256 × 160	Spacing:	0,5

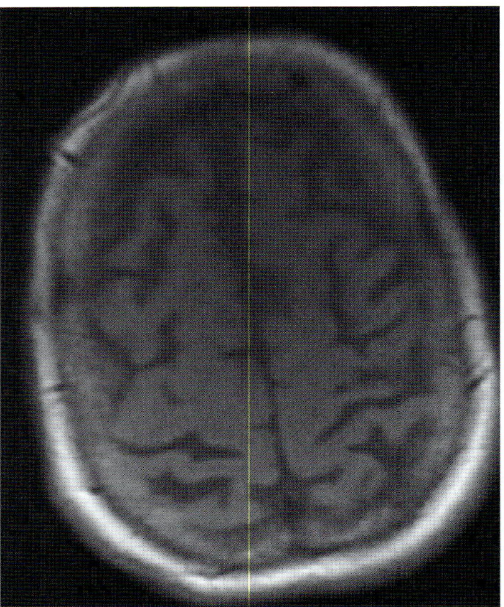

Abb. 8.37 T1: Keine Manifestation. **Axiale T1 Spin-Echo:**

TE:	19	FOV:	24
TR:	600	Slice:	5
Matrix (F × P):	256 × 160	Spacing:	0,5
NEX (NSA):	1		

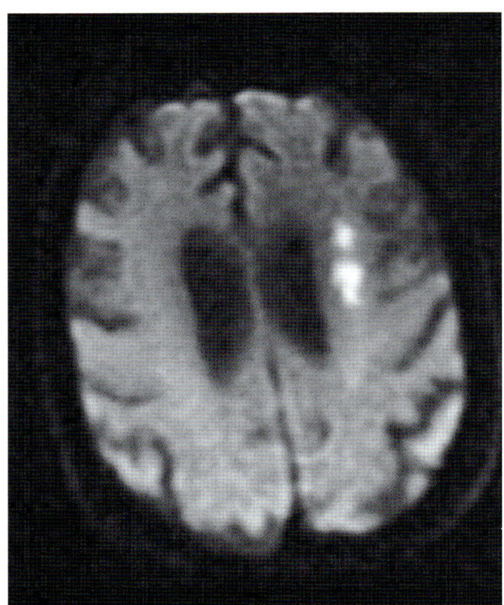

Abb. 8.38 Diffusion: signalreiche Areale (hell). **Diffusion SE EPI:**

TE:	84	NEX (NSA):	1
TR:	1000	FOV:	24
B:	1000	Slice:	5
Matrix (F × P):	128 × 128	Spacing:	0,5

Stenose carotis interna

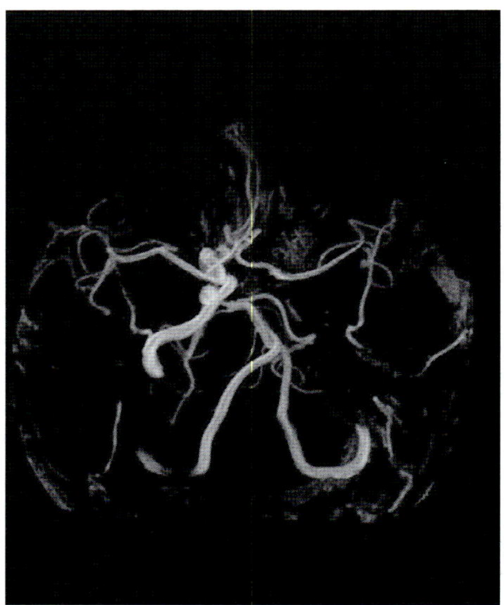

Abb. 8.39 Stenose der carotis interna 3D TOF: die linke *Ramus communicantus posterior* fehlt. **Axiale 3D TOF:**

TE:	2,7	NEX (NSA):	1
TR:	27	FOV:	24
Matrix (F × P):	384 × 224	Slice:	1,2

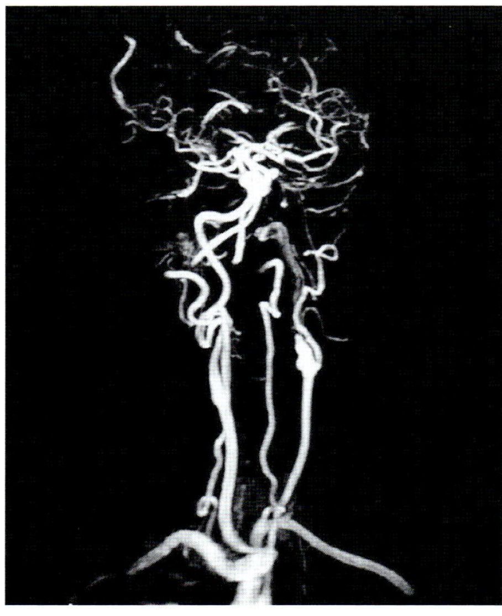

Abb. 8.40 Stenose der carotis interna links: Angiografie mit Kontrastmittel. Die linke Arteria carotis interna fast vollständig verschlossen. **Koronare 3D TRICKS:**

TE:	1,8	NEX (NSA):	0,75
TR:	4,6	FOV:	28
Matrix (F × P):	320 × 192	Slice:	1,2

Sinusthrombose

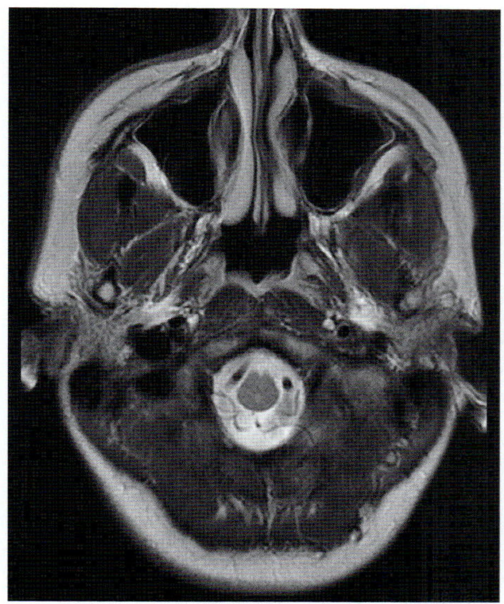

Abb. 8.41 Sinusthrombose T2 dunkle Bereiche der Signalauslöschung. **Axiale T2 Fast-Spin-Echo:**

TE:	90	NEX (NSA):	1,5
TR:	5000	FOV:	24
ETL:	28	Slice:	5
Matrix (F × P):	512 × 256	Spacing:	0,5

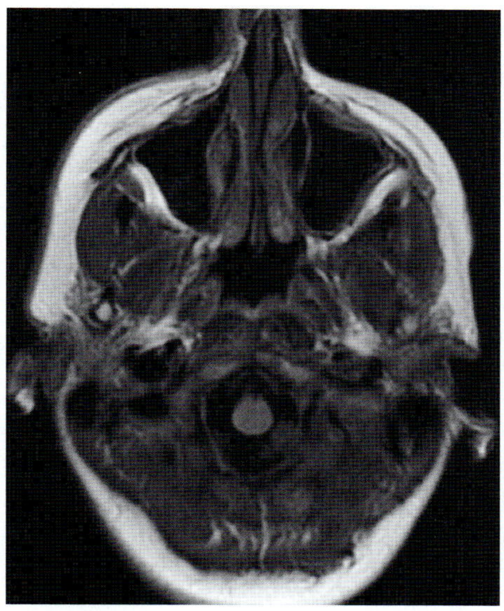

Abb. 8.42 Sinusthrombose FLAIR: dunkel. **Axiale T2 FLAIR:**

TE:	120	NEX (NSA):	2
TR:	9000	FOV:	24
TI:	2250	Slice:	5
Matrix (F × P):	512 × 288	Spacing:	0,5

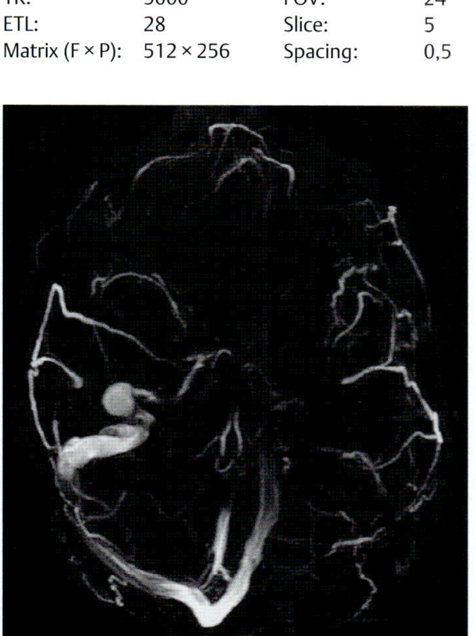

Abb. 8.43 Sinusthrombose Venografie: Thrombus rechte Sinusvene. **2D TOF SPGR:**

TE:	2,7	NEX (NSA):	
TR:	30	FOV:	24
FLIP:	15	Slice:	1,2
Matrix (F × P):	416 × 320	Overlap:	0,8

Wirbelsäule

Myelitis

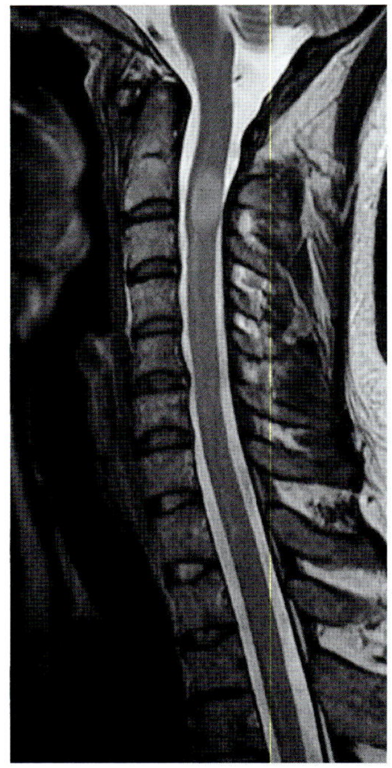

Abb. 8.44 Myelitis T2: signalreiche (hell) Raumforderung des Rückenmarks in der Höhe der HWK 2 – 3.

Sagittale T2 Fast-Spin-Echo:

TE:	110
TR:	4100
ETL:	23
Matrix (F × P):	512 × 320
NEX (NSA):	4
FOV:	24
Slice:	3
Spacing:	0,3

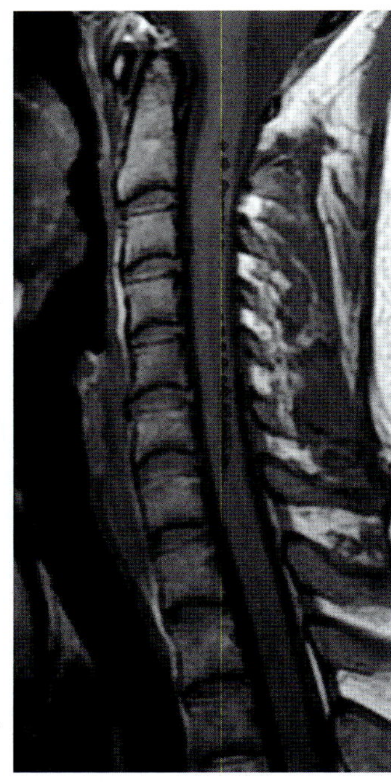

Abb. 8.45 Myelitis T1: signalarme (dunkel) Raumforderung des Rückenmarks in der Höhe der HWK 2 – 3.

Sagittale T1 Fast-Spin-Echo:

TE:	15
TR:	700
ETL:	2
Matrix (F × P):	320 × 256
NEX (NSA):	2
FOV:	24
Slice:	3
Spacing:	0,3

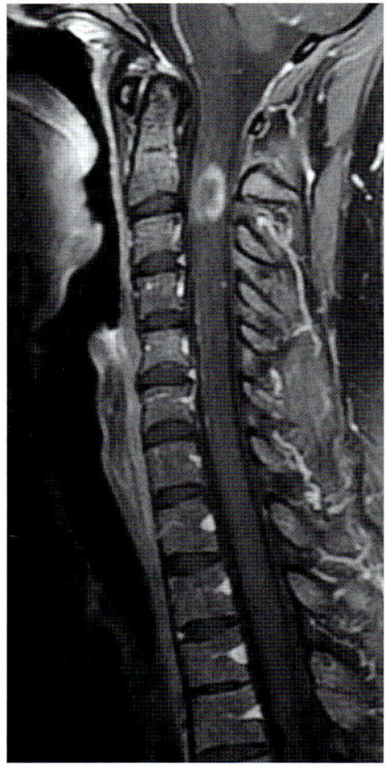

Abb. 8.46 Myelitis T1 mit Kontrastmittel, fettunterdrückte Aufnahme: Kontrastmittelanreicherung: signalreicher Rand der Raumforderung.

Sagittale T1 Fast-Spin-Echo mit KM:

TE:	15
TR:	850
ETL:	2
Matrix (F × P):	320 × 256
NEX (NSA):	2
FOV:	24
Slice:	3
Spacing:	0,3

Multiple Sklerose

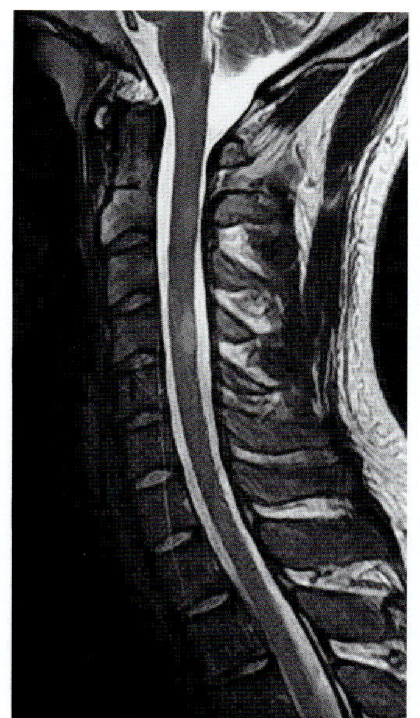

Abb. 8.47 Multiple Sklerose T2: signalreiche (hell) ovale Strukturen in der Höhe der HWK 4. **Sagittale T2 Fast-Spin-Echo:**

TE:	110
TR:	4100
ETL:	23
Matrix (F × P):	512 × 320
NEX (NSA):	4
FOV:	24
Slice:	3
Spacing:	0,3

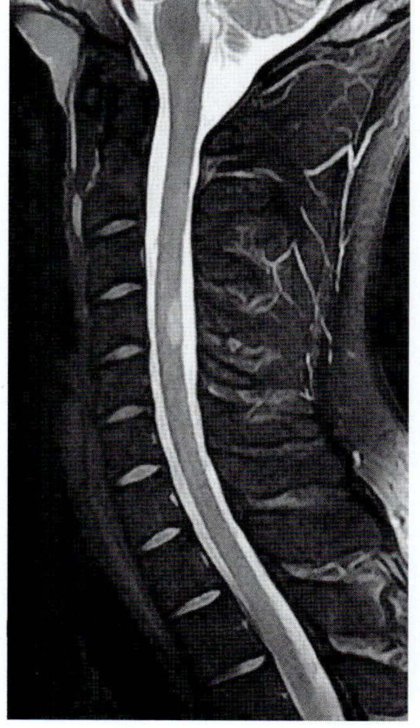

Abb. 8.48 Multiple Sklerose T2 FAT: signalreiche Läsionen. **Sagittale T2 Fast-Spin-Echo mit Fettsaturation:**

TE:	98
TR:	3200
ETL:	21
Matrix (F × P):	448 × 256
NEX (NSA):	4
FOV:	28
Slice:	3
Spacing:	0,3

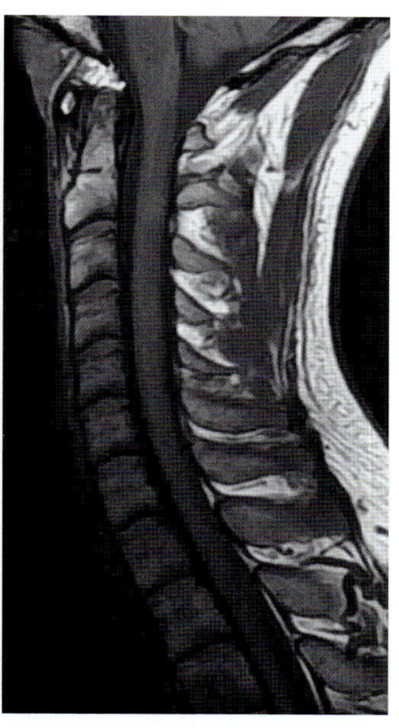

Abb. 8.49 Multiple Sklerose T1: signalarme (dunkel) Raumforderung des Rückenmarkes in der Höhe des HWK 4. **Sagittale T1 Fast-Spin-Echo:**

TE:	15
TR:	700
ETL:	2
Matrix (F × P):	320 × 256
NEX (NSA):	2
FOV:	24
Slice:	3
Spacing:	0,3

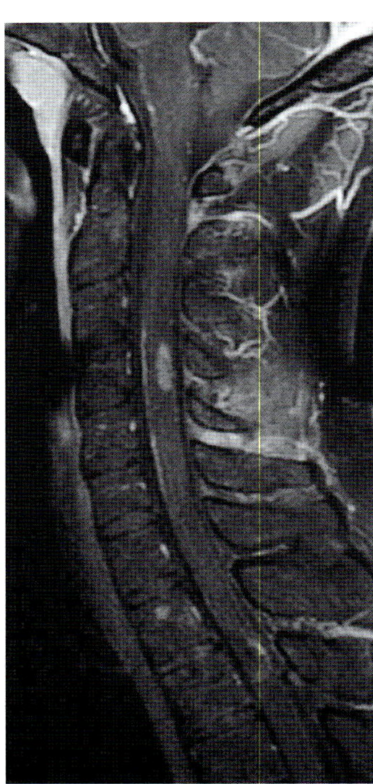

Abb. 8.50 Multiple Sklerose T1 mit Kontrastmittel, fettunterdrückte Aufnahme: Kontrastmittelanreicherung: aktiver Schub. **Sagittale T1 Fast-Spin-Echo mit KM:**

TE:	15
TR:	850
ETL:	2
Matrix (F × P):	320 × 256
NEX (NSA):	2
FOV:	24
Slice:	3
Spacing:	0,3

Fraktur des BWK XXII und LWK IV

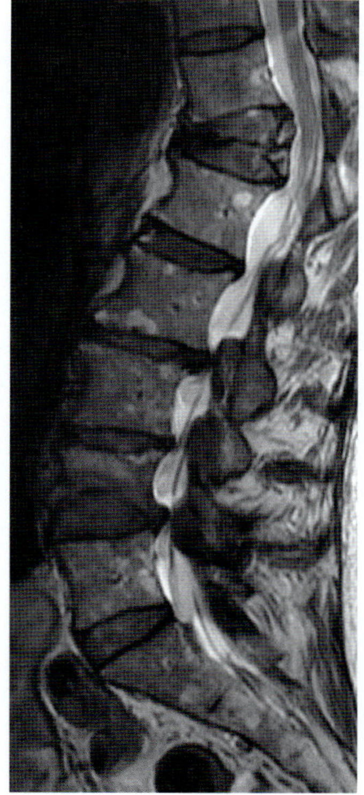

Abb. 8.51 Fraktur des BWK XII und LWK IV T2: Höhenminderung des Wirbelkörpers. **Sagittale T2 Fast-Spin-Echo:**

TE:	98
TR:	3100
ETL:	21
Matrix (F × P):	448 × 256
NEX (NSA):	4
FOV:	28
Slice:	3
Spacing:	0,3

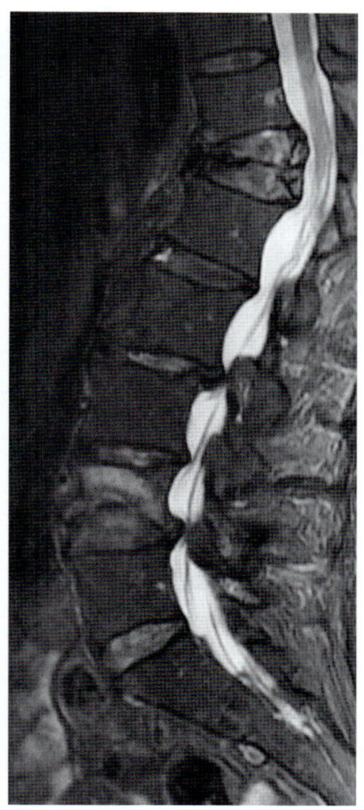

Abb. 8.52 Fraktur des BWK XII und LWK IV. **Sagittale T2 Fast-Spin-Echo FAT SAT:**

TE:	98
TR:	3200
ETL:	21
Matrix (F × P):	448 × 256
NEX (NSA):	4
FOV:	28
Slice:	3
Spacing:	0,3

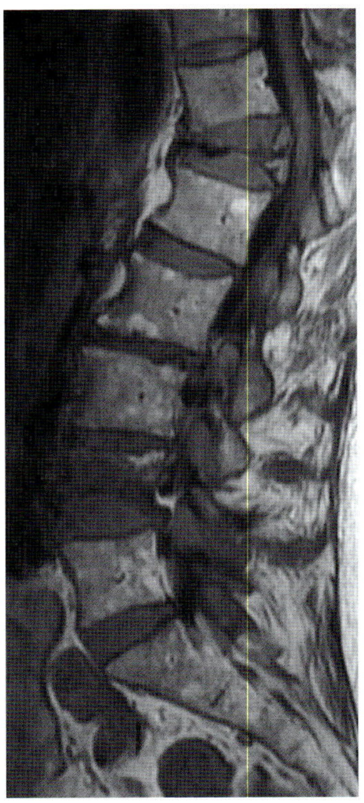

Abb. 8.53 Fraktur des BWK XII und LWK IV. **Sagittale T1 IR Fast-Spin-Echo:**

TE:	19
TR:	3400
ETL:	8
TI:	1200
Matrix (F × P):	448 × 224
NEX (NSA):	2
FOV:	28
Slice:	3
Spacing:	0,3

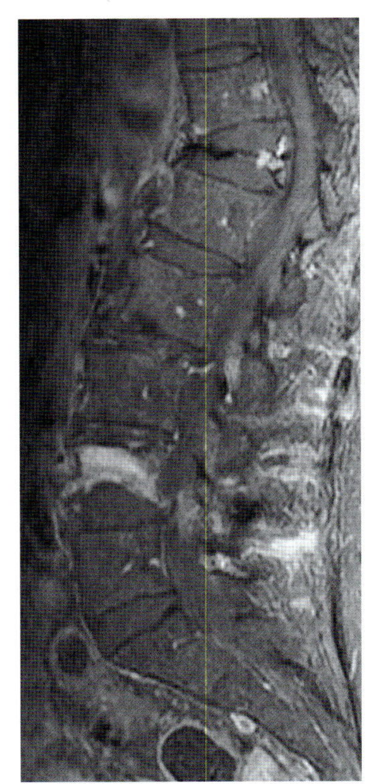

Abb. 8.54 Fraktur des BWK XII und LWK IV · T1 mit Kontrastmittel. Anreicherung (hell). **Sagittale T1 Fast-Spin-Echo FAT SAT mit KM:**

TE:	14
TR:	900
ETL:	3
Matrix (F × P):	416 × 256
NEX (NSA):	2
FOV:	28
Slice:	3
Spacing:	0,3

Hämatom im Spinalkanal

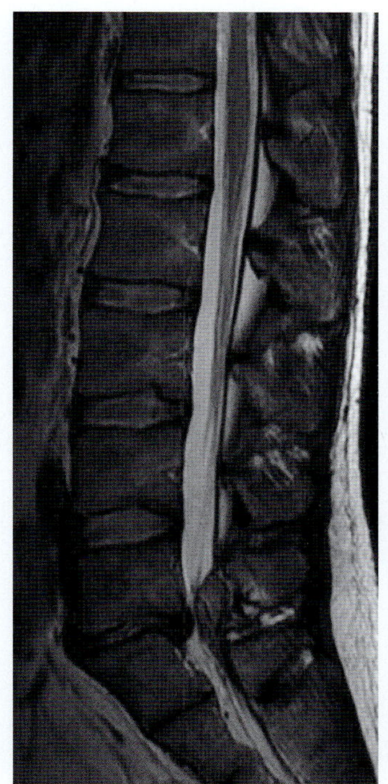

Abb. 8.55 Raumforderung T2: etwas helleres Areal in der Höhe LWK5-S1. **Sagittale T2 Fast-Spin-Echo:**

TE:	98
TR:	3100
ETL:	21
Matrix (F × P):	448 × 256
NEX (NSA):	4
FOV:	28
Slice:	3
Spacing:	0,3

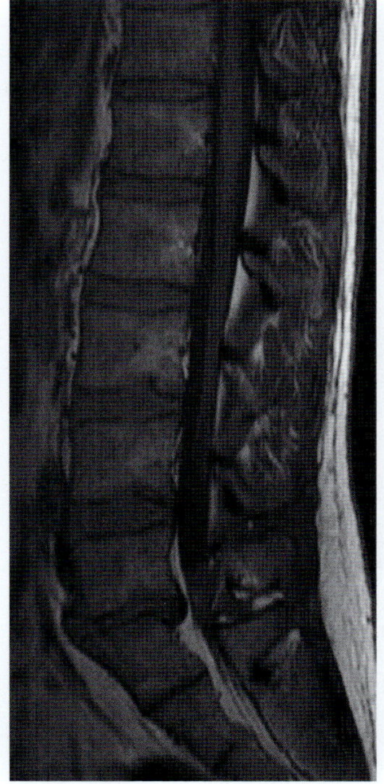

Abb. 8.56 Raumforderung T1 etwas helleres Areal in der Höhe LWK5-S1 – schwer erkennbar. **Sagittale T1 IR Fast-Spin-Echo:**

TE:	19
TR:	3400
ETL:	8
TI:	1200
Matrix (F × P):	448 × 224
NEX (NSA):	2
FOV:	28
Slice:	3
Spacing:	0,3

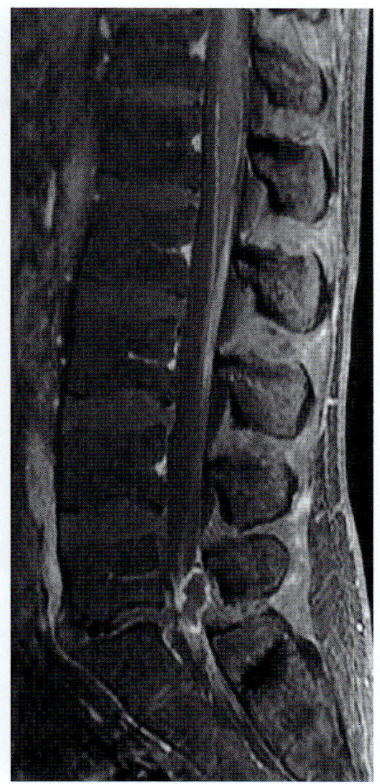

Abb. 8.57 Raumforderung T1 mit Kontrastmittel, fettunterdrückte Aufnahme: Kontrastmittelanreicherung am Rande. **Sagittale T1 Fast-Spin-Echo FAT SAT mit KM:**

TE:	14
TR:	880
ETL:	3
Matrix (F × P):	384 × 256
NEX (NSA):	2
FOV:	28
Slice:	3
Spacing:	0,3

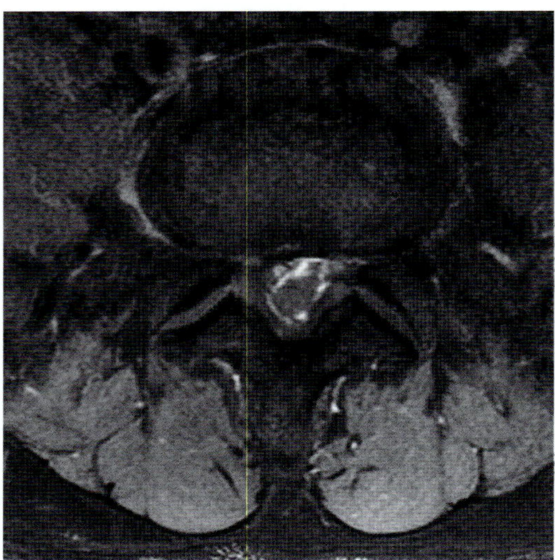

Abb. 8.58 Raumforderung, axiale Aufnahme T1 mit Kontrastmittel, fettunterdrückte Aufnahme: Kontrastmittelanreicherung am Rande.

Axiale T1 Fast-Spin-Echo FAT SAT mit KM:

TE:	18
TR:	880
ETL:	3
Matrix (F × P):	384 × 256
NEX (NSA):	2
FOV:	20
Slice:	3
Spacing:	0,3

Bandscheiben-Operation

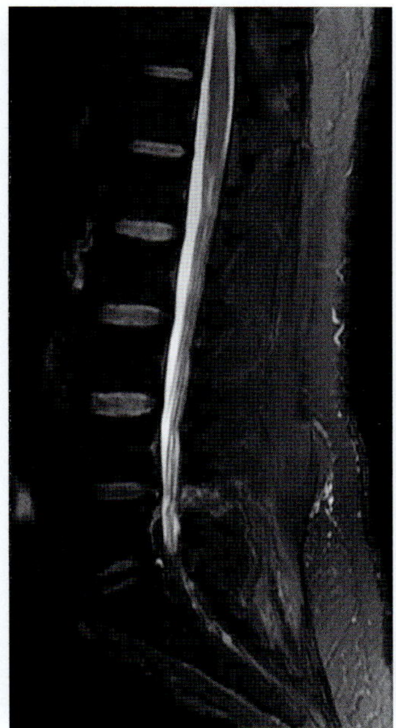

Abb. 8.59 Zustand nach Bandscheiben-OP native T1: signalarme (dunkel) Narbe und Erguss im Spinalraum.

Sagittale T2 Fast-Spin-Echo FAT SAT:

TE:	98
TR:	3200
ETL:	21
Matrix (F × P):	448 × 224
NEX (NSA):	4
FOV:	28
Slice:	3
Spacing:	0,3

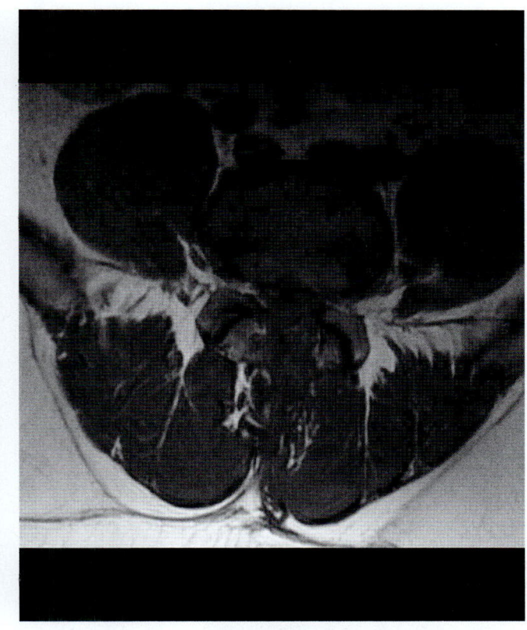

Abb. 8.60 Zustand nach Bandscheiben-OP T2 mit Fettunterdrückung. Heller Bereich der Narbe.

Axiale T1 Fast-Spin-Echo:

TE:	14
TR:	800
ETL:	3
Matrix (F × P):	384 × 320
NEX (NSA):	3
FOV:	20
Slice:	4
Spacing:	0,4

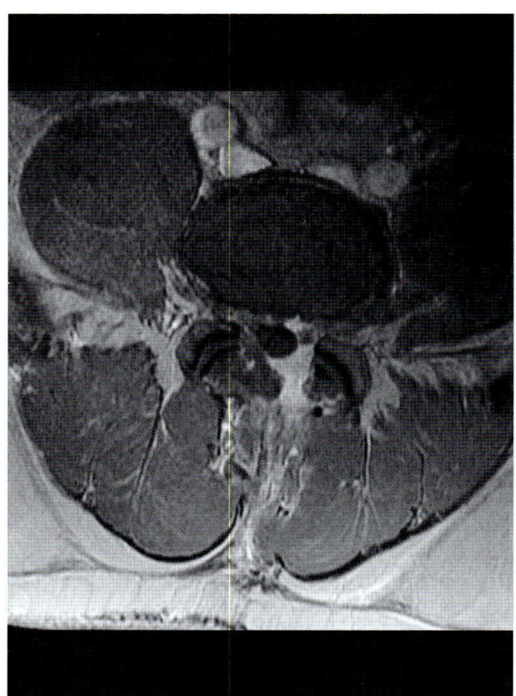

Abb. 8.61 Zustand nach Bandscheiben-OP T1 mit Kontrastmittel und Fettunterdrückung. Helle Areale der Narbe. Der Prolaps L5 – S1 besser abgrenzbar.

Axiale T1 Fast-Spin-Echo FAT SAT mit KM:

TE:	18
TR:	880
ETL:	3
Matrix (F × P):	384 × 256
NEX (NSA):	2
FOV:	20
Slice:	4
Spacing:	0,4

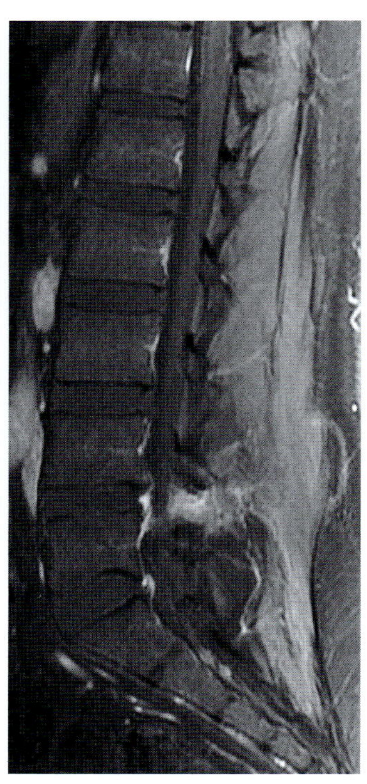

Abb. 8.62 Zustand nach Bandscheiben-OP T1 mit Kontrastmittel und Fettunterdrückung. Helle Areale der Narbe. **Sagittale T1 Fast-Spin-Echo FAT SAT mit KM:**

TE:	14
TR:	880
ETL:	3
Matrix (F × P):	384 × 256
NEX (NSA):	2
FOV:	28
Slice:	3
Spacing:	0,3

Abdomen

Leberhämangiom

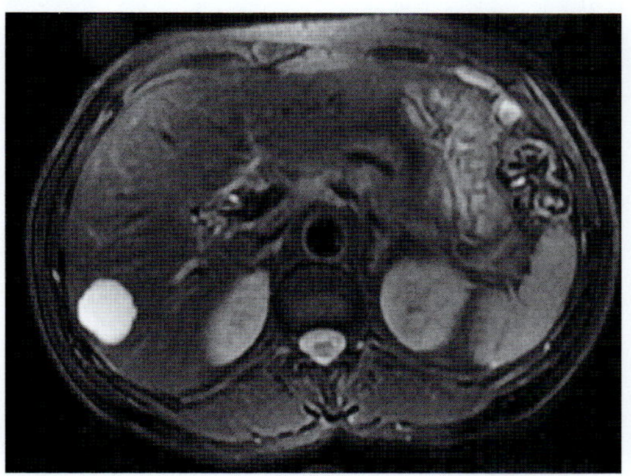

Abb. 8.63 Leberhämangiom T2: signalreiches Areal (hell). **Axiale FRFSE T2 FAT SAT:**

TE:	90	NEX (NSA):	1
TR:	2000	FOV:	48
ETL:	21	Slice:	6
Matrix (F × P):	256 × 224	Spacing:	2

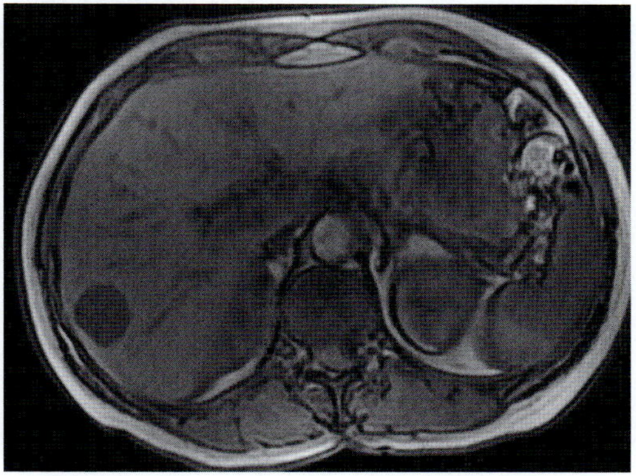

Abb. 8.64 Leberhämangiom T1 (SPGR) signalarmes Areal (dunkel). **Axiale SPGR T1:**

TE:	4,6	NEX (NSA):	1
TR:	100	FOV:	48
Flip Angle:	80	Slice:	6
Matrix (F × P):	256 × 192	Spacing:	2

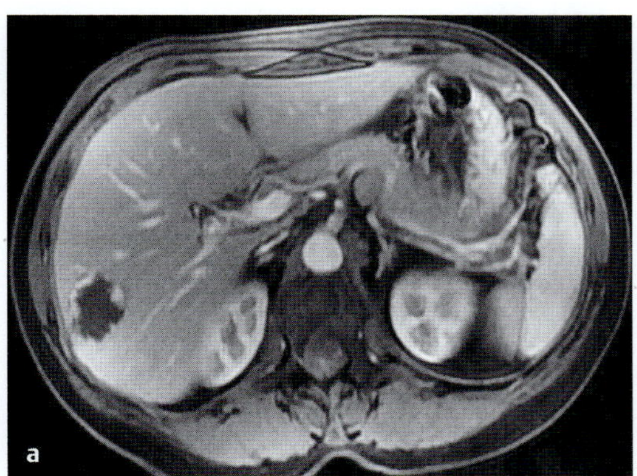

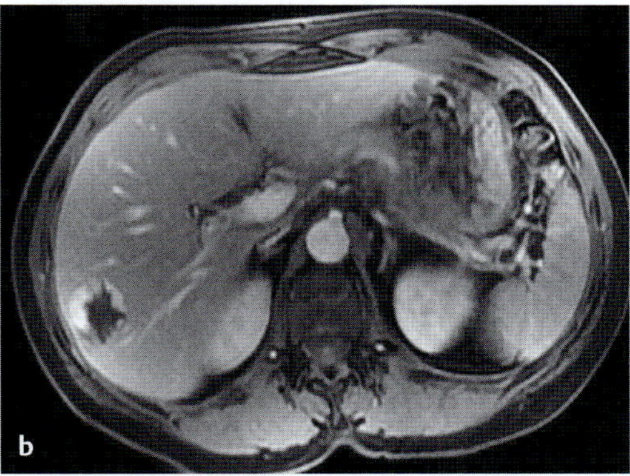

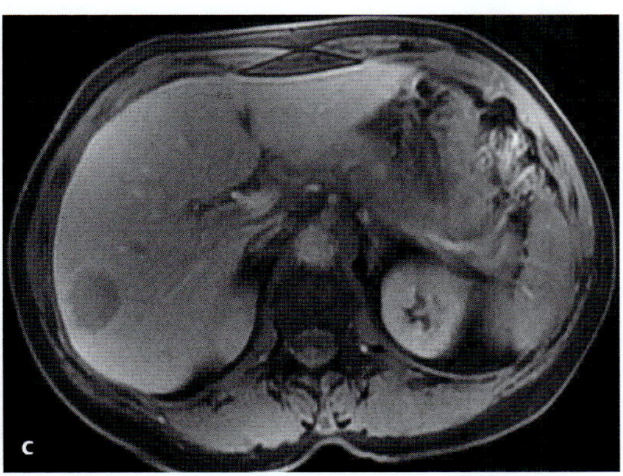

Abb. 8.65 Leberhämangiom T1 mit KM dynamisch zeigt langsame Anreicherung des Kontrastmittels. **Axiale SPGR T1 FAT SAT mit KM:**

TE:	4,6
TR:	300
Flip Angle:	80
Matrix (F × P):	256 × 192
NEX (NSA):	1
FOV:	48
Slice:	6
Spacing:	2

Lebermetastasen

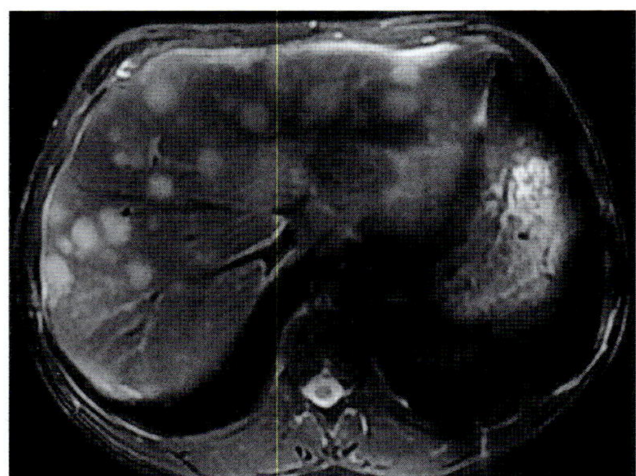

Abb. 8.66 Lebermetastasen T2 FAT: multiple signalreiche Areale (hell). **Axiale FRFSE T2 FAT SAT:**

TE:	90	NEX (NSA):	1
TR:	2000	FOV:	48
ETL:	21	Slice:	6
Matrix (F × P):	256 × 224	Spacing:	2

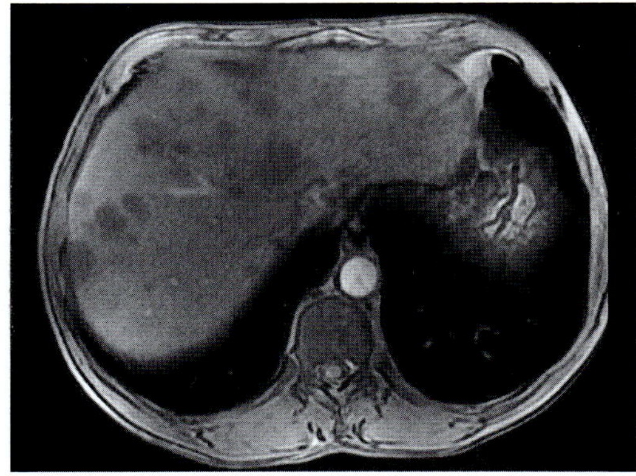

Abb. 8.67 Lebermetastasen T1: multiple signalarme Areale (dunkel). **Axiale SPGR T1:**

TE:	4,6	NEX (NSA):	1
TR:	100	FOV:	48
Flip Angle:	80	Slice:	6
Matrix (F × P):	256 × 192	Spacing:	2

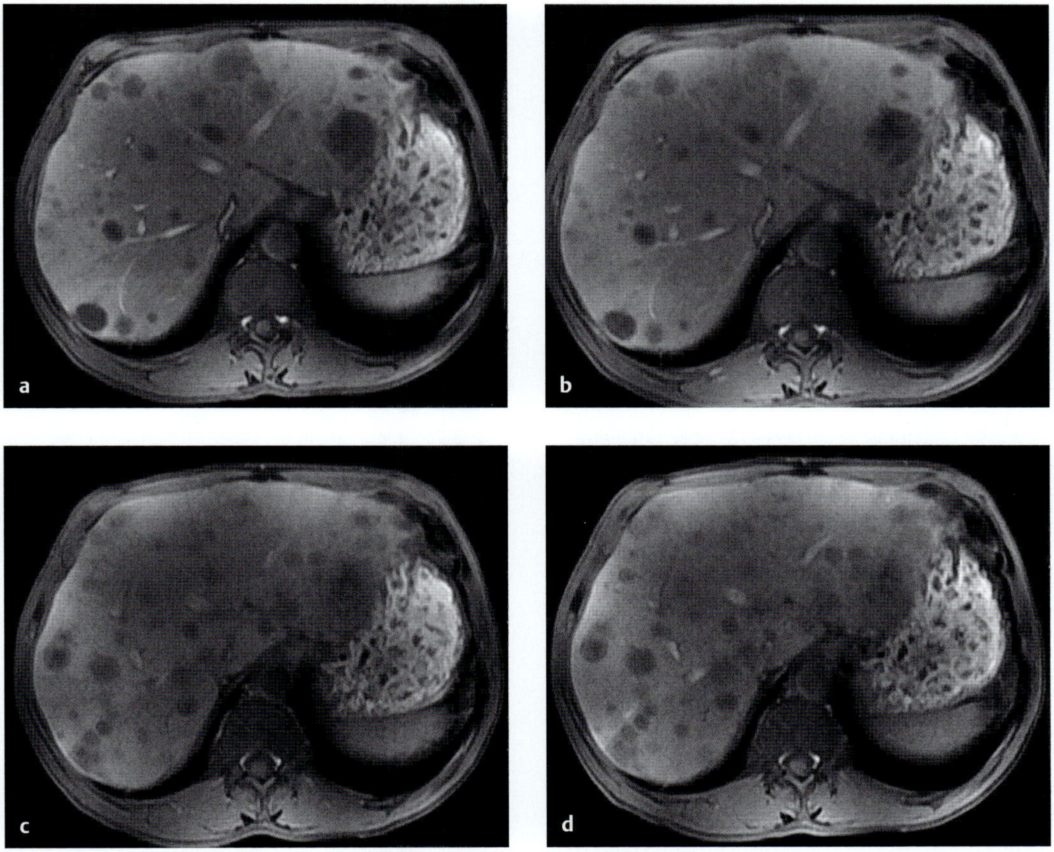

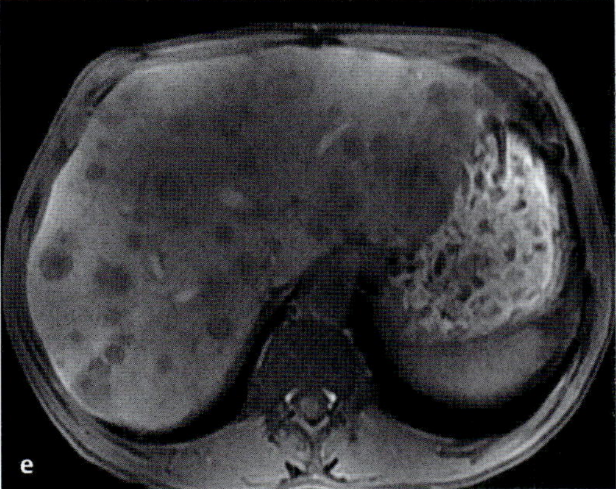

Abb. 8.68 Lebermetastasen T1 mit Kontrastmittel dynamisch: keine Anreicherung des Kontrastmittels.

Axiale SPGR T1 FAT SAT mit KM:

TE:	4,6
TR:	300
Flip Angle:	80
Matrix (F × P):	256 × 192
NEX (NSA):	1
FOV:	48
Slice:	6
Spacing:	2

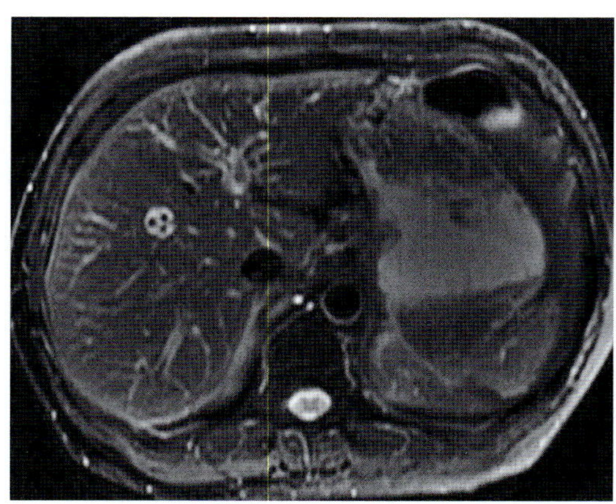

Abb. 8.69 Metastase in der Leber T2 mit Fettunterdrückung: signalreiche (hell) Raumforderung. **Axiale FRFSE T2 FAT SAT:**

TE:	90	NEX (NSA):	1
TR:	2000	FOV:	48
ETL:	21	Slice:	6
Matrix (F × P):	256 × 224	Spacing:	2

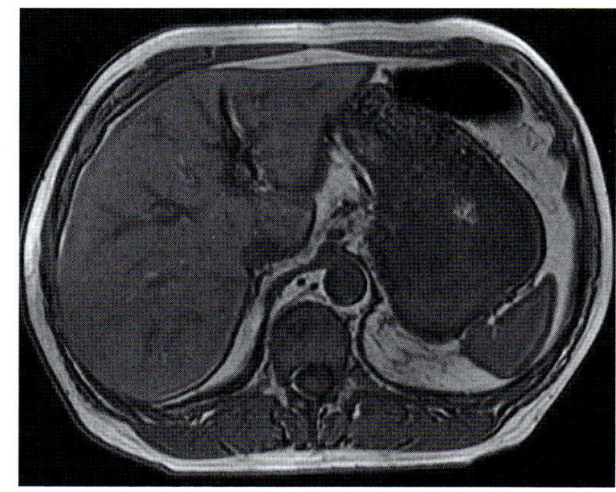

Abb. 8.70 Metastase in der Leber T1: signalarme (dunkel) Raumforderung. **Axiale SPGR T1:**

TE:	4,6	NEX (NSA):	1
TR:	100	FOV:	48
Flip Angle:	80	Slice:	6
Matrix (F × P):	256 × 192	Spacing:	2

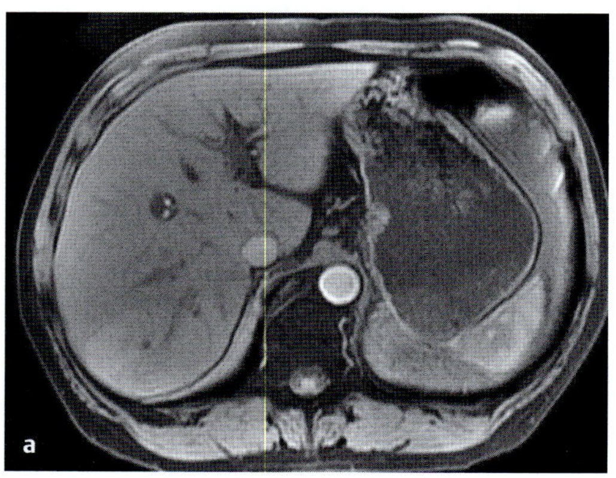

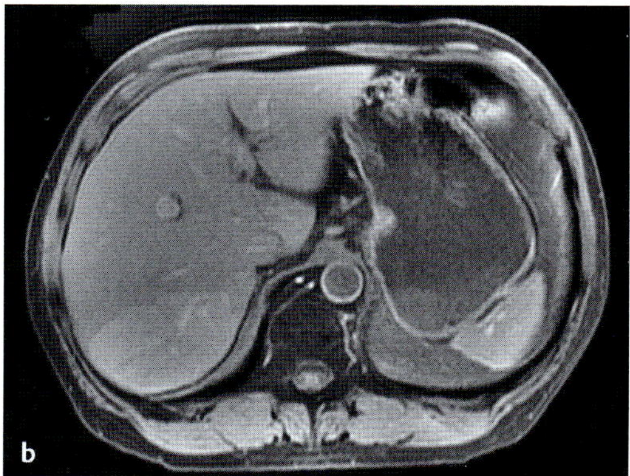

Abb. 8.71 Lebermetastasen T1 mit Kontrastmittel dynamisch: schon in der arteriellen Phase KM-Anreicherung. **Axiale SPGR T1 FAT SAT mit KM:**

TE:	4,6	NEX (NSA):	1
TR:	300	FOV:	48
Flip Angle:	80	Slice:	6
Matrix (F × P):	256 × 192	Spacing:	2

Tumor der Nebennieren

Nebennieren sind schwer abgrenzbar. Bei der Untersuchung der NN sollten wir immer die Doppelechoaufnahme mitmachen. Gemeint ist eine T1-Aufnahme mit 2 unterschiedlichen TE: In Phase und Out of Phase. Zur Erinnerung: aufgrund der Frequenzverschiebung vom Fett und Wasser können wir die TE so wählen, dass die Spins vom Fett und Wasser dieselben (für 1,5 T: 4,4 ms) oder entgegengesetzte Phasen haben (für 1,5 T: 2,4 ms) – dann sind die Nebennieren und alle anderen Organe mit einer dunklen Linie umrandet. Auf dieser Aufnahme kann man auch besser Fett von anderem Gewebe unterscheiden.

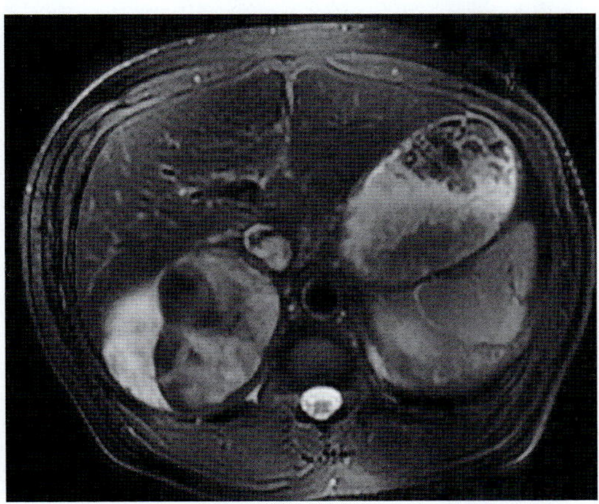

Abb. 8.72 Tumor der Nebennieren T2 FAT: große Raumforderung mit Fett- und Flüssigkeitsanteilen. Fett – dunkel; Flüssigkeit – hell. **Axiale FRFSE T2 FAT SAT:**

TE:	90	NEX (NSA):	1
TR:	2000	FOV:	48
ETL:	21	Slice:	6
Matrix (F × P):	288 × 224	Spacing:	2

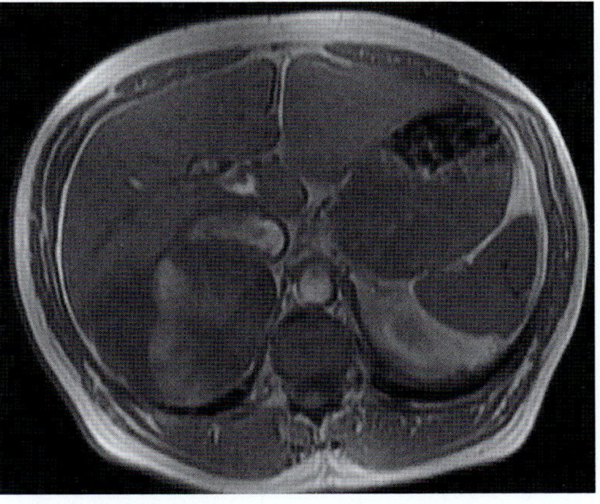

Abb. 8.73 Tumor der Nebennieren T1 In Phase: helle Anteile vom Fett, dunkle von Flüssigkeit. **Axiale SPGR T1:**

TE:	4,6 In Phase	NEX (NSA):	1
TR:	100	FOV:	48
Flip Angle:	70	Slice:	6
Matrix (F × P):	320 × 192	Spacing:	2

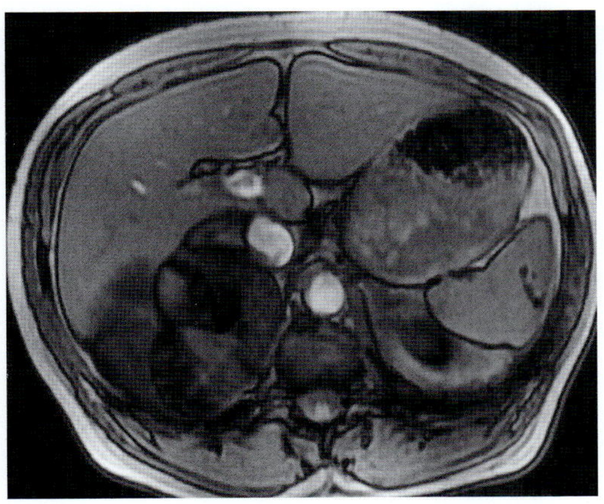

Abb. 8.74 Tumor der Nebennieren T1Out of Phase: Aufgrund der Wasser-Fett-Verschiebung ist Fett besser abgrenzbar. **Axiale SPGR T1:**

TE:	2,3 Out of Phase
TR:	100
Flip Angle:	70
Matrix (F × P):	320 × 192
NEX (NSA):	1
FOV:	48
Slice:	6
Spacing:	2

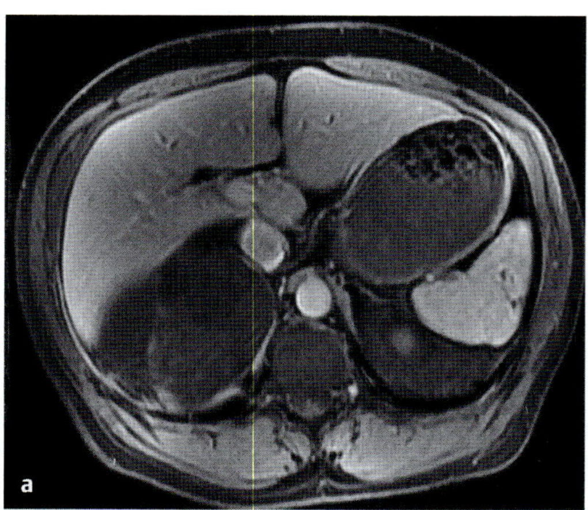

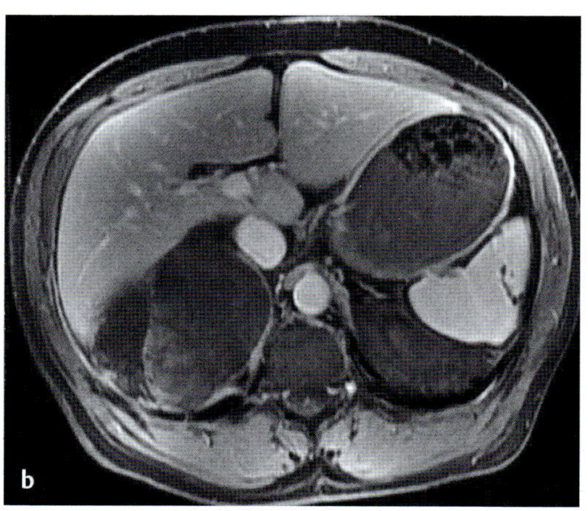

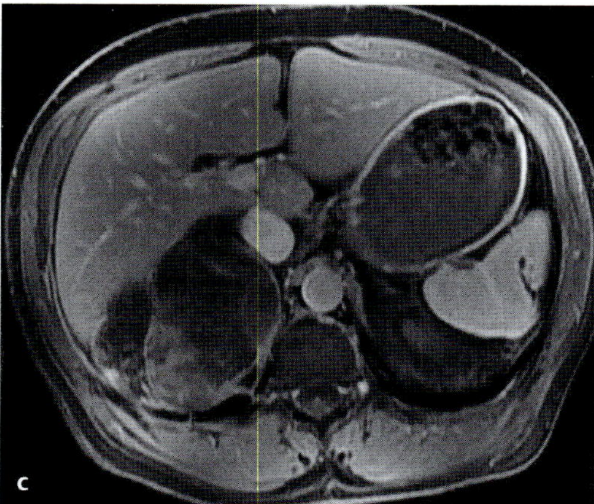

Abb. 8.75 T1 mit Kontrastmittel dynamisch: schon in der arteriellen Phase KM-Anreicherung.

Axiale SPGR T1 FAT SAT mit KM:

TE:	4,6	NEX (NSA):	1
TR:	270	FOV:	48
Flip Angle:	80	Slice:	6
Matrix (F × P):	384 × 192	Spacing:	2

Nierenkarzinom

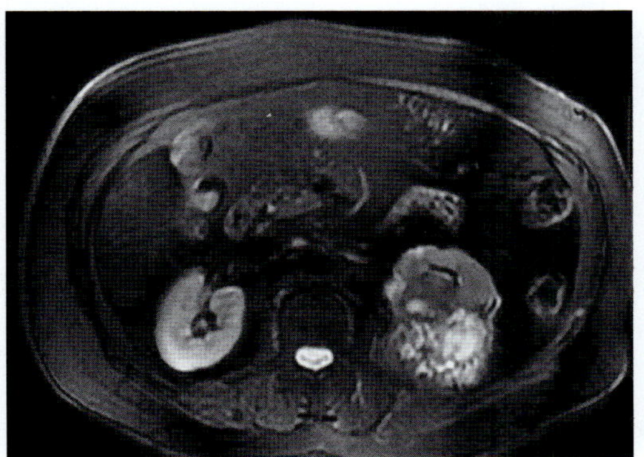

Abb. 8.76 Nierenkarzinom T2 FAT: signalreiche Raumforderung der linken Niere. **Axiale FRFSE T2 FAT SAT:**

TE:	90	NEX (NSA):	1
TR:	2000	FOV:	48
ETL:	21	Slice:	6
Matrix (F × P):	256 × 224	Spacing:	2

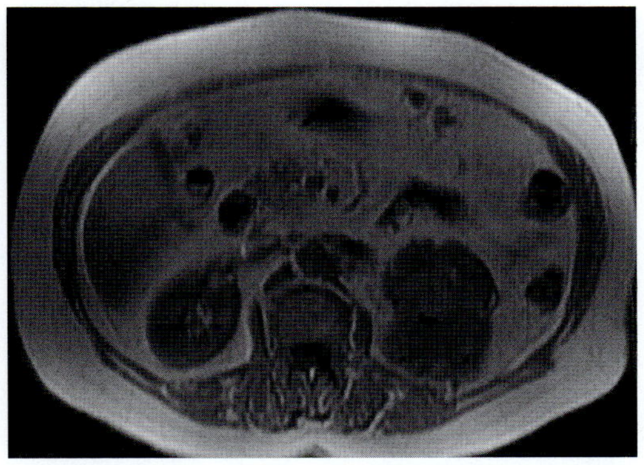

Abb. 8.77 Nierenkarzinom T1 In Phase: signalarme Raumforderung. **Axiale SPGR T1:**

TE:	4,6 In Phase	NEX (NSA):	1
TR:	100	FOV:	48
Flip Angle:	80	Slice:	6
Matrix (F × P):	256 × 192	Spacing:	2

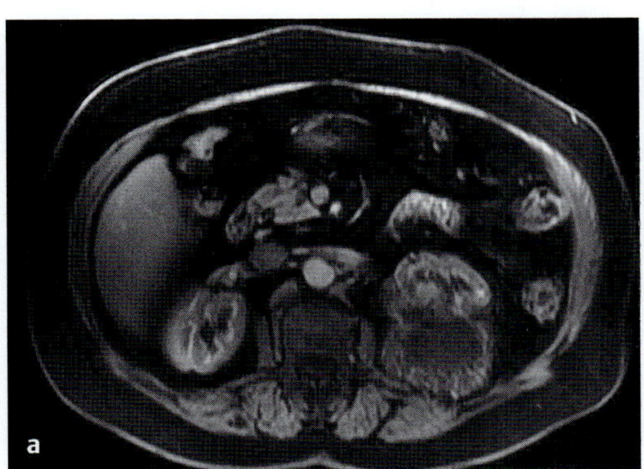

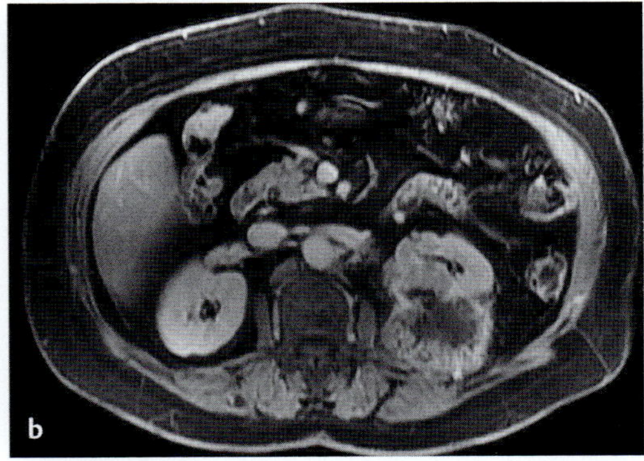

Abb. 8.78 T1 mit Kontrastmittel dynamisch: schon in der arteriellen Phase KM-Anreicherung.
Axiale SPGR T1 FAT SAT mit KM:

TE:	4,6	NEX (NSA):	1
TR:	300	FOV:	48
Flip Angle:	80	Slice:	6
Matrix (F × P):	256 × 192	Spacing:	2

Cholestase

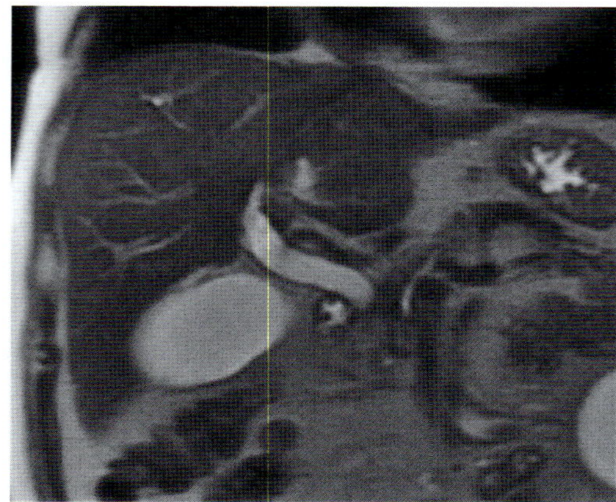

Abb. 8.79 Cholestase T2: erweiterte Gallenwege.
Koronare T2 Single Shot:

TE:	90	FOV:	48
TR:	1100	Slice:	6
Matrix (F × P):	256 × 128	Spacing:	2
NEX (NSA):	1		

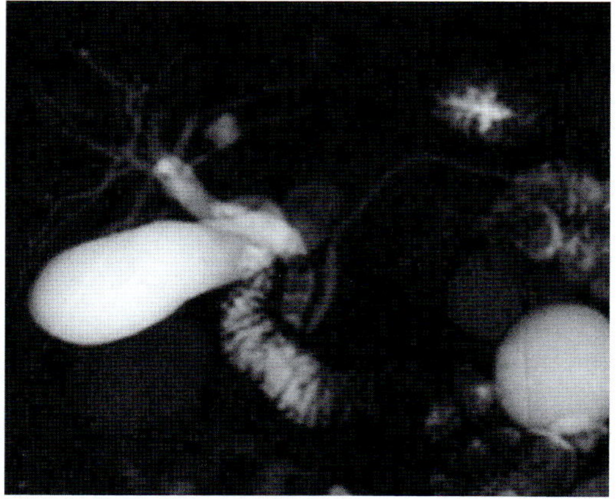

Abb. 8.80 Cholestase MRCP: erweiterte Gallenwege.
MRCP:

TE:	550	NEX (NSA):	2
TR:	2 RR über 30 000	FOV:	34
		Slice:	2
Matrix (F × P):	320 × 256	Spacing:	0,0

Cholezystolithiasis

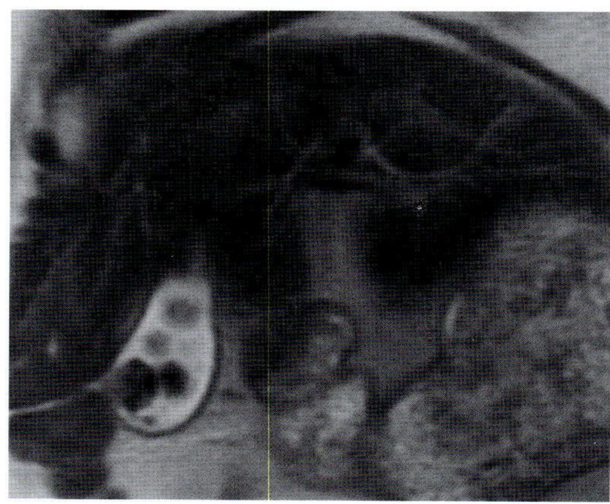

Abb. 8.81 Cholezystolithiasis T2, in der Gallenblase multiple Signalaussparungen als Zeichen für Gallensteine.
Koronare T2 Single Shot:

TE:	90	FOV:	48
TR:	1100	Slice:	6
Matrix (F × P):	256 × 128	Spacing:	2
NEX (NSA):	1		

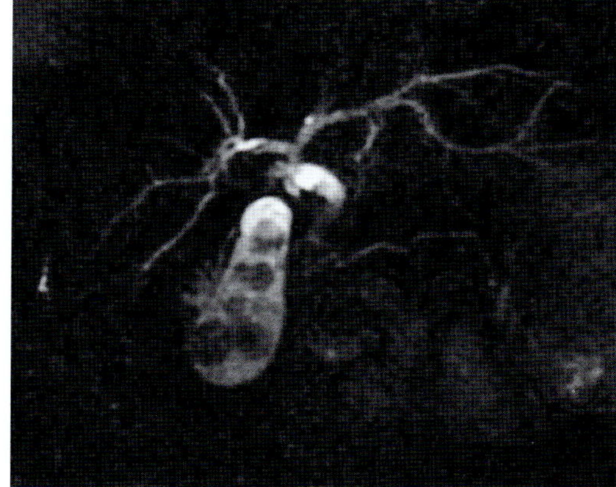

Abb. 8.82 Cholezystolithiasis MRCP: Gallensteine in der Gallenblase. **MRCP:**

TE:	550	NEX (NSA):	2
TR:	2 RR über 30 000	FOV:	34
		Slice:	2
Matrix (F × P):	320 × 256	Spacing:	0,0

Obere Extremität

Arthrose der Schulter

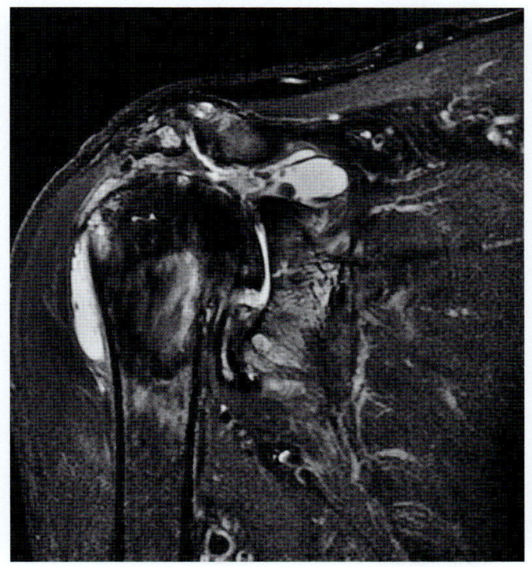

Abb. 8.83 Arthrose der Schulter T2-FAT: Impingement-Syndrom, Rotatorenmanschettenruptur. Begleitender Erguss als Zeichen von Bursitis: degenerative Veränderung des Humeruskopfes, Glenoids, Akromions. Zysten-Signalanhebung als helle Areale. **Koronare T2 FSE FAT:**

TE:	80	NEX (NSA):	4
TR:	3900	FOV:	18
ETL:	20	Slice:	3
Matrix (F × P):	320 × 256	Spacing:	0,3

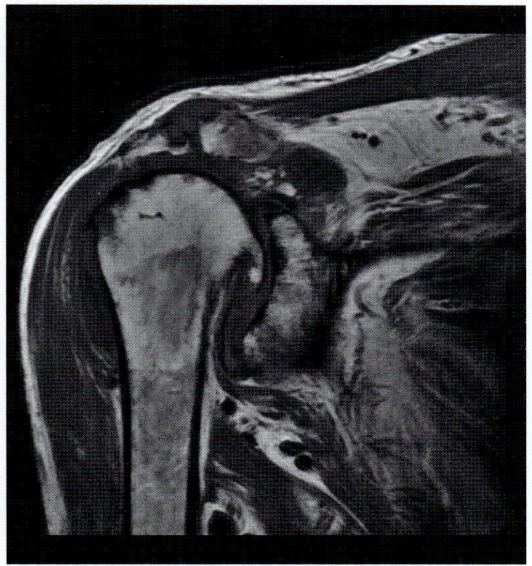

Abb. 8.84 Arthrose der Schulter T1: degenerative Veränderung, Zysten und Erguss (dunkel, signalarme Areale). **Koronare T1 FSE:**

TE:	12	NEX (NSA):	2
TR:	550	FOV:	18
ETL:	3	Slice:	3
Matrix (F × P):	384 × 256	Spacing:	0,3

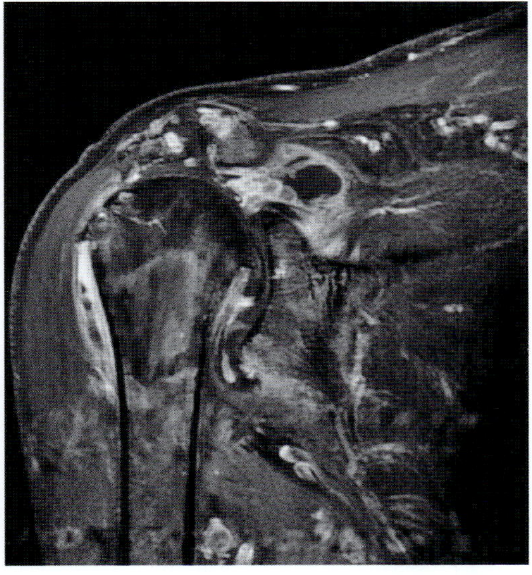

Abb. 8.85 Arthrose der Schulter T1 mit Kontrastmittel zeigt diffuse Anreicherung. **Koronare T1-FSE-FAT mit KM:**

TE:	12
TR:	600
ETL:	3
Matrix (F × P):	320 × 256
NEX (NSA):	2
FOV:	18
Slice:	3
Spacing:	0,3

Degeneration des Os lunatum, Arthrose des Handgelenks

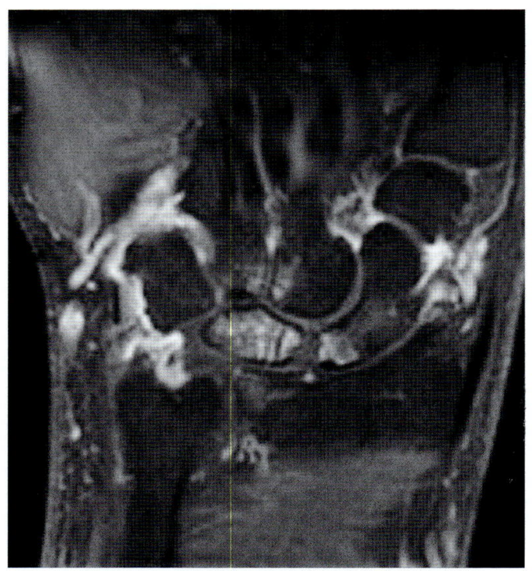

Abb. 8.86 Degeneration des Os lunatum, Arthrose des Handgelenks. T2-FAT: signalreiche Areale (hell) und Flüssigkeit. **Koronare PD-FSE-FAT:**

TE:	30	NEX (NSA):	4
TR:	1800	FOV:	10
ETL:	9	Slice:	3
Matrix (F × P):	320 × 256	Spacing:	0,3

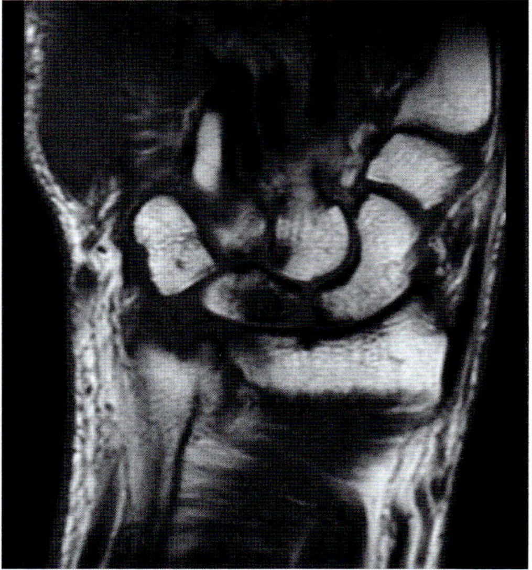

Abb. 8.87 Degeneration des Os lunatum, Arthrose des Handgelenks. T1: signalarme Areale (dunkel). **Koronare T1 FSE:**

TE:	10	NEX (NSA):	3
TR:	620	FOV:	18
ETL:	3	Slice:	3
Matrix (F × P):	384 × 256	Spacing:	0,3

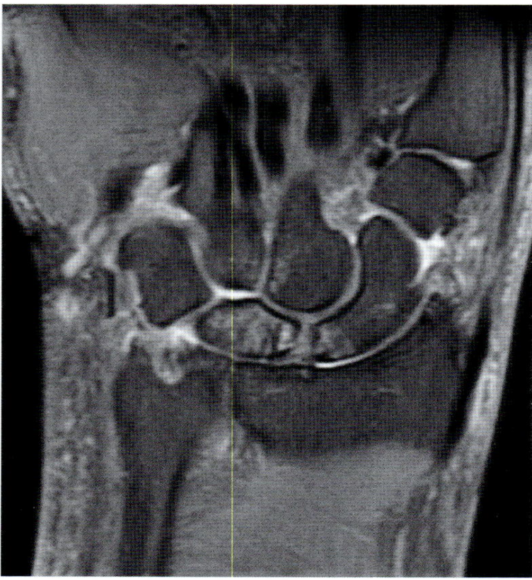

Abb. 8.88 Degeneration des Os lunatum, Arthrose des Handgelenks. T1 mit Kontrastmittel: schwache Kontrastmittelanreicherung, signalreiche Areale (hell). **Koronare T1-FSE-FAT mit KM:**

TE:	12
TR:	650
ETL:	3
Matrix (F × P):	320 × 224
NEX (NSA):	2
FOV:	10
Slice:	3
Spacing:	0,3

Malazie des Os lunatum, Arthrose des Handgelenks

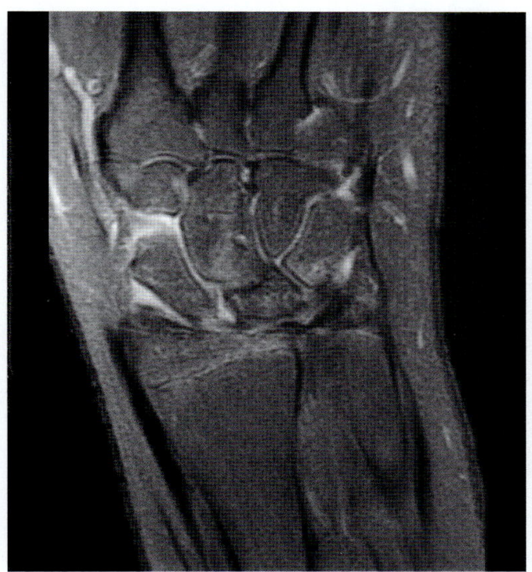

Abb. 8.89 Malazie des Os lunatum, Arthrose des Handgelenks. T2-FAT: signalreiche Areale (hell) und Flüssigkeit. **Koronare FSE-PD-FAT:**

TE:	30	NEX (NSA):	4
TR:	1800	FOV:	10
ETL:	9	Slice:	3
Matrix (F × P):	320 × 256	Spacing:	0,3

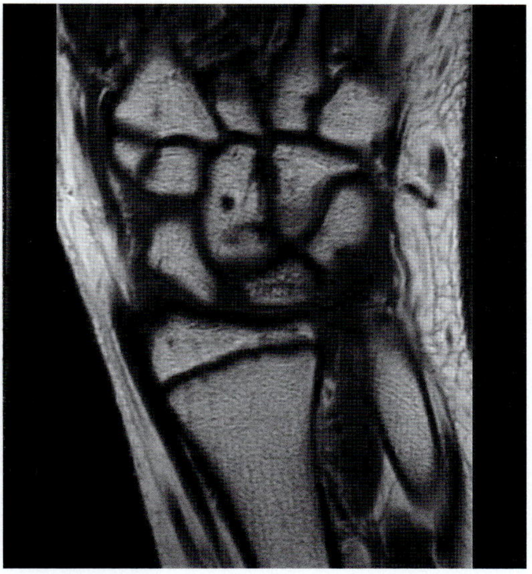

Abb. 8.90 Malazie des Os lunatum, Arthrose des Handgelenks. T1: signalarme Areale (dunkel). **Koronare T1 FSE:**

TE:	10	NEX (NSA):	3
TR:	620	FOV:	18
ETL:	3	Slice:	3
Matrix (F × P):	384 × 256	Spacing:	0,3

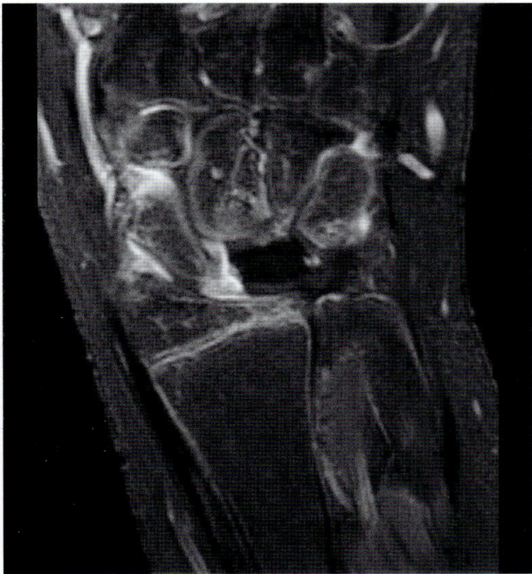

Abb. 8.91 Malazie des Os lunatum, Arthrose des Handgelenks. T1 mit Kontrastmittel: schwache Kontrastmittelanreicherung, signalreiche Areale (hell). **Koronare T1 FSE-FAT mit KM:**

TE:	12
TR:	650
ETL:	3
Matrix (F × P):	320 × 224
NEX (NSA):	2
FOV:	10
Slice:	3
Spacing:	0,3

Strecksehnenruptur Dig. V

Auf den koronaren Bildern ist die Ruptur nicht gut erkennbar. Nur auf den richtig angulierten sagittalen Bildern können wir die gesamte Sehne darstellen.

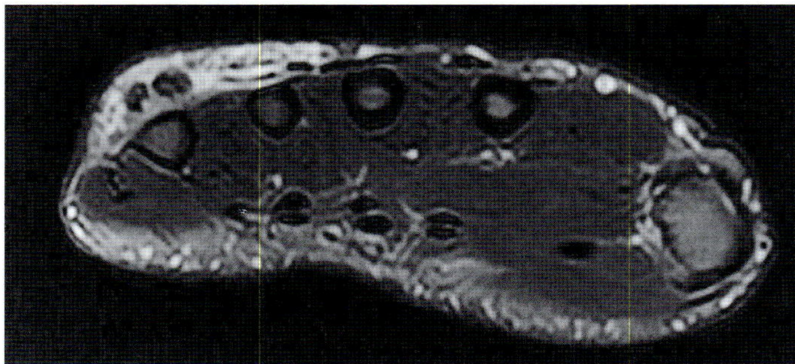

Abb. 8.92 Strecksehnenruptur Dig. V PD-FAT axial. Ödem und Flüssigkeit um die Strecksehne 5. Mittelhandknochen, signalreich (hell).

Axiale PD-FAT:

TE:	10
TR:	620
ETL:	3
Matrix (F × P):	384 × 256
NEX (NSA):	4
FOV:	10
Slice:	3
Spacing:	0,3

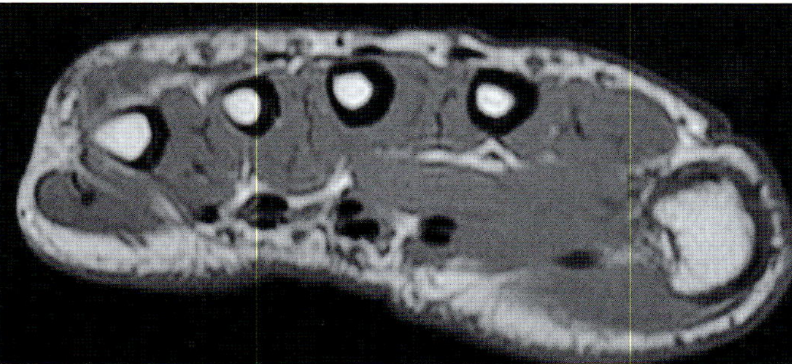

Abb. 8.93 Strecksehnenruptur Dig. V T1 axial: Erguss um die Strecksehne, signalarm (dunkel).

Axiale T1 FSE:

TE:	9
TR:	650
ETL:	3
Matrix (F × P):	320 × 224
NEX (NSA):	2
FOV:	10
Slice:	3
Spacing:	0,3

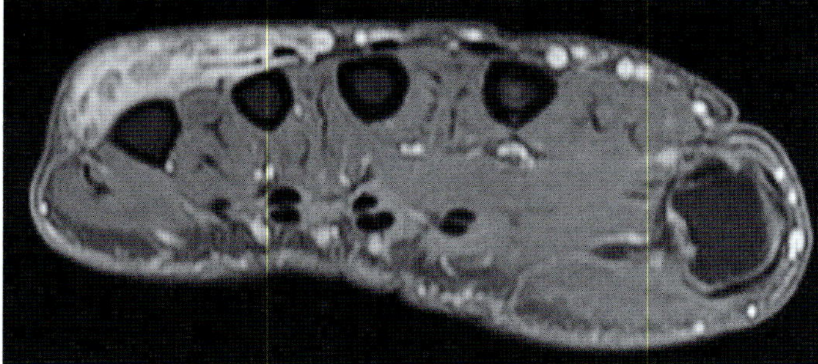

Abb. 8.94 T1 mit Kontrastmittel axial: Erguss um die Strecksehne des 5. Mittelhandknochens und Ödem der Weichteile.

Axiale T1 FSE-FAT mit KM:

TE:	9
TR:	650
ETL:	3
Matrix (F × P):	320 × 224
NEX (NSA):	2
FOV:	10
Slice:	3
Spacing:	0,3

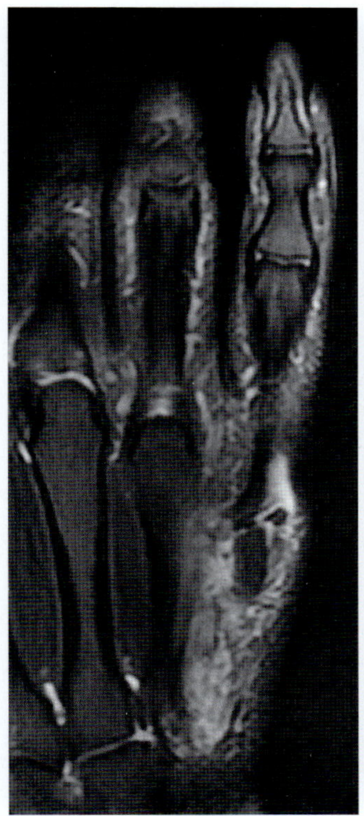

Abb. 8.95 Strecksehnenruptur
Dig. V PD-FAT koronar: Erguss und Ödem der Weichteile, signalreiche Areale (hell). **Koronare FSE PD-FAT:**

TE:	30
TR:	1800
ETL:	9
Matrix (F × P):	384 × 224
NEX (NSA):	3
FOV:	10
Slice:	3
Spacing:	0,3

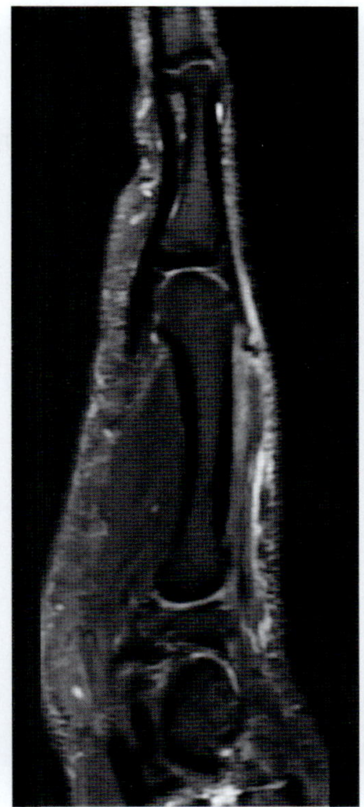

Abb. 8.96 Strecksehnenruptur
Dig. V PD-FAT sagittal: Teilweise ausgedehnte Sehne, Erguss (hell).
Sagitale FSE PD-FAT:

TE:	30
TR:	1800
ETL:	9
Matrix (F × P):	384 × 224
NEX (NSA):	3
FOV:	10
Slice:	3
Spacing:	0,3

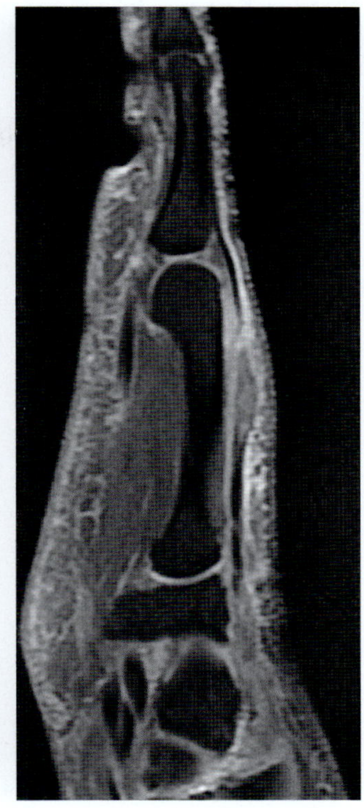

Abb. 8.97 Strecksehnenruptur
Dig. V T1 mit Kontrastmittel sagittal: Teilweise ausgedehnte Sehne (Aufhebung des Signals, hell) mit einer Lücke. **Sagittale T1 FSE-FAT mit KM:**

TE:	9
TR:	650
ETL:	3
Matrix (F × P):	320 × 224
NEX (NSA):	2
FOV:	10
Slice:	3
Spacing:	0,3

Untere Extremität

Femurkopfarthrose

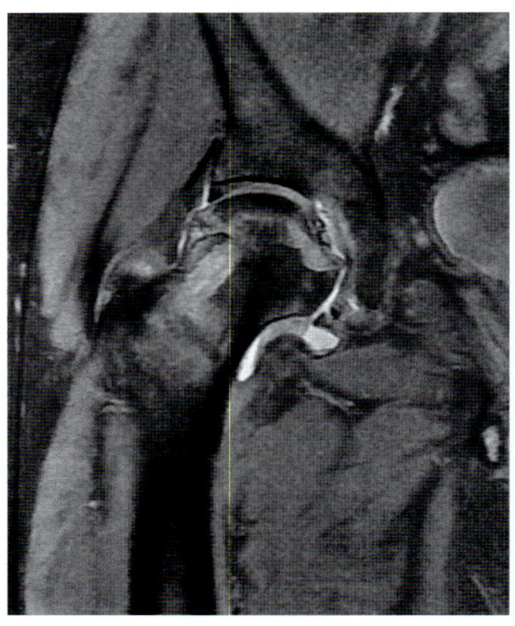

Abb. 8.98 Femurkopfarthrose koronare PD-FAT: Erguss, signalreiche Areale (hell). **Koronare T2 FSE-FAT:**

TE:	80	NEX (NSA):	3
TR:	3600	FOV:	40
ETL:	19	Slice:	4
Matrix (F × P):	448 × 256	Spacing:	0,4

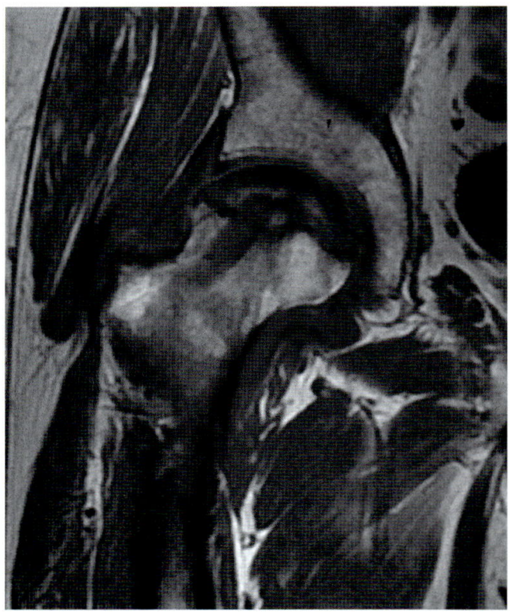

Abb. 8.99 Femurkopfarthrose koronare T1: degenerative Veränderung und nekrotische Zone, signalarm (dunkel). **Koronare T1 FSE:**

TE:	10	NEX (NSA):	3
TR:	700	FOV:	40
ETL:	2	Slice:	4
Matrix (F × P):	384 × 256	Spacing:	0,4

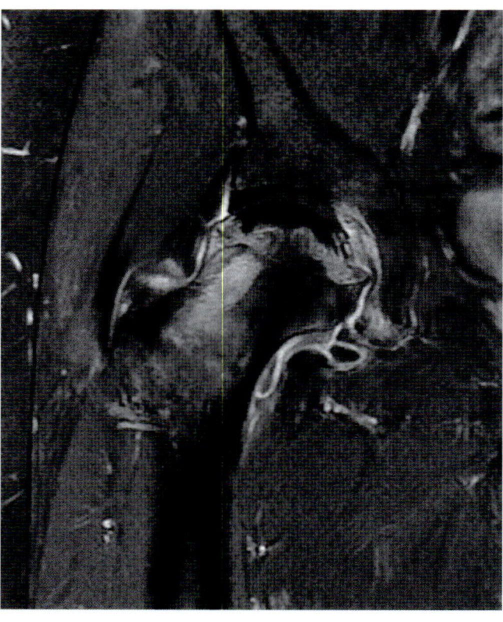

Abb. 8.100 Koronare T1 mit Kontrastmittel: Femurkopfarthrose. **Koronare T1 FSE-FAT mit KM:**

TE:	12
TR:	600
ETL:	3
Matrix (F × P):	320 × 256
NEX (NSA):	2
FOV:	40
Slice:	4
Spacing:	0,4

Tibiafraktur

Auf den koronaren Bildern ist die Fraktur besser erkennbar, besonders auf den T1 Aufnahmen.

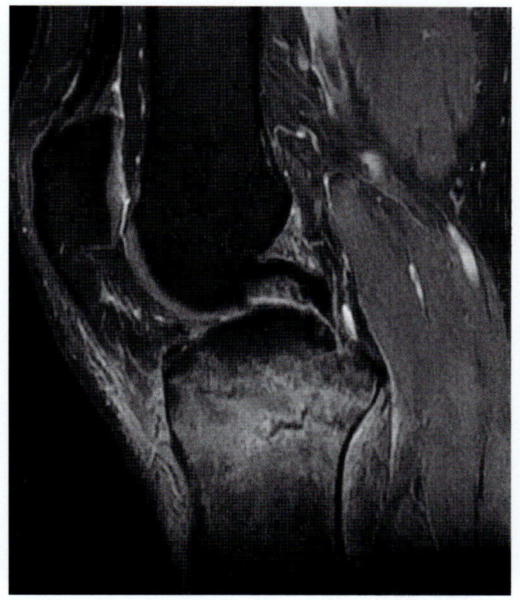

Abb. 8.101 Tibiafraktur PD-FAT: Knochen und Ödem mit mehreren Infraktionslinien, signalreich (hell).

Sagittale FSE PD-FAT:

TE:	24	NEX (NSA):	2
TR:	3300	FOV:	18
ETL:	8	Slice:	3
Matrix (F × P):	320 × 256	Spacing:	0,3

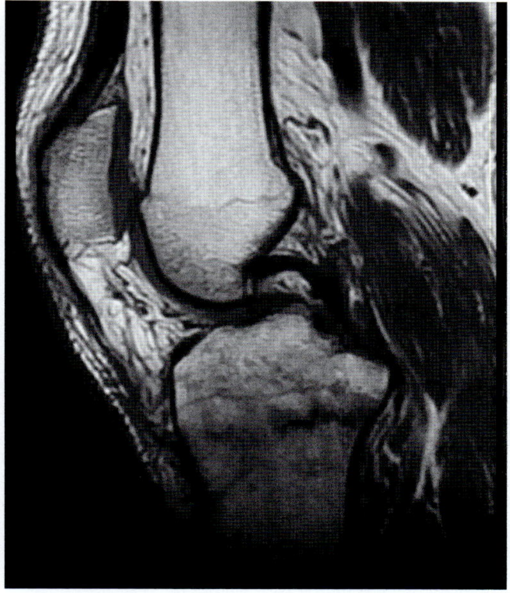

Abb. 8.102 Tibiafraktur T1: signalarme (dunkle) Zone des Knochenödems. **Sagittale T1 SE:**

TE:	15	FOV:	18
TR:	500	Slice:	3
Matrix (F × P):	256 × 192	Spacing:	0,3
NEX (NSA):	1,5		

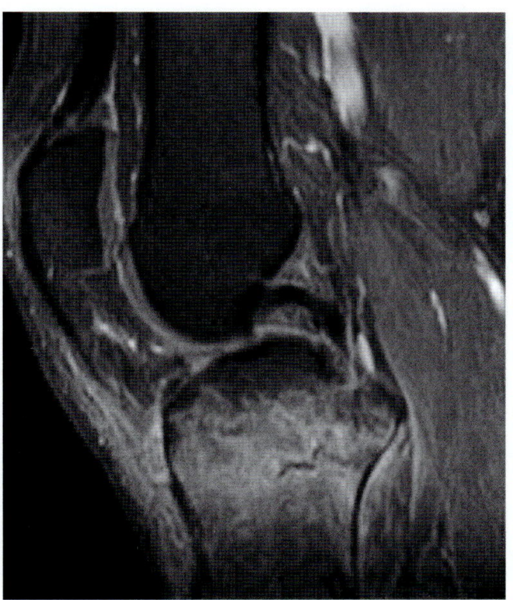

Abb. 8.103 T1 mit Kontrastmittel: Tibiafraktur.

Sagittale T1 FSE FAT-SAT mit KM:

TE:	15
TR:	550
ETL:	4
Matrix (F × P):	256
NEX (NSA):	2
FOV:	18
Slice:	3
Spacing:	0,3

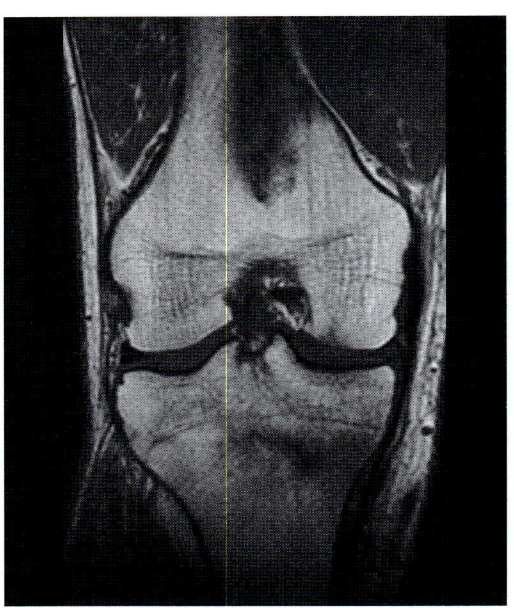

Abb. 8.104 Tibiafraktur T1 koronar: dunkle Bereiche des Ödems und Infraktionslinie. Die Frakturlinie ist besser erkennbar. **Koronare T1 FSE:**

TE:	15
TR:	500
ETL:	4
Matrix (F × P):	256 × 192
NEX (NSA):	1,5
FOV:	18
Slice:	3
Spacing:	0,3

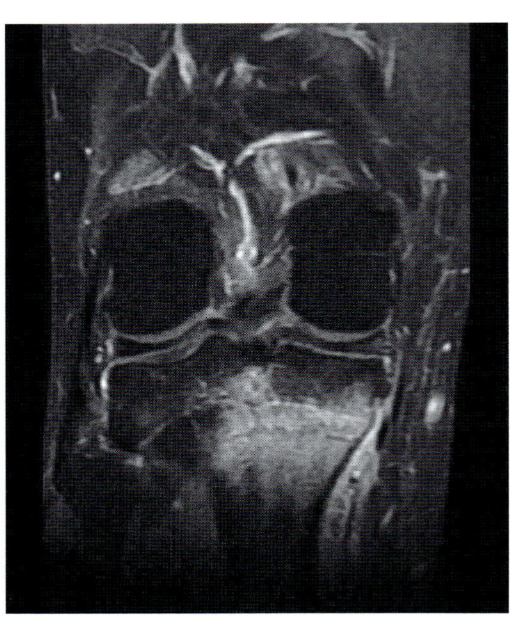

Abb. 8.105 T1 koronar mit Kontrastmittel: Tibiafraktur. Das Knochen- und Weichteilödem ist als signalreicher (heller) Bereich gut sichtbar. **Koronare T1 FSE FAT-SAT mit KM:**

TE:	15
TR:	550
ETL:	4
Matrix (F × P):	256 × 192
NEX (NSA):	2
FOV:	18
Slice:	3
Spacing:	0,3

Meniskusriss

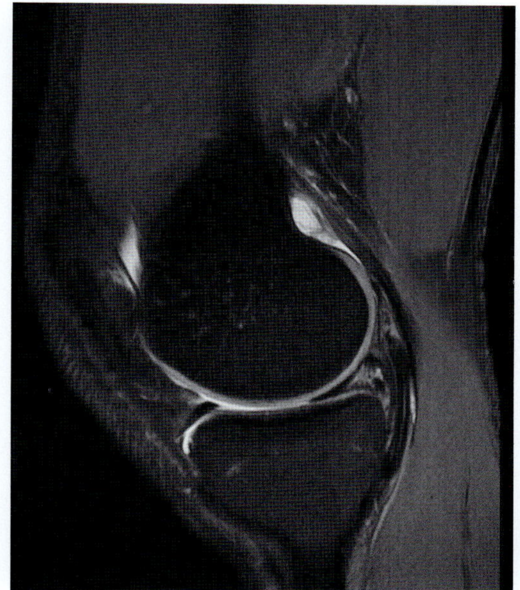

Abb. 8.106 Meniskusriss PD-FAT: signalreiche Zone im Meniskushinternhorn. **Sagittale FSE PD-FAT:**

TE:	30
TR:	4800
ETL:	12
Matrix (F × P):	512 × 320
NEX (NSA):	2
FOV:	18
Slice:	3
Spacing:	0,3

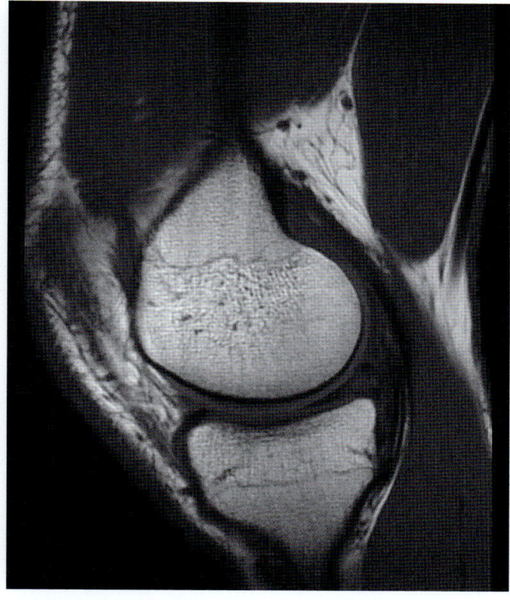

Abb. 8.107 Meniskusriss T1: etwas hellere Zone im Meniskushinterhorn. **Sagittale T1 FSE:**

TE:	10
TR:	800
ETL:	3
Matrix (F × P):	416 × 256
NEX (NSA):	2
FOV:	18
Slice:	3
Spacing:	0,3

Osteochondrosis dissecans

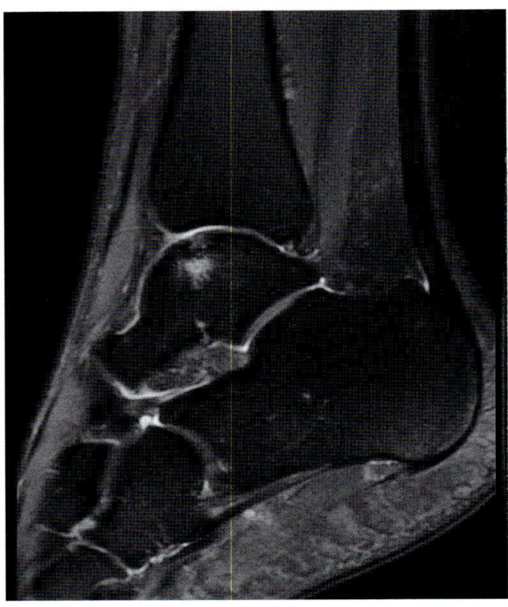

Abb. 8.108 Osteochondrosis dissecans PD-FAT: Knochendefekt mit signalreicher Zone (hell). **Sagittale FSE PD-FAT:**

TE:	44	NEX (NSA):	2
TR:	3500	FOV:	18
ETL:	16	Slice:	3
Matrix (F × P):	512 × 320	Spacing:	0,3

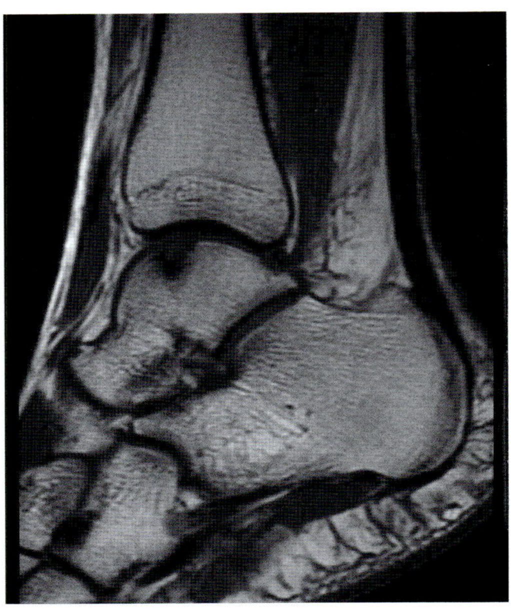

Abb. 8.109 Osteochondrosis dissecans T1: Knochendefekt mit signalarmer Zone (dunkel). **Sagittale T1 FSE:**

TE:	10	NEX (NSA):	2
TR:	800	FOV:	18
ETL:	3	Slice:	3
Matrix (F × P):	416 × 256	Spacing:	0,3

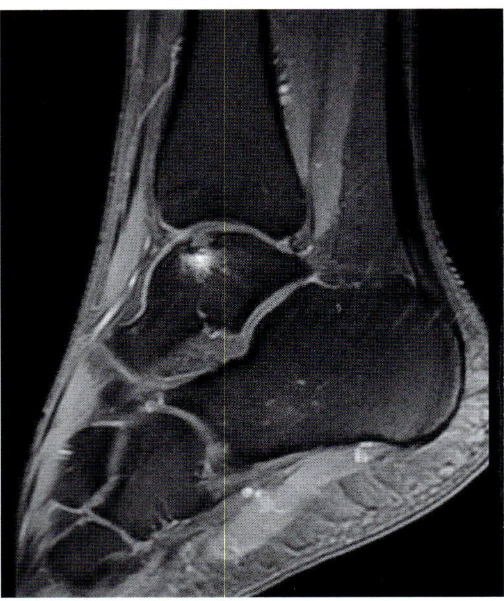

Abb. 8.110 Osteochondrosis dissecans T1 mit Kontrastmittel: Anreicherung um die Defektzone (hell). **Sagittale T1 FSE FAT-SAT mit KM:**

TE:	8
TR:	600
ETL:	3
Matrix (F × P):	320 × 256
NEX (NSA):	2
FOV:	18
Slice:	3
Spacing:	0,3

Ruptur der Achillessehne

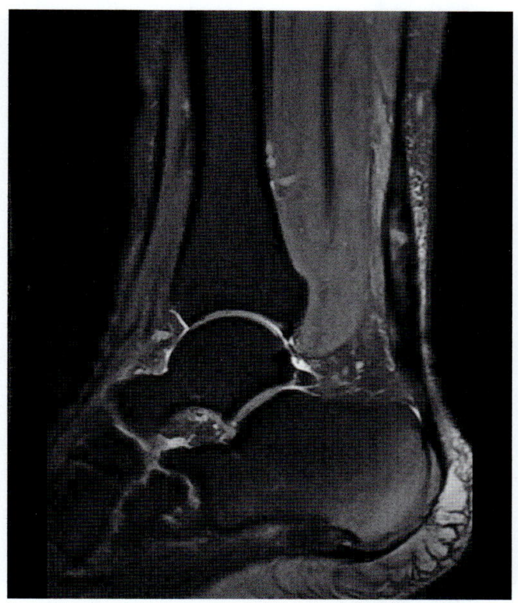

Abb. 8.111 Ruptur der Achillessehne PD-FAT: geschwollene, ausgedehnte Achillessehne, teilweise gerissene Sehne (helle Zone). **Sagittale FSE PD-FAT:**

TE:	44	NEX (NSA):	2
TR:	3500	FOV:	18
ETL:	16	Slice:	3
Matrix (F × P):	512 × 320	Spacing:	0,3

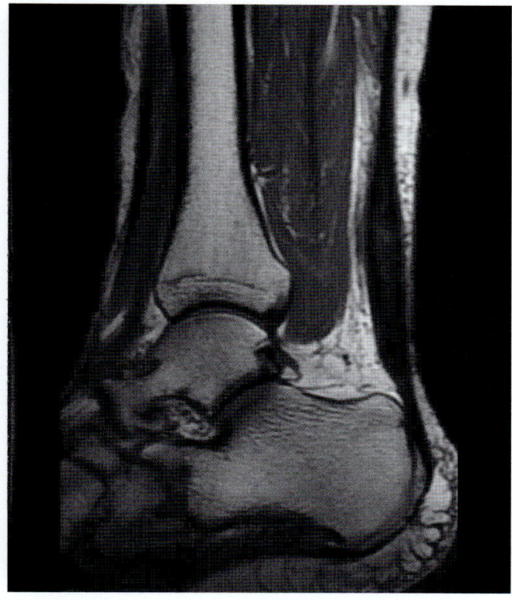

Abb. 8.112 Ruptur der Achillessehne T1 (hellere Zone). **Sagittale T1 FSE:**

TE:	10	NEX (NSA):	2
TR:	800	FOV:	18
ETL:	3	Slice:	3
Matrix (F × P):	416 × 256	Spacing:	0,3

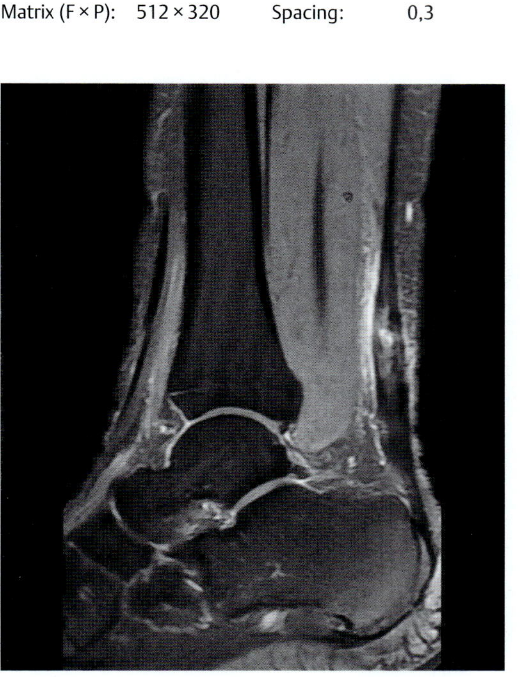

Abb. 8.113 Ruptur der Achillessehne T1 mit Kontrastmittel: diffuse Anreicherung (signalreich, hell) mit Entzündungssaum. **Sagittale T1 FSE FAT-SAT mit KM:**

TE:	8
TR:	600
ETL:	3
Matrix (F × P):	320 × 256
NEX (NSA):	2
FOV:	18
Slice:	3
Spacing:	0,3

Kalkaneusfraktur

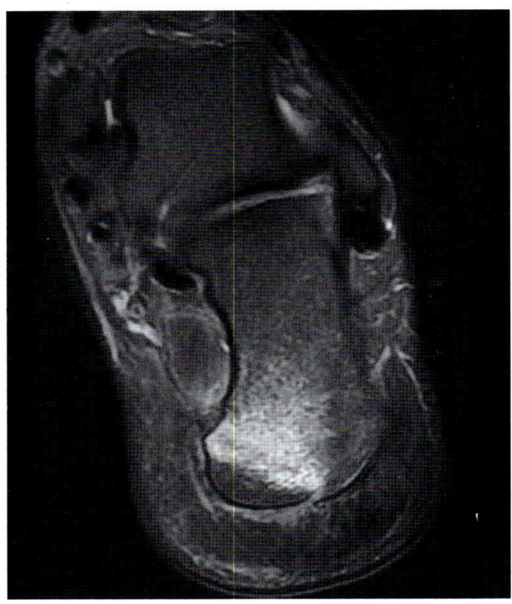

Abb. 8.114 Kalkaneusfraktur PD-FAT: Bone Bruise und Infraktionslinien signalreich (hell). **Sagittale FSE PD-FAT:**

TE:	44	NEX (NSA):	2
TR:	3500	FOV:	18
ETL:	16	Slice:	3
Matrix (F × P):	512 × 320	Spacing:	0,3

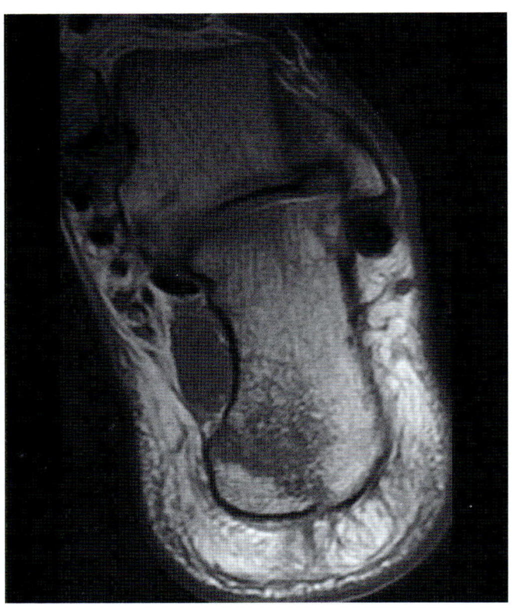

Abb. 8.115 Kalkaneusfraktur T1: Bone Bruise und Infraktionslinien signalarm (dunkel). **Sagittale T1 FSE:**

TE:	10	NEX (NSA):	3
TR:	800	FOV:	20
ETL:	3	Slice:	3
Matrix (F × P):	416 × 256	Spacing:	0,3

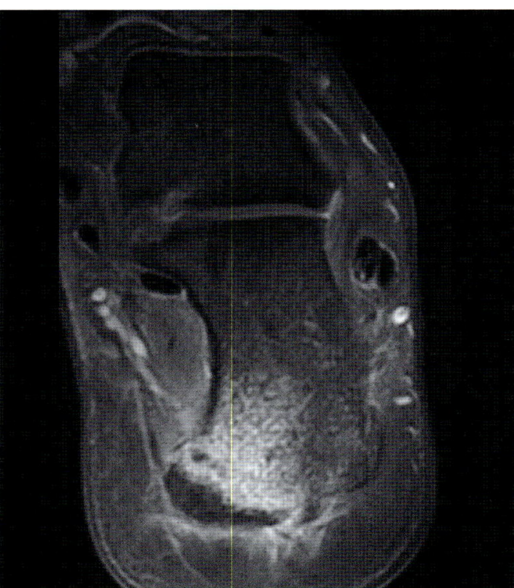

Abb. 8.116 Kalkaneusfraktur T1 mit Kontrastmittel: Anreicherung (signalreich, hell).
Sagittale T1 FSE-FAT mit KM:

TE:	10
TR:	1000
ETL:	3
Matrix (F × P):	320 × 256
NEX (NSA):	2
FOV:	20
Slice:	3
Spacing:	0,3

Tumor des Mittelfußknochens V

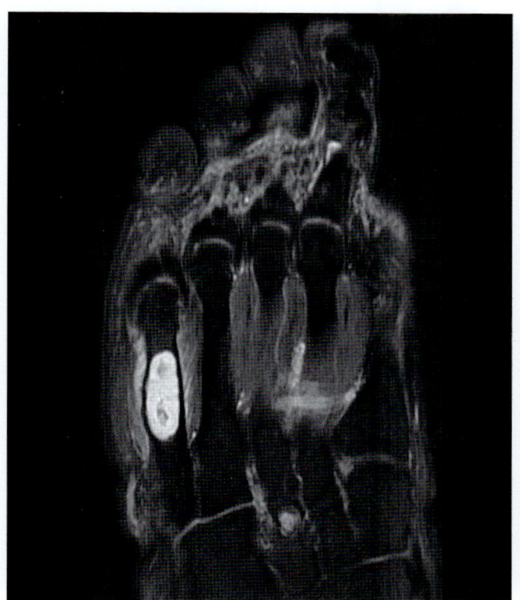

Abb. 8.117 Tumor des Mittelfußknochens V PD-FAT: Raumforderung in V. Mittelfußknochen, signalreich (hell).
Koronare PD-FAT:

TE:	40	NEX (NSA):	3
TR:	3200	FOV:	20
ETL:	16	Slice:	3
Matrix (F × P):	512 × 320	Spacing:	0,3

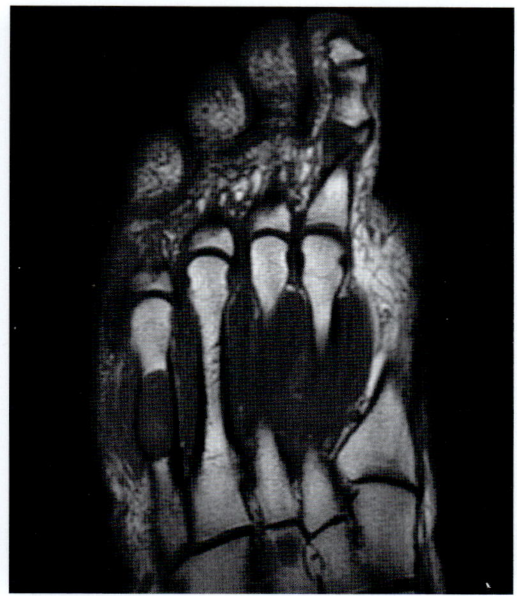

Abb. 8.118 Tumor des Mittelfußknochens V T1: Raumforderung in V. Mittelfußknochen, signalarm (dunkel).
Koronare T1 FSE:

TE:	9	NEX (NSA):	2
TR:	900	FOV:	20
ETL:	3	Slice:	3
Matrix (F × P):	384 × 224	Spacing:	0,3

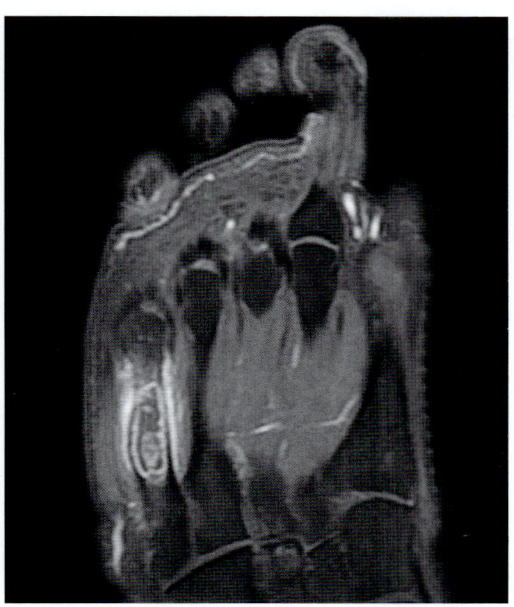

Abb. 8.119 Tumor des Mittelfußknochens V T1 mit Kontrastmittel: Anreicherung, teilweise kontrastmittelaufnehmende Zonen. **Koronare T1 FSE FAT-SAT mit KM:**

TE:	10
TR:	620
ETL:	3
Matrix (F × P):	416 × 256
NEX (NSA):	2
FOV:	20
Slice:	3
Spacing:	0,3

Arthrose des Großzehengrundgelenkes

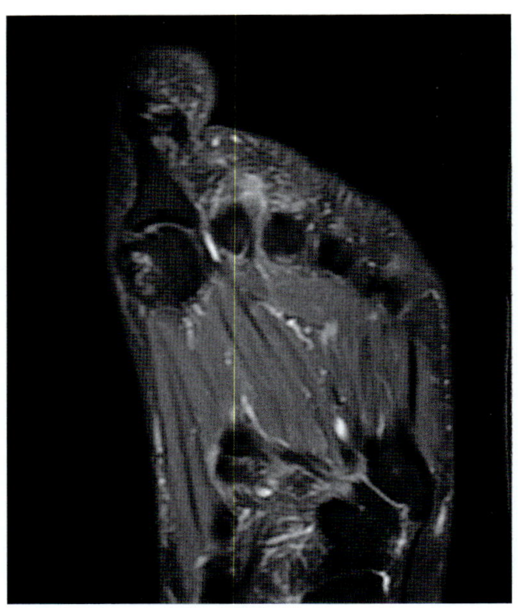

Abb. 8.120 Arthrose des Großzehengrundgelenks PD-FAT: signalreiche Zone (hell). **Koronare PD-FAT:**

TE:	40	NEX (NSA):	3
TR:	3200	FOV:	20
ETL:	16	Slice:	3
Matrix (F × P):	512 × 320	Spacing:	0,3

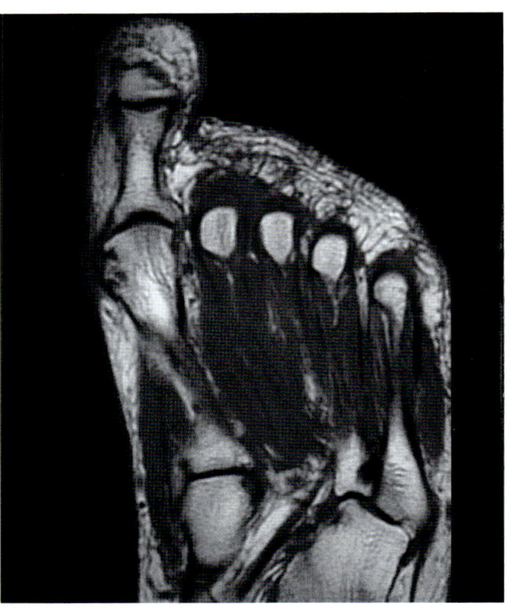

Abb. 8.121 Arthrose des Großzehengrundgelenks T1: signalarme Bereiche (dunkel). **Koronare T1 FSE:**

TE:	9	NEX (NSA):	2
TR:	900	FOV:	20
ETL:	2	Slice:	3
Matrix (F × P):	384 × 224	Spacing:	0,3

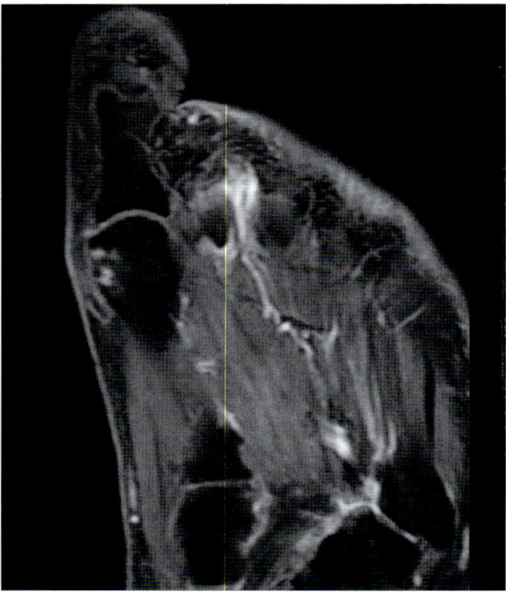

Abb. 8.122 Arthrose des Großzehengrundgelenkes T1 mit Kontrastmittel: Anreicherung im Mittelfußknochen. **Koronare T1 FSE FAT-SAT mit KM:**

TE:	10
TR:	620
ETL:	3
Matrix (F × P):	416 × 256
NEX (NSA):	2
FOV:	20
Slice:	3
Spacing:	0,3

9 Begriffe

Sequenzen und Parameter unterschiedlicher Hersteller

Diesem Buch liegen als Grundlage die Funktionen und Begriffe der GE-Apparatur zu Grunde.

Das Prinzip der Magnetresonanz ist überall gleich, unterschiedlich sind die jeweiligen Einzelheiten. Manche Sequenzen und Optionen funktionieren anders, der Hauptunterschied liegt jedoch in der Benennung der diversen Hersteller (GE, Hitachi, Philips, Siemens oder Toshiba). Aus diesem Grund soll die folgende Liste eine Übersicht der meist verwendeten Begriffe bieten.

Tabelle 9.1 Sequenzen und Parameter der unterschiedlichen Hersteller (Auswahl).

	GE	Philips	Siemens	Hitachi	Toshiba
Spin-Echo	SE	SE	SE	SE	SE
Fast-Spin-Echo	FSE	TSE	TSE	FSE	FSE
Gradienten-Echo	GRE	FFE	FISP	GFEC	FIELD ECHO
Gradient Echo Spoiled Signal	SPGR	T1FFE	FLASH	SPOILED SARGE	FIELD ECHO
Ultra Fast	Fast GRE Fast SPGR	TFE	Turbo FLASH	RGE	FAST
Inversion Recovery	IR	IR	IR	IR	IR
Short Tau IR	STIR	SPIR	STIR	STIR	STIR
True FISP	FIESTA	Balanced FFE	True FISP	Balanced SARGE	True FFSP
True FISP Dual E	FIESTA C		CISS		
Saturation	SAT	REST	PRE SAT	PRE SAT	PRE SAT
Respiratory Compensation	resp. comp	PEAR	Resp. Trigger	MAR	RESP GATED
Gradient Moment Rephasing	flow comp.	FLAG	GMR	GR	
Zahl der Messungen	NEX	NSA	ACQ	NSA	NSA
Partial Echo	FRACTIONAL NEX	HALF SACAN	HALF FOURIER	HALF FOURIER	HALF FOURIER
No Phase Wrap	no phase wrap	fold over suppression	over sampling	anti wrap	Phase Wrap Supression

10 Literatur

Reiser M, Semmler W. Magnetresonanztomographie. 3. Aufl. Berlin: Springer; 2002

Schild H. MRI made easy. Berlin: Schering AG; 1990

Stichnoth FA. MR-Tomographie. Technische Grundlagen und technische Aspekte. Berlin: Blackwell; 1997

Thomas A, Hötzel S, Nentwig T. MRT how to do. Berlin: Schering

Weißhaupt D, Koechli VD, Marincek B et al. Wie funktioniert MRI? 6. Aufl. Berlin: Springer; 2009

Sachverzeichnis

A

Abdomenuntersuchung 24, 48
- Befund, pathologischer 97
- Bewegungsartefakt 50
- Gradienten-Echo-Sequenz 15
- Kontrastmittelgabe 50
- Sättigungspuls 49 f
- T2-Kontrast 50

Abkürzung 119, 121
Absorptionsrate, spezifische 36
Acetabulum 68
Achillessehnenruptur 115
Achse, kurze 54 f
Achselhöhle, Unterpolstern 4
Adenosin 55
Akromegalie 41
Akustikusneurinom 41, 77
Aliasing 121
Allergische Reaktion 19
Amaurosis fugax 42
Anatomie 28
Aneurysmaklips 1
Angiografie 17, 19, 86
Angiom 78
Angst 2
Anregungspuls 11, 16, 29
Anreicherungskurve 43, 52
Armuntersuchung 3 ff
Artefakt 1, 26, 31
- Suszeptibilitäts-Artefakt 33

Artefakt-Quelle 24
Arteria
- carotis 19 f
- carotis interna, Stenose 86
- vertebralis 20

Arteriendarstellung 18
Arthrose 118
ASSET 28, 121
Astrozytom 75
Atem, angehaltener 28, 49
Atemgurt 49, 53
Atemsteuerung 49, 121
Atmen 26
Atom 7
Aufnahme
- dynamische 50 f
- In Phase 33
- Out Phase 15, 33

Augendruck, erhöhter 49
Auslöschung 46, 51

B

Bandbreite 27, 38, 121
Bandscheiben-Operation 46, 95
Bandscheiben-Prolaps 96
Bandwidth 27
Bauchlage 3, 22, 57
Befund, pathologischer 74
Begleitperson 2
Belastungsperfusion 55
Beruhigungsmittel 2
Bewegung 3, 5, 31
Bewegungsartefakt 31, 45, 50
B-Faktor 43
Bild
- axiales 31
- koronares 31
- sagittales 31
- T1-gewichtetes 12, 15
- T2-gewichtetes 12, 15

Bildkontrast 11
Bildoption 24
Bildqualität 24
- Einflussfaktor 38
- schlechte 28

Bildschärfe 38
Bildschirm 21
Bizepssehne 56
Blut 12
- einfließendes 17, 78, 121
- Flussrichtung 26
- Phasenverschiebung 19

Blutung 12, 42
- intrazerebrale 84
- subdurale 83

Bone Bruise 116
Breath-hold-Technik 49
Brustwirbelkörper, Fraktur 91
Brustwirbelsäule 46
Bursitis 105
Buscopan 49

C

Chemical Shift 15, 26, 32, 121
Cholestase 104
Cholezystolithiasis 104
Circulus Willisi 18
Computersysteme 35
Cushing-Syndrom 41

D

Darm, Signalauslöschung 51
Daumenuntersuchung 64
Delay Enhancement 54 ff
Deutsche Horizontale 39
Diabetes insipidus 41
Diffusion 42, 85 f, 121
Doppelechoaufnahme 50, 101
Dotarem 19
Drehimpuls 7
Durchblutung 43

E

Ebene 22
- axiale 23, 40
- koronare 22, 40
- sagittale 23
- schräge 23
Echolänge *siehe* ET
Echozeit *siehe* TE
Einfaltung 25, 28, 32, 121
Eisen 51
EKG-Trigger 26, 121
Elektromagnet 34
Ellenbogen 59 f
Entzündung 12
Entzündungssaum 115
Epicondylus humeri radialis 60
Epilepsie 42
Erbrechen 19
Erfrierung 35
Erguss 95, 105, 108
ET 13, 28
- T1-Serie 37
- T2-Serie 37
Extrazellularraum 42
Extremität 56
- Befund, pathologischer 105, 110

F

Fast-Spin-Echo 13, 76, 119
- TR-Einstellung 37
FAT-Sat s. Fettunterdrückung
Femurkopfarthrose 110
Fett 12
Fettsaturation 121
Fettunterdrückung 26, 46
- falsche 5
FFE = Fast Field Echo 16, 119
Field of View s. FOV
FIESTA 16, 119
Fingeruntersuchung 63
FISP 16, 119
Fixiergurt 5
FLAIR 15, 75, 81, 121
FLASH 119
Flipp-Winkel 15, 38
Flow Comp 26, 62, 119
Flüssigkeit 12, 37
- Signalunterdrückung 15
Fourier-Transformation 31, 121
FOV 21, 29, 39
- Größe 38
Fraktur 111, 116
Frakturlinie 112
Frequenz 36
Frequenzkodierung 30 f
Frequenzrichtung, Änderung 32
Frequenzverschiebung 101
FSE s. Fast-Spin-Echo
Fußuntersuchung 4, 72

G

Gadolinium 19
Gadovist 19
Gallenblase 104
Gallenstein 104
Gallenwege, erweiterte 104
5-Gauß-Linie 35
GE s. Gradienten-Echo-Sequenz
GE-Apparatur 24, 119
Gefäßartefakt 62
Gefäßdarstellung 17, 19
Gefäßpulsierung 26, 32
Gegenstand, kontraindizierter 1
Gelenkuntersuchung 24, 56
Gewebe
- dunkles 12
- helles 12
Gewichtung 11 – 12
Ghost-Artefakt 3
Glioblastom 76
Gradient 29
- Echo Spoiled Signal 119
- Moment Rephasing 119
- spezieller 16
Gradienten-Echo 24, 119
Gradienten-Echo-Sequenz 15
Gradienten-Magnetfeld 34 f
GRAPPA 28
Großzehengrundgelenk, Arthrose 118
Gurt 5, 32

H

Haarspange 1
Half-Fourier 119, 121
Halswirbelsäule 45
Hämatom 46, 93
Hämoglobinabbau 78, 83
Hand, Lagerung 63
Handgelenk 61
Handgelenk-Arthrose 106
Handuntersuchung 3, 63
Hautkontakt 3
Herzfrequenz, erhöhte 53, 55
Herzfunktion 54
Herzschrittmacher 1 f, 35
Herzuntersuchung 16, 53
- Belastungsperfusion 55
Hilfsmaterial 5
Hippocampus 42
Hirnarterie 19
Hirnhaut 79
Hirninfarkt 85
Hirnmetastase 81
Hirnschädigung, irreparable 44
Hirnstamm 40
Hirntumor 75
Hirnvene 19
Hochfrequenzpuls 8, 34, 36
Hohlkreuz 45
Hüftdysplasie 67
Hüftuntersuchung 3, 67
Humeruskopf 105
Hypophyse 42
Hypophysenadenom 80

I

IIR = Image Intensity Correction 24
Iliosakralgelenk 47
Imaging Option 24
Impingement-Syndrom 105
In Phase 10, 15, 33
Infarktnarbe 55
Inflow-Angiografie 17
Inflow-Effekt 121
Infraktionslinie 111 f, 116
Inversion Recovery 14
Inversionspuls 121
Inversionszeit s. IT
IR = Inversion Recovery 14
IR-Aufnahme, koronare 42
Isozentrum 4
IT 13, 28

J

Juckreiz 19

K

Kalkaneusfraktur 116
Kammer
- linke 53, 55
- rechte 55
Kavernom 78
KHBW 41
Kiefergelenk 44
Kissen 3, 5
Klaustrophobie 1
Kleinhirn-Brückenwinkel 41
Knie 69

Knierolle 3, 45
Kniespule 72
Knochen 12
Knochendefekt 114
Knochenödem 111 – 112
Knochentumor 117
Knorpel 12, 56, 67
Kontrast 11, 38
– Flipp-Winkel 15
– SE-Sequenz 13
Kontrastmittel 15, 19, 122
– Anreicherungskurve 43, 52
Kontrastmittel-Anreicherung
– Achillessehnenruptur 115
– Akustikusneurinom 77
– Arthrose 105
– Glioblastom 76
– Hirnmetastase 81
– Kalkaneusfraktur 116
– langsame 80, 97
– Meningeom 79
– Multiple Sklerose 82, 90
– Myelitis 88
– Nebennierentumor 102
– Nierenkarzinom 103
– schnelle 51
– späte 54 f
– Subduralblutung 83
– Wirbelkörperfraktur 92
Kontrastmittelgabe 41, 50
Kopf
– Fixieren 5
– KHBW 41
– Standard 39
Kopfhörer 6
Kopfspule 4
Kopfuntersuchung 17
– Befund, pathologischer 75
– Bild
– – axiales 39
– – koronares 39, 41
– – sagittales 39
– Lagerung 39
– Volumenspule 35
Körpertemperatur, Anstieg 36
Krankentransport 3
K-Raum 29
Kribbeln 36
Kühlflüssigkeit 35

L

Lagerung 3, 6, 22
Landmark 21
Längsmagnetisierung 10
Larmor-Gleichung 36
Larmorfrequenz 7, 29
Lärmschutz 5 f
Laserstrahl 21
Leberhämangiom 97
Lebermetastase 98
Lendenwirbelsäule 46
Lipom 51
Liquor 12
Locolizer 28
Lordose 46
Luft 12
Lungentumor 51

M

Magen, Signalauslöschung 51
Magnet, supraleitender 34
Magnetart 34
Magnetfeld 35
– äußeres 7 f, 10
– Inhomogenität 15
– oszillierendes 35
Magnetfeldstärke 12 f, 34
– Änderung 29 f
– Änderungsrate 34
Magnetisches Moment 7
Magnetisierung 11
– longitudinale 9, 11, 122
– transversale 9, 11, 16, 123
Magnetization Transfer 26
Magnetresonanztomografie
– Gefahren 35
– Kontraindikation 1
– physikalische Grundlagen 7
Magnevist 19
Malignität 51
Mammografie 51
Matrix 29, 38
Mediastinum 51
Meningeom 79
Meniskushinternhorn 113
Meniskusriss 113
Messbereich 28
Messdaten 24
Messfeld
– großes 32
– kleines 32
Messpunkt 29
Messung 21
– Anzahl 29, 38, 119
– Dauer 31
– parallele 28, 57
Messzeit, Verkürzung 15, 28
Metall, paramagnetisches 19
Metallimplantat 2, 33
Metallsplitter 1
Mittelfußknochen, Tumor 117
Mittelhandknochen 108
Morbus Bechterew 3, 45
MRCP 50
MRT-Anlage 34
MRT-Gerät 34, 39
– Hersteller 28, 119
– Leistung 34
MRTA 35
MR-Untersuchung
s. Magnetresonanztomografie
Multiple Sklerose 26, 82
– Kontrastmitteluntersuchung 41, 82
– Läsion, spinale 46, 89
Musik 6
Muskel 12
Myelitis 88

N

Narbe 46
– Spinalraum 95 f
Nebenniere 50
Nebennierentumor 101
Negative Enhancement 44
Nekrose 44, 76
Nervus
– acusticus 41
– opticus 39, 42
NEX 29, 38, 122
Nierenkarzinom 103
No Phase Wrap 25, 62, 119, 122
– Hüftuntersuchung 67
– Schulteruntersuchung 56
– Sternumuntersuchung 57
Notfallklingel 2, 6
NPW s. No Phase Wrap

O

Oberflächenspule 24, 35, 44
Ohrenschutz 6
Opposed Phase-Effekt 15
Orbita 42
Organabgrenzung 15
Organfunktion 16
Os lunatum
– Degeneration 106
– Malazie 107
Osteochondrosis dissecans 114
Out Phase 15, 33, 101

P

Parameter unterschiedlicher Hersteller 119

Parameterplanung 37
Partial Echo 119
Pathologie 28, 74
Patient, ängstlicher 2
Patientenaufklärung 1f
Penumbra 44
Perfusion 43, 55
Peristaltik 32, 49
Permanentmagnet 34
Phase 30, 122
Phased-Array-Spule 35
Phasen-Frequenz-Matrix 29
Phasenkontrast-Angiografie 18
Phasenverschiebung 18, 30
Phaserichtung 31
– Änderung 32
Piercing 1
Platzangst 1
Prolaktin 41
Proton 7
Protonendichte 12, 37, 122
Protonengewichtung 11
Ptosis 42
90°-Puls 10, 16
180°-Puls 10, 15f
Pulsierungsartefakt 26, 45, 59
Pulsoxymeter 2
PURE 24

Q

Quaddelbildung 19
Quench 35
Quermagnetisierung 10

R

Rauschen 24, 27, 38
Rectangular FOV 25
Relaxation 9
Relaxationskonstante 9
Repetitionszeit 11
Resonanz 7–8, 11, 122
Respiratory Compensation 26f, 49, 119
Retropatellarraum 70
ROI-Messung 43, 52, 122
Rotatorenmanschettenruptur 105
Rückenlage 3, 22
Rückenmark, Raumforderung 88f

S

SAR = spezifische Absorptionsrate 36
Sättiger 17
Sättigungspuls 29, 33
– Abdomenuntersuchung 49f
– Bewegungsartefakt 45
– T1-Serie 37
– Wirkung 38
Saturation 119, 122
Saturationspuls s. Sättigungspuls
Schädelbasis 39
Schädel-Untersuchung 13
Schicht
– axiale 23, 40
– Kodierung 30
– koronare 22, 43
– sagittale 23, 39
Schichtdicke 38
Schichtplanung 29, 39
Schmuck 1
Schock, anaphylaktischer 19
Schulter, Arthrose 105
Schulterschmerz 45
Schulterspule 5, 32
Schulteruntersuchung 4, 56
Schwangerschaft 1
Schwannom 77
Schwindel 2–3, 41
SCIC 24
SE s. Spin-Echo
Seitenband 69, 71
Sella turcica 41
SENSE 28
Sequenz 13, 24
– unterschiedlicher Hersteller 28, 119
– Wahl 28
Signal 28
– Einflussfaktor 38
– Entstehung 29
– Intensität 24
– kräftiges 13
– Messung 10f
– Noise Ratio 38, 122
– schwaches 13
Signalauslöschung 83, 87
Signalunterdrückung 14, 53
Silikon, Signalunterdrückung 53
Silikonimplantat 51
Single-Shot-Aufnahme 50
Sinus sagitalis 19
Sinusthrombose 87
SNR = Signal Noise Ratio 38, 122
Spin 7, 17f, 122
– Ausgangsposition 9
– außer Phase 10
– In Phase 10
– Magnetisierung 8
– Phasenverschiebung 18
Spinalkanal
– Erguss 95
– Hämatom 93
Spin-Echo 13, 24, 75
– Indikation 33
– TR-Einstellung 37
SPOILED 50, 119
Spoiling 16
Spondylolisthesis 46
Sprunggelenk 70
Spule 3, 24, 34
– Fixierung 32
– quadratische 35
– spezielle 28
– Wahl 5
– zirkulär polarisierende 35
Square Pixel 25
Steady-State-Sequenz 16
Sternoklavikulargelenk 56
Sternum 56
STIR 14, 119
Strecksehnenruptur 108
Studie, dynamische 42
Summationssignal 30
Supraleitung 34
Suszeptibilität 33
SWAN 83

T

Tätowierung 1
T1 9, 11
– IR, axiale 75, 77, 82
– kurze 12, 19
– lange 12
– Spin-Echo, axiale 75, 78, 81, 83
T1-Aufnahme 28
– In Phase 101
– koronare 80
– Out of Phase 101
– Parameter 37
T1-Gradient 38
– spoiled 50
T1-Konstante 9
T1-Kontrast 16, 28, 37, 123
T1-Relaxation 123
T2 9, 11
– Fast-Spin-Echo, axiale 75, 78, 83
– FLAIR, axiale 75f
– kurze 12
– lange 12
T2-Aufnahme 12, 28, 37
– koronare 42, 80
T2-Konstante 9

T2-Kontrast 16, 37, 123
- Single Shot 50
T2-Relaxation 123
T2* 15, 38, 84
T2*-Aufnahme 16
T2*-Kontrast 123
Tätowierung 1
TE 11
- kurze 37
- lange 37
- Out Phase 15
- T1-Serie 37
- Wahl 28
TE-Länge 13
Temporallappen 42
Tesla (T) 8
Thoraxuntersuchung 15, 51
Thrombus 17, 87
Tibiafraktur 111
Tinnitus 41
TOF = Time of Flight 17, 86, 123
Tomografie 29
TR 11, 28
- atemregulierte 26
- kurze 12
- lange 12
- T1-Serie 37
- T2-Serie 37
TR-Länge 12f
Trochanter major 68
True FISP 16, 119
Tumor 12
Turbo-Spin-Echo s. Fast-Spin-Echo

U

Übelkeit 19
Ultra Fast 119
Umkehrpuls 11, 16
- Fehlen 15
Unterarmuntersuchung 4, 61
Unterpolstern 4f
Untersuchungsprotokoll 37
Untersuchungszeit
- Verkürzung 38
- Verlängerung 18, 38

V

Velocity Encoding 19
Venendarstellung 17
Venografie 87
Verbrennung 1, 3
Verschiebung, chemische 26, 32, 121
Verspannung 4
Vertigo 4
Verzerrung 33
Vier-Kammer-Blick 54f
Volumenspule 35
Vorhof 53, 55
Vorsättigung 17

W

Wärme 6
Wärmedosis 36
Wash-outs, schnelle 51
Wasser, Signalunterdrückung 53
Wassermolekül, Bewegung, freie 42
Wasserstoffproton 7
Weichteilödem 108, 112
Widerstand, elektrischer 34
Wirbelkörper, Höheminderung 91
Wirbelkörperfraktur 91
Wirbelsäule 24, 45
- Aufnahme
- - axiale 46–47
- - sagittale 32, 46f
- Befund, pathologischer 88
Wrapping 28, 32, 121

Y

Y-Ebene 30

Z

Zahnprothese 1
Zahnspange 1
Zyste 105